"十二五"普通高等教育本科国家级规划教材

"十三五"高等医学院校本科规划教材

供基础、临床、护理、预防、口腔、中医、药学、医学技术类等专业用

医学免疫学

Medical Immunology

（第4版）

U0196931

主　编　安云庆　姚　智　李殿俊

副主编　王　炜　王月丹　钱中清　官　杰

　　　　沈敬华　宋文刚

编　委　（按姓名汉语拼音排序）

安云庆（首都医科大学）　　　　　　庞　慧（长治医学院）
白　虹（天津医科大学）　　　　　　钱中清（蚌埠医学院）
初　明（北京大学医学部）　　　　　沈敬华（内蒙古医科大学）
高　翔（青海大学医学院）　　　　　宋文刚（山东第一医科大学）
官　杰（齐齐哈尔医学院）　　　　　宋向凤（新乡医学院）
贾天军（河北北方学院基础医学院）　汪洪涛（蚌埠医学院）
鞠环宇（哈尔滨医科大学）　　　　　王　炜（首都医科大学）
孔庆利（首都医科大学）　　　　　　王　玺（首都医科大学）
李成文（西南医科大学）　　　　　　王月丹（北京大学医学部）
李殿俊（哈尔滨医科大学）　　　　　温铭杰（首都医科大学）
李　蕴（首都医科大学）　　　　　　肖丽君（承德医学院）
刘　平（哈尔滨医科大学）　　　　　徐　雯（哈尔滨医科大学）
刘晓霞（河北工程大学医学院）　　　徐英萍（南方医科大学）
刘　彦（南华大学衡阳医学院）　　　姚　智（天津医科大学）
栾希英（滨州医学院）　　　　　　　张须龙（首都医科大学）
罗文哲（佳木斯大学基础医学院）　　赵晋英（邵阳学院医学院）
吕跃山（哈尔滨医科大学大庆校区）　周玉洁（首都医科大学）
马新博（广西科技大学医学院）　　　庄国洪（厦门大学医学院）
马兴铭（兰州大学基础医学院）

北京大学医学出版社

图书在版编目（CIP）数据

医学免疫学 / 安云庆，姚智，李殿俊主编 . – 4 版 . – 北京：北京大学医学出版社，2018.12（2023.12 重印）

ISBN 978-7-5659-1883-4

Ⅰ . ①医… Ⅱ . ①安… ②姚… ③李… Ⅲ . ①医药学 – 免疫学 – 高等学校 – 教材 Ⅳ . ① R392

中国版本图书馆 CIP 数据核字 (2018) 第 244151 号

医学免疫学（第 4 版）

主　　编：安云庆　姚　智　李殿俊

出版发行：北京大学医学出版社

地　　址：（100191）北京市海淀区学院路 38 号　北京大学医学部院内

电　　话：发行部 010-82802230；图书邮购 010-82802495

网　　址：http://www.pumpress.com.cn

E-m a i l：booksale@bjmu.edu.cn

印　　刷：中煤（北京）印务有限公司

经　　销：新华书店

责任编辑：韩忠刚　郭　颖　　责任校对：靳新强　　责任印制：李　啸

开　　本：850 mm×1168 mm　1/16　印张：16　字数：461 千字

版　　次：2018 年 12 月第 4 版　2023 年 12 月第 6 次印刷

书　　号：ISBN 978-7-5659-1883-4

定　　价：60.00 元

修订说明

国务院办公厅颁布《关于深化医教协同进一步推进医学教育改革与发展的意见》、以"5+3"为主体的临床医学人才培养体系改革、教育部本科临床医学专业认证等一系列重要举措，对新时期高等医学教育人才培养提出了新的要求，也为教材建设指明了方向。

北京大学医学出版社出版的临床医学专业本科教材，从2001年开始，历经3轮修订、17年的锤炼，各轮次教材都高比例入选了教育部"十五""十一五""十二五"国家级规划教材。为了顺应医教协同和医学教育改革与发展的要求，北京大学医学出版社在教育部、国家卫生健康委员会和中国高等教育学会医学教育专业委员会指导下，经过前期的广泛调研、综合论证，启动了第4轮教材的修订再版。

本轮教材基于学科制课程体系，在院校申报和作者遴选、编写指导思想、临床能力培养、教材体系架构、知识内容更新、数字资源建设等方面做了优化和创新。共启动46种教材，其中包含新增的《基础医学概论》《临床医学概论》《诊断学》《医患沟通艺术》4种。《基础医学概论》和《临床医学概论》虽然主要用于非临床医学类专业学生的学习，但须依托于临床医学的优秀师资才能高质量完成，故一并纳入本轮教材中。《诊断学》与《物理诊断学》《实验诊断学》教材并存，以满足不同院校课程设置差异。第4轮教材修订的主要特点如下：

1. 为更好地服务于全国高等院校的医学教育改革，对参与院校和作者的遴选精益求精。教材建设的骨干院校结合了研究型与教学型院校，并注重不同地区的院校代表性；由各学科的委员会主任委员或理事长和知名专家等担纲主编，由教学经验丰富的专家教授担任编委，为教材内容的权威性、院校普适性奠定了坚实基础。

2. 以"符合人才培养需求、体现教育改革成果、教材形式新颖创新"为指导思想，以深化岗位胜任力培养为导向，坚持"三基、五性、三特定"原则，密切结合国家执业医师资格考试、全国硕士研究生入学考试大纲。

3. 部分教材加入了联系临床的基础科学案例、临床实践应用案例，使教材更贴近基于案例的学习、以问题为导向的学习等启发式和研讨式教学模式，着力提升医学生的临床思维能力和解决临床实际问题的能力；适当加入知识拓展，引导学生自学。

4. 为体现教育信息化对医学教育的促进作用，将纸质教材与二维码技术、网络教学平台相结合，教材与微课、案例、习题、知识拓展、图片、临床影像资料等融为一体，实现了以纸质教材为核心、配套数字教学资源的融媒体教材建设。

在本轮教材修订编写时，各院校对教材建设提出了很好的修订建议，为第4轮教材建设的顶层设计和编写理念提供了详实可信的数据储备。第3轮教材的部分主编由于年事已高，此次不再担任主编，但他们对改版工作提出了很多宝贵的意见。前3轮教材的作者为本轮教材的日臻完善打下了坚实的基础。对他们的贡献，我们一并表示衷心的感谢。

尽管本轮教材的编委都是多年工作在教学一线的教师，但囿于现有水平，书中难免有不当之处。欢迎广大师生多提宝贵意见，反馈使用信息，以臻完善教材的内容，提高教材的质量。

"十三五"高等医学院校本科规划教材评审委员会

序

  国务院办公厅《关于深化医教协同进一步推进医学教育改革与发展的意见》（以下简称《意见》）指出，医教协同推进医学教育改革与发展，加强医学人才培养，是提高医疗卫生服务水平的基础工程，是深化医药卫生体制改革的重要任务，是推进健康中国建设的重要保障。《意见》明确要求加快构建标准化、规范化医学人才培养体系，全面提升人才培养质量。要求夯实5年制临床医学教育的基础地位，推动基础与临床融合、临床与预防融合，提升医学生解决临床实际问题的能力，推进信息技术与医学教育融合。从国家高度就推动医学教育改革发展作出了部署、明确了方向。

  高质量的医学教材是满足医学教育改革、培养优秀医学人才的核心要素，与医学教育改革相辅相成。北京大学医学出版社出版的临床医学专业本科教材，立足于岗位胜任力的培养，促进自主学习能力建设，成为临床医学专业本科教学的精品教材，为全国高等医学院校教育教学与人才培养工作发挥了重要作用。

  在医教协同的大背景下，北京大学医学出版社启动了第4轮教材的修订再版工作。全国医学院校一大批活跃在教学一线的专家教授，以无私奉献的敬业精神和严谨治学的科学态度，积极参与到本轮教材的修订和建设工作当中。相信在全国高等医学院校的大力支持下，有广大专家教授的热情奉献，新一轮教材的出版将为我国高等医学院校人才培养质量的提高和医学教育改革的发展发挥积极的推动作用。

前　言

医学免疫学是基础医学中一门重要的主干桥梁课程。现代免疫学理论已广泛渗透到临床医学、预防医学和生命科学各领域中。免疫学发展日新月异，适时更新教材内容、提高教材质量是促进医学教育发展的一项重要工作。《医学免疫学》第3版教材自2013年12月出版，至今已有5年。为使教材内容与免疫学理论和应用发展相适应，同时根据新时期医学教育改革与发展要求，我们在认真学习、借鉴国内外医学免疫学教材精华和继承发扬前版教材优点基础上，编写了《医学免疫学》第4版教材。

本教材定位明确，使用对象主要是全国高等医学院校医学专业五年制学生，内容取舍符合五年制医学本科生培养目标，并兼顾国家执业医师资格考试的要求。在教材编写上我们坚持"三基"（基础理论、基本知识、基本技能）和"五性"（思想性、科学性、先进性、启发性、实用性）原则，并力求做到：①教材各章节内容编排循序渐进符合认知规律，能够体现医学免疫学核心知识的内在联系，以及本专业科学严谨的逻辑思维方法；②全书体例规范，专业术语统一，文字表达精炼准确，内容表述简明易懂，条理清楚，重点突出，对书中知识难点力求讲细、讲透，并加以分析论证，使学生易于理解和掌握；③注重知识更新，对免疫学研究的新理论、新进展有一定的体现，使教材内容有所延伸、质量有所提高。

新版教材在章节和内容编排上做了如下改进：①将前版教材第9~13章内容合并为两章，即第9章固有免疫和第10章适应性免疫，合并后教材不仅能够克服分章过细给读者带来的免疫学知识零散、难以融会贯通和掌握的老大难问题，还避免了不必要的内容重复并使相关内容间的联系更加密切；②新版教材增加第13章抗感染免疫，不仅能使医学免疫学课程内容更趋完善，还将前面所学免疫学基础理论知识与机体抗感染免疫作用机制密切结合，使相对独立的免疫学知识点合理有序地在抗感染免疫一章中得到应用，起到前后呼应和知识融会贯通的作用；③新版教材第9章、第10章、第13章和第14章超敏反应参照Kenneth Murphy和Casey Weaver主编的*Janeway's Immunobiology*（第

9 版）和 Abul K．Abbas 等主编的 *Cellular and Molecular Immunology*（第 9 版）教材内容进行了知识更新和较大幅度的修改，以适应现代免疫学的飞速发展；④精心设计、绘制图表 195 个（新增图表 55 个），将复杂抽象的免疫学理论生动形象地展现出来，对教材核心内容起到归纳总结和画龙点睛的作用，使教材图文并茂，更具可读性；⑤为帮助学生了解、掌握教材核心内容，每章正文后增加了小结和复习思考题；⑥新版教材除纸质主教材外，还采用数字教学平台加二维码技术及微课展示等方式，帮助学生更好地学习掌握主教材内容和拓展免疫学知识。

《医学免疫学》第 4 版教材编写任务是在主编、副主编和全体编委共同努力下完成的。书中绝大多数图表由首都医科大学安云庆主编和王炜副主编设计提供，上述图表在北京大学医学出版社支持和邢台医学高等专科学校徐鹤老师帮助下绘制完成。山东第一医科大学宋文刚教授和兰州大学基础医学院马兴铭教授及其教学团队分别组织安排了教材编写会议和定稿会议，为教材编写任务的顺利完成提供了保障。在教材最后定稿期间，哈尔滨医科大学刘平教授和天津医科大学白虹教授及其免疫学系教学骨干陈小军、房家立、李娟、郁春艳、张永慈老师对教材内容进行了全面认真的审阅，提出了许多宝贵的修改意见。在此，向上述所有人员以及对教材编写工作给予全力支持的北京大学医学出版社领导和责任编辑韩忠刚、郭颖表示衷心感谢。

现代免疫学发展日新月异，由于编者学识和水平所限，编写内容难免有疏漏和错误之处，恳请读者和同道批评指正。

安云庆

二维码资源索引

目 录

第一节　医学免疫学概述

一、免疫及其主要功能

免疫（immunity）一词来源于拉丁文 *immunis*，其原意是免除赋税或差役，在医学上引申为免除瘟疫，即抗御传染病的能力。随着免疫学研究的发展，人们对免疫的概念有了新的认识。现代"免疫"的概念是指机体免疫系统识别"自己"和"非己"，对自身成分产生天然免疫耐受，对非己抗原性异物产生清除作用的一种生理反应。正常情况下，机体免疫系统不仅能够识别并清除病原体等外来入侵的抗原性异物，还能及时识别并清除体内发生突变的肿瘤细胞和衰老死亡的组织细胞，从而产生对机体有益的保护作用。在有些情况下，免疫超常或低下也能产生对机体有害的结果，如引发超敏反应、自身免疫病、免疫缺陷病或肿瘤等。根据清除抗原性异物种类的不同，可将机体的免疫功能概括为以下三个方面（表1-1）：

1. 免疫防御（immunologic defense）　是机体抗御病原体侵袭和对已侵入病原体及其有害产物进行清除的一种免疫保护功能，即抗感染免疫作用。免疫防御反应异常增高可能引发超敏反应，反应过低或缺失则可引发免疫缺陷病或对病原体高度易感。

2. 免疫监视（immunologic surveillance）　是机体免疫系统及时识别、清除体内基因突变产生的肿瘤细胞和病毒感染细胞的一种生理性保护作用。免疫监视功能失调可引发肿瘤或病毒持续性感染。

3. 免疫自稳（immunologic homeostasis）　是机体免疫系统通过自身免疫耐受和免疫调节机制，对自身成分产生免疫耐受，对体内衰老、损伤细胞及时清除，对非己抗原性异物刺激产生适度免疫应答的一种生理功能。免疫自稳功能失调可引发自身免疫病或超敏反应。

表1-1　免疫的主要功能及其生理和病理表现

主要功能	生理表现	病理表现
免疫防御	抗感染免疫作用	超敏反应性疾病
		免疫缺陷病
免疫监视	清除肿瘤等突变细胞	发生肿瘤
	清除病毒感染细胞	病毒持续性感染
免疫自稳	对自身成分产生免疫耐受	自身免疫病
	对衰老、损伤细胞及时清除	超敏反应
	对非己抗原产生适度免疫应答	

医学免疫学（medical immunology）是研究人体免疫系统的组成和功能、免疫应答的规律和效应、免疫功能异常所致疾病及其发生机制，以及免疫学诊断与防治的一门基础医学课程。医学免疫学起始于医学微生物学，以研究抗感染免疫为主；现已广泛渗透到医学科学的各个领域，发展成为一门具有多个分支、与其他众多学科交叉融合的医学主干桥梁课程。免疫学作为

生命科学和现代医学的前沿学科，在重大疾病发生机制的研究和防治以及生物高科技产品的开发和应用等方面正在发挥着越来越大的作用。

二、免疫系统的组成

免疫系统是机体执行免疫功能的物质基础，由免疫器官、组织屏障、免疫细胞和免疫分子组成（表 1-2）。免疫器官包括中枢免疫器官和外周免疫器官。骨髓和胸腺是人等灵长目或啮齿目动物的中枢免疫器官，二者通过血液和淋巴循环相互联系。骨髓是造血器官，可产生多能造血干细胞，是各种血细胞的发源地，也是绝大多数固有免疫细胞和具有特异性免疫功能的 B 细胞发育成熟的场所。胸腺是执行特异性免疫功能的 T 细胞（αβT 细胞）和调节性 T 细胞发育成熟的场所。外周免疫器官主要包括脾、淋巴结和黏膜相关淋巴组织，它们是成熟 T、B 淋巴细胞定居和接受抗原刺激后发生特异性免疫应答的主要场所。

表1-2　人体免疫系统的组成

免疫器官和组织屏障	免疫细胞	免疫分子
中枢免疫器官	经典固有免疫细胞	分泌型分子
骨髓	单核 - 巨噬细胞	抗体（免疫球蛋白）
胸腺	树突状细胞	补体（固有成分）
外周免疫器官	中性粒细胞	细胞因子
脾	嗜酸 / 碱性粒细胞	膜型分子
淋巴结	肥大细胞	T 细胞受体（TCR）
黏膜相关淋巴组织	固有淋巴样细胞	B 细胞受体（BCR）
组织屏障	ILC1、ILC2、ILC3	模式识别受体（PRR）
皮肤黏膜物理屏障	NK 细胞	杀伤细胞活化 / 抑制受体
皮肤黏膜化学屏障	固有(样)淋巴细胞	黏附分子
皮肤黏膜微生物屏障	γδT 细胞	MHC 分子
血脑屏障	NKT 细胞	补体受体
血胎屏障	B1 细胞	细胞因子受体
	适应性免疫细胞	
	αβT 细胞（T 细胞）	
	B2 细胞（B 细胞）	

（一）固有免疫

固有免疫（innate immunity）是生物体在长期种系进化过程中逐渐形成的一种天然免疫防御功能，具有可稳定遗传和对各种病原体等"非己"抗原性异物均可产生抵御或清除等特性，又称非特异性免疫（nonspecific immunity）。固有免疫系统主要包括组织屏障、固有免疫细胞和固有免疫分子。

1. 固有免疫细胞及其主要作用　固有免疫细胞种类繁多（表 1-2），包括经典固有免疫细胞、固有淋巴样细胞、固有(样)淋巴细胞，简称固有淋巴细胞。

（1）经典固有免疫细胞：是由骨髓共同髓样前体分化发育而成的一类不表达特异性抗原识别受体的固有免疫细胞，主要包括中性粒细胞、巨噬细胞和经典树突状细胞。经典固有免疫细胞可通过模式识别受体（PRR）对病原体或其产物某些共有特定分子，如革兰氏阴性菌脂多糖、革兰氏阳性菌肽聚糖、细菌甘露糖等病原体相关模式分子的识别结合产生应答。鉴于病原体相关模式分子广泛表达于多种病原体,因此经典固有免疫细胞对病原体的识别是非特异性的。上述经典固有免疫细胞中巨噬细胞和中性粒细胞具有吞噬、杀菌等抗感染免疫作用;树突状细胞和巨噬细胞作为抗原提呈细胞在摄取病原体等抗原性异物后,还具有加工提呈抗原、启动适应性免疫应答的能力。

（2）固有淋巴样细胞（innate lymphoid cells, ILCs）：是由骨髓共同淋巴样前体分化发育而成的一类不表达特异性或有限多样性抗原识别受体的固有免疫细胞。固有淋巴样细胞主要包括 ILC1、ILC2、ILC3 和自然杀伤细胞：其中 ILCs 通过表面活化受体接受相关细胞因子刺激活化后,可通过分泌不同类型细胞因子参与机体早期抗胞内病原菌、抗寄生虫、抗胞外病原菌和真菌感染的免疫保护作用;自然杀伤细胞（natural killer, NK）通过表面杀伤活化 / 杀伤抑制受体对体内正常组织细胞和某些病毒感染或肿瘤细胞表面相关配体的识别,可选择性杀伤破坏病毒感染或肿瘤靶细胞发挥免疫监视作用。

（3）固有(样)淋巴细胞(innate-like lymphocytes, ILLs)：是由骨髓共同淋巴样前体分化发育而成的一类不表达特异性而表达有限多样性抗原识别受体的淋巴细胞,简称固有淋巴细胞。固有淋巴细胞表面抗原识别受体缺乏多样性,对抗原识别具有泛特异性：其中 γδT 细胞和 NKT 细胞表面抗原识别受体,即 T 细胞受体（T cell receptor, TCR）可直接识别结合某些肿瘤或病毒感染细胞表面异常表达的脂类或磷酸化抗原,并由此导致 γδT 细胞和 NKT 细胞对上述肿瘤和病原体感染靶细胞发挥泛特异性杀伤作用;B1 细胞表面抗原识别受体,即 B 细胞受体（B cell receptor, BCR）可直接识别某些病原体表面共有多糖类抗原或体内变性 Ig 和变性单股 DNA 等自身抗原,并在 48 小时内产生相应泛特异性抗体,在机体早期抗感染免疫和清除自身抗原过程中发挥重要作用。

2. 固有免疫分子及其主要作用　固有免疫分子种类很多（表 1-2）,主要包括固有免疫细胞表达的模式识别受体、主要组织相容性复合体编码分子、黏附分子、补体系统和细胞因子等。

（1）模式识别受体（pattern recognition receptor, PRR）：吞噬细胞和树突状细胞等固有免疫细胞表达的可直接识别病原体或其产物某些共有特定分子,即病原体相关模式分子（pathogen associated molecular pattern, PAMP）介导产生固有免疫应答的受体分子。

（2）主要组织相容性复合体（major histocompatibility complex, MHC）编码分子：简称 MHC 分子,在抗原提呈细胞内质网中形成,其主要生理功能是将抗原加工产物以抗原肽 -MHC Ⅰ / Ⅱ类分子复合物形式表达于细胞表面,供 CD8+/CD4+T 细胞识别结合启动适应性免疫应答。

（3）黏附分子 (adhesion molecule, AM)：是介导细胞间或细胞与细胞外基质间相互作用的跨膜分子,通常以受体 - 配体结合形式参与细胞的识别活化、增殖分化、趋化迁徙等作用。

（4）补体系统（complement system）：是存在于体液和某些细胞膜表面的一组不耐热的蛋白质。生理条件下体液中补体固有成分通常以无活性形式存在,当某些病原体进入体内或与相应抗体结合形成抗原 - 抗体复合物时,可使补体系统活化介导产生溶菌、调理和免疫黏附作用,发挥抗感染或清除免疫复合物等对机体有益的免疫反应。

（5）细胞因子（cytokine, CK）：是由多种细胞,特别是活化免疫细胞合成分泌的一类具有多种生物学活性的小分子多肽或糖蛋白。细胞因子在免疫细胞发育分化、免疫应答及其调节、炎症反应和细胞凋亡等过程中发挥重要作用。

（二）适应性免疫

适应性免疫（adaptive immunity）是个体在生命过程中接受病原体等抗原性异物刺激后产生,且专门针对相关特定抗原产生应答的生理反应,又称特异性免疫（specific immunity）。参与和执行适应性免疫的淋巴细胞称为适应性免疫细胞（adaptive immune cell），包括在胸腺中发育成熟的 αβT 细胞和在骨髓中发育成熟的 B2 细胞，即通常所说的表面具有特异性抗原识别受体的 T、B 淋巴细胞。

1. T 淋巴细胞及其主要作用　根据表面标志和功能特性，可将 T 淋巴细胞分为以下三类，即 CD4$^+$ 辅助性 T 细胞（helper T cell，Th）、CD8$^+$ 细胞毒性 T 细胞（cytotoxic T lymphocyte，CTL）和 CD4$^+$ 调节性 T 细胞（regulatory T cell，Treg）。上述 T 细胞表面抗原识别受体（TCR）具有高度多样性，对抗原肽的识别具有高度特异性；它们不能直接识别结合相关的游离抗原，只能识别结合经抗原提呈细胞（APC）加工处理后以抗原肽 -MHC 分子复合物形式表达于 APC 表面的抗原降解产物，并由此导致 T 细胞活化启动适应性免疫应答。

（1）CD4$^+$Th 细胞：包括 Th1 细胞、Th2 细胞、Th17 细胞和滤泡辅助性 T 细胞（T follicular helper cell），即 Tfh 细胞：① Th1 细胞主要参与适应性细胞免疫应答，介导产生抗胞内菌感染的免疫作用；② Th2 细胞主要参与适应性体液免疫应答，介导产生抗寄生虫感染的免疫作用；③ Tfh 细胞主要参与适应性体液免疫应答，介导产生抗多种病原体感染的免疫作用；④ Th17 细胞主要参与适应性细胞免疫应答，介导产生抗真菌和胞外菌感染的免疫作用。

（2）CD8$^+$CTL：主要参与适应性细胞免疫应答，可特异性识别结合某些肿瘤或病毒感染靶细胞，并通过产生穿孔素、颗粒酶、淋巴毒素 -α（lymphotoxina，LT-α）和表达 FasL 使上述靶细胞溶解破坏或凋亡。

（3）CD4$^+$Treg 细胞：是对某些抗原特异性 T 细胞和固有免疫细胞具有负向调节作用的 T 细胞，包括自然调节 T 细胞（natural regulatory T cell，nTreg）和诱导性调节 T 细胞（induced regulatory T cell，iTreg）。

2. B 淋巴细胞及其主要作用　B 淋巴细胞（简称 B 细胞）表面抗原识别受体（BCR）具有高度多样性，对抗原的识别具有高度特异性。B 细胞是参与启动适应性体液免疫应答的抗原提呈细胞，也是执行适应性体液免疫应答的效应细胞。它们通过表面 BCR 识别结合抗原后，在 Th2/Tfh 细胞协助下可增殖分化为浆细胞、通过合成分泌不同类型抗体介导产生特异性体液免疫效应。抗体（antibody，Ab）是浆细胞合成分泌的一类具有特异性免疫作用的效应分子，其化学本质为免疫球蛋白（immunoglobulin，Ig）。抗体与病原体等相应抗原特异性结合后，在某些固有免疫细胞和分子协同作用下，可有效吞噬杀伤和清除病原体等抗原性异物。

3. 适应性免疫细胞的主要特性　适应性免疫细胞具有以下主要特性：①细胞群体的高度多样性和对抗原性异物识别 / 应答的高度特异性；②对自身组织细胞成分不应答，具有天然免疫耐受性；③在免疫应答过程中可产生长寿记忆免疫细胞对相同抗原刺激迅速应答，具有免疫记忆性。

三、抗原及其引发的免疫应答

抗原（antigen，Ag）泛指能够被固有和适应性免疫细胞识别结合，导致上述免疫细胞活化发生免疫应答的物质。抗原不仅包括病原体等外来非己抗原性异物，还包括体内某些结构发生改变的自身物质和体内免疫豁免部位释放的组织蛋白，如眼晶状体蛋白和甲状腺球蛋白等。本书介绍的狭义抗原通常是指能与 T/B 淋巴细胞表面抗原受体（TCR/BCR）特异性结合，使其活化、增殖、分化、产生效应 T 细胞和抗体，并能与之特异性结合发挥免疫效应的物质。根据免疫细胞种类及其对抗原性异物的识别特点和效应机制，可将免疫应答分为以下两种类型。

1. 固有免疫应答（innate immune response）　是指机体固有免疫细胞和固有免疫分子在外来入侵病原体或体内衰老损伤和突变肿瘤细胞等抗原性异物刺激下迅速活化，有效吞噬杀伤、清除病原体等抗原性异物产生非特异性免疫保护作用的过程。固有免疫细胞和分子不仅在机体早期抗感染、抗肿瘤免疫防御和监视过程中发挥重要作用，同时也参与适应性免疫应答的全过程。

2. **适应性免疫应答**（adaptive immune response） 是指体内抗原特异性 T/B 淋巴细胞被病原体等抗原性异物激活、增殖分化为效应 T 细胞 / 浆细胞后，通过释放不同类型细胞因子、细胞毒性介质或抗体将上述病原体等抗原性异物杀伤破坏从体内清除的免疫应答过程。

四、抗原提呈细胞及其介导产生的适应性免疫应答

抗原提呈细胞（antigen presenting cell，APC）是一类具有摄取、加工、提呈抗原，诱导 T 细胞活化启动适应性免疫应答的免疫细胞，包括专职 APC（树突状细胞、巨噬细胞、B 细胞）和非专职 APC（如某些肿瘤或病毒感染的靶细胞）。根据参与免疫应答的细胞种类及其效应机制的不同，可将适应性免疫应答分为 T 细胞介导的细胞免疫应答和 B 细胞介导的体液免疫应答两种类型。

1. **细胞免疫应答**（cellular immune response） 参与和执行细胞免疫应答的细胞主要包括抗原提呈细胞（APC）、$CD4^+Th1$ 细胞、$CD4^+Th17$ 细胞和 $CD8^+CTL$。上述抗原特异性 T 细胞通过表面 TCR 接受 APC 表面 MHC 分子提呈的抗原降解产物（即抗原肽 -MHC 分子复合物）刺激活化后，在不同类型细胞因子诱导下可增殖分化为效应 Th1 细胞、效应 Th17 细胞和效应 CTL。其中 $CD4^+$ 效应 Th1/Th17 细胞再次接受相同抗原刺激后，可通过分泌 IL-2、IFN-γ、TNF-α 或 IL-17、IL-22 等细胞因子，同时在某些固有免疫细胞和分子协同作用下产生抗胞内菌、抗胞外菌和抗真菌感染的免疫效应。$CD8^+$ 效应 CTL 与肿瘤 / 病毒感染靶细胞表面相应抗原特异性结合后，可通过分泌穿孔素、颗粒酶等细胞毒性介质和表达 FasL 使上述靶细胞溶解破坏和发生凋亡。

2. **体液免疫应答**（humoral immune response） 参与和执行体液免疫应答的细胞主要包括抗原提呈细胞（APC）、$CD4^+Th2$ 细胞、$CD4^+Tfh$ 细胞和 B 细胞。抗原特异性 B 细胞通过表面 BCR 接受相应抗原刺激后，在 $CD4^+Th2/Tfh$ 细胞及其分泌的细胞因子协助下可增殖分化为浆细胞，并通过合成分泌不同类型的抗体和在某些固有免疫细胞和分子参与下介导产生特异性体液免疫效应。

3. **适应性免疫应答过程** 分为识别活化、增殖分化和效应三个阶段：①识别活化阶段是指抗原提呈细胞摄取、加工、提呈抗原和抗原特异性 T/B 淋巴细胞识别抗原后，在细胞间共刺激分子协同作用下启动 T/B 淋巴细胞活化的阶段；②增殖分化阶段是指抗原特异性 T/B 淋巴细胞接受相应抗原刺激后，在相关细胞因子作用下增殖分化为效应 T 细胞 / 浆细胞和形成免疫记忆细胞的阶段；③效应阶段是指效应 T 细胞或浆细胞通过释放不同类型的细胞因子、细胞毒性介质或抗体，同时在某些固有免疫细胞和分子参与下介导产生免疫效应的阶段。

五、免疫应答异常及其所致疾病

机体针对病原体等抗原性异物刺激引发的适度免疫应答，可产生对人体有益的抗感染 / 抗肿瘤等免疫保护作用。机体免疫应答过高可引发对人体有害的超敏反应，其中包括特异性 IgE 抗体介导的速发型超敏反应（如青霉素过敏性休克）和效应 T 细胞介导的迟发型超敏反应（如接触性皮炎）等；在感染、物理、化学等因素刺激诱导下，机体免疫自稳功能紊乱有可能引发类风湿关节炎和系统性红斑狼疮等自身免疫病；机体免疫应答过低或缺失则可引发肿瘤、严重 / 持续感染或免疫缺陷等疾病。

六、免疫学的应用

现代免疫学基础理论的深入研究对超敏反应、移植排斥反应、自身免疫病和肿瘤等疾病发

生机制的阐明起到了重要促进作用，并为上述疾病的诊断与防治提供了新的策略和方法。

免疫诊断学（immunodiagnostics）是应用免疫学理论、技术和方法对相关疾病进行诊断和对机体免疫状态进行测定评估的一门学科。免疫学诊断方法主要包括凝集反应、沉淀反应、免疫标记技术、免疫细胞及其功能检测等技术。上述检测方法已广泛应用于感染性疾病、超敏反应、免疫缺陷病、自身免疫病和肿瘤等疾病的诊断及疗效评估。

免疫预防（immunoprophylaxis）是指通过接种疫苗或注射抗体等免疫效应分子，使机体对某些特定疾病产生免疫力的方法或策略。目前用于人工主动免疫的疫苗包括：①灭活疫苗（inactivated vaccine），如伤寒和霍乱疫苗等；②减毒活疫苗（live-attenuated vaccine），如卡介苗和脊髓灰质炎病毒疫苗等；③其他疫苗，包括类毒素（如破伤风和白喉类毒素）、亚单位疫苗（如脑膜炎球菌和肺炎链球菌多糖疫苗）和重组抗原疫苗（如乙型肝炎和莱姆病疫苗）等。

免疫治疗（immunotherapy）是根据疾病发生机制，人为增强或抑制机体免疫功能以达到治疗疾病为目的的方法。目前用于免疫治疗的生物制剂主要包括抗体、细胞因子、免疫效应细胞、造血干细胞、细胞疫苗和微生物制剂等。上述生物制剂在治疗肿瘤、造血系统疾病、移植排斥反应、感染性疾病和自身免疫病等方面取得了较好疗效。

第二节　免疫学发展简史和重要成就

中国医师早在公元 16 世纪就采用人痘苗预防天花，开创了免疫预防的先河。免疫学的发展大致可分为三个时期，即经典免疫学时期、科学免疫学时期和现代免疫学时期。

一、经典免疫学时期（18－20 世纪初）

1．人工主动和人工被动免疫方法的建立

（1）Jenner（1798）接种牛痘苗预防天花获得成功。

（2）Pasteur（1880）制备炭疽等减毒活疫苗，预防炭疽等疾病。

（3）Behring 和 Kitasato（1890）用减毒白喉外毒素免疫动物获得抗血清（即白喉抗毒素），用以治疗白喉取得成功。

2．原始细胞免疫和体液免疫学说的提出及两者的统一

（1）Metchnikoff（1883-1890）提出原始的细胞免疫学说，认为吞噬细胞是执行抗感染免疫作用的细胞。

（2）Koch（1891）发现结核杆菌和 Koch 现象，即感染过结核杆菌的豚鼠再次皮下注射少量结核杆菌后，可使注射局部组织发生坏死。上述发现对日后阐明细胞免疫的作用具有重要意义。

（3）Ehrlich（1890）提出原始的体液免疫学说，认为血清中存在的抗菌物质在抗感染免疫中起决定作用。

（4）Pfeiffer 等（1894）发现溶菌素（抗体）；同年 Bordet 发现补体及其与抗体协作产生的溶菌作用，这些发现支持了体液免疫学说。

（5）Wright 和 Douglas（1903）发现动物免疫血清能加速吞噬细胞对相应细菌的吞噬，提出免疫血清（含抗体和补体）具有调理吞噬作用，从而将体液和细胞免疫学说统一起来。

3．免疫病理概念的建立　Richet 和 Portiter（1902）发现，接受海葵提取液注射后幸免于难的狗，数周后再次接受极小量海葵提取液可立即死亡，据此提出过敏反应即免疫病理的概念。

4．经典血清学技术的建立

（1）Durham 等（1896）发现特异性凝集反应，同年 Widal 建立了诊断伤寒的肥达试验。

（2）Kraus（1898）建立了沉淀试验。

（3）Bordet 和 Gengou（1900）建立了补体结合试验。

（4）Landsteiner（1900）发现了 ABO 血型抗原，建立了检测血型的玻片凝集试验。

二、科学免疫学时期（20 世纪中叶）

1. 细胞转移迟发型超敏反应实验　Chase 和 Landsteiner（1942）用结核杆菌感染豚鼠，然后将豚鼠的血清和淋巴细胞分别被动转移给两组正常豚鼠，再用结核菌抗原（结核菌素）给豚鼠进行皮内注射。结果发现：前者局部皮肤无反应，即结核菌素反应阴性；后者局部组织坏死，即出现阳性反应。上述结果表明，结核菌素反应不是由抗体引起，而是由结核菌抗原致敏的淋巴细胞所致。

2. 天然免疫耐受和人工诱导的免疫耐受　Owen（1945）发现在胎盘血管融合的异卵双生小牛体内，各自含有两种不同血型抗原的红细胞；此类血型嵌合体小牛可接受对方移植的皮肤而不排斥。Medawar 等（1953）给 A 品系胚胎期小鼠和新生期小鼠注入 CBA 品系小鼠组织细胞后，可人工诱导上述 A 品系小鼠对 CBA 品系小鼠皮肤移植物产生免疫耐受。

3. 克隆选择学说的建立　Burnet（1957）在上述天然免疫耐受和人工诱导免疫耐受研究结果基础上，结合 Erhich（1897）的抗体生成侧链学说和 Jerne（1955）的抗体生成"天然"选择学说，提出了抗体生成的克隆选择学说。

4. 免疫球蛋白基本结构的阐明　继 Tiselius 和 Kabat（1938）证明抗体是丙种球蛋白后，Porter 和 Edelman（1959－1961）从多发性骨髓瘤患者血清中获得均质性免疫球蛋白，用酶切和多种化学还原法阐明了免疫球蛋白的基本结构。

5. T、B 淋巴细胞及其主要免疫功能的研究

（1）Glick（1957）发现切除鸡的腔上囊（富含淋巴细胞）可导致抗体产生缺陷，遂将腔上囊中发育成熟的淋巴细胞称为 B 淋巴细胞（源于 bursa 第一个字母）；

（2）Miller 和 Good（1961）发现胸腺是骨髓未成熟淋巴细胞发育成熟的免疫器官，将胸腺中发育成熟的淋巴细胞称为 T 淋巴细胞（源于 thymus 第一个字母）；

（3）Warner 和 Szenberg（1962/1964）发现切除鸡的腔上囊只影响抗体生成，而不影响移植排斥反应，提示 B 细胞主要负责体液免疫，T 细胞主要负责细胞免疫；

（4）Claman 和 Mitchell 等（1967）发现 T 细胞与 B 细胞之间有协同作用，T 细胞可辅助 B 细胞产生 IgG 类抗体。

三、现代免疫学时期（70 年代至今）

1. Mitchison（1970）应用载体效应过继转移实验证实，在抗体形成过程中有载体特异性淋巴细胞和半抗原特异性淋巴细胞参与；Raff（1970）通过载体效应阻断实验证明：T 细胞是载体特异性淋巴细胞，对抗体的产生起辅助作用；B 细胞是半抗原特异性淋巴细胞，是产生抗体的淋巴细胞。

2. Steinman（1973）发现树突状细胞，并证实树突状细胞是抗原提呈能力最强的抗原提呈细胞，可有效激活初始 T 细胞。

3. Gershon（1971）发现抑制性 T 淋巴细胞的存在。

4. Jerne（1974）根据现代免疫学对抗体分子独特型的认识，提出免疫网络学说。

5. Doherty 和 Zinkernagal（1974）发现在免疫应答过程中免疫细胞间的相互作用受 MHC 限制，并提出 T 细胞双识别模式和 MHC 限制性学说。

6. Nathensen 和 Strominger（1978）阐明了 MHC 的分子结构，并证实 MHC 分子在抗原提呈和 T 淋巴细胞识别抗原过程中的重要作用。

7．Tonegawa 等（1978）应用分子杂交技术揭示了免疫球蛋白（Ig）的基因结构；提出 Ig 基因重排理论，阐明了抗体多样性的遗传学基础。

8．Haskius 等（1983）证实 T 细胞表面存在抗原受体分子，Davis 和 Saito（1984）成功克隆出 T 细胞受体（TCR）基因，Owen 和 Collins（1985）阐明了 T 细胞受体的分子结构。

9．Brenner 在 60 年代发现某种基因突变对线虫器官发育产生重要影响；Sulston（1974）揭示了程序性细胞死亡过程；Horvitz（1986）发现调控程序性细胞死亡的两个基因。

10．Hausen（1983）发现了人类乳头瘤病毒，1984 年证实该病毒可诱发宫颈癌。

11．Barré-Sinoussi 和 Montagnier（1984）发现艾滋病是由人类免疫缺陷病毒所致。

12．Hoffmann 等（1996）发现 Toll 基因编码产物在果蝇识别病原体激发固有免疫反应中发挥重要作用。

13．Beutler 等（1998）发现小鼠中存在一种与果蝇中 *Toll* 基因非常相似的基因，其编码产物表达于吞噬细胞表面，能与细菌脂多糖结合故称 Toll 样受体。该种受体在固有免疫应答中发挥重要作用。

14．免疫技术和其他相关技术的发展

（1）Kohler 和 Milstein 等（1975）创建的杂交瘤技术是一项突破性的生物技术，可用来大量制备单克隆抗体，对基础医学和临床医学研究产生了巨大的推动作用。

（2）Morgan 等（1976）创建了 T 细胞克隆技术，应用这项技术建立了一系列抗原特异性 T 细胞克隆，对细胞免疫学研究起到了巨大的促进作用。

（3）Gordon 等（1980）应用转基因技术获得转基因小鼠是一项突破性的生物技术，可使动物不必通过有性杂交就能获得新的基因及其编码产物。

（4）分子杂交技术：是现代分子生物学和基因工程中最基本、最重要的技术之一，在医学免疫学中也有巨大的应用价值。分子杂交技术主要包括 Southern 印迹、Northen 印迹、斑点杂交和原位杂交等方法。

（5）基因操作与分析技术：基因打靶和各类反义技术可用于分析特定免疫分子或胞内信息分子的生物学功能；大规模 DNA 测序、新型基因分析技术（微卫星、单核苷酸多态性分析等）和 DNA 芯片等技术可进行快速、高通量的基因分析；聚合酶链反应及其衍生技术，可为分子免疫学研究提供有效手段。

（6）蛋白分析技术：噬菌体肽库、酵母双杂交、计算机分子模拟等技术可用于分析抗原表位和（或）免疫分子间的相互作用；氨基酸多肽合成技术可用于分析多肽分子间细微的结构差异及其生物学功能的改变，并指导新型疫苗和药物设计；二维电泳和高分辨质谱技术可用于分析复杂的蛋白谱和发现新的免疫功能分子。

表 1-3 列出了获得诺贝生理学或医学奖的免疫学家及其主要成就。

表1-3　获得诺贝尔生理学或医学奖的免疫学家及其主要成就

获奖年代	学者姓名	国家	获奖成就
1901	E.A.Behring	德国	发现抗毒素，开创免疫血清疗法
1905	R.Koch	德国	发现多种病原菌，建立结核菌素试验
1908	P.Ehrlich	德国	提出体液免疫理论和抗体生成的侧链学说
	E.Metchnikoff	俄国	发现细胞吞噬作用，提出细胞免疫理论
1913	C.Richet	法国	发现过敏现象
1919	J.Bordet	比利时	发现补体，建立补体结合试验
1930	K.Landsteiner	奥地利	发现人红细胞血型

续表

获奖年代	学者姓名	国家	获奖成就
1951	M.Theler	南非	发现黄热病疫苗
1957	D.Bovet	意大利	发现抗组胺药可治疗超敏反应
1960	F.M.Burnet	澳大利亚	提出抗体生成的克隆选择学说
	P.B.Medawar	英国	发现获得性移植免疫耐受性
1972	G.M.Edelman	美国	阐明抗体的本质
	R.R.Porter	英国	阐明抗体的化学结构
1977	R.S.Yalow	美国	创立放射免疫测定法
1980	J.Dausset	法国	发现人白细胞抗原
	G.D.Snell	美国	发现小鼠 H-2 系统
	B.Benaceraf	美国	发现免疫应答的遗传控制
1984	N.K.Jerne	丹麦	提出免疫调节网络学说
	G.Kohler	德国	建立杂交瘤技术，制备单克隆抗体
	C.Milstein	阿根廷 / 英国	单克隆抗体技术及 Ig 基因表达的遗传控制
1987	Tonegawa	日本	阐明抗体多样性的遗传基础
1996	P.Doherty	澳大利亚	提出 MHC 限制性和 T 细胞双识别模式
	R.Zinkernagel	瑞士	提出 MHC 限制性和 T 细胞双识别模式
2002	Sydney Brenner	英国	发现器官发育和细胞程序性死亡的基因调控机制
	H.Robert Horvitz	美国	发现器官发育和细胞程序性死亡的基因调控机制
	John E.Sulston	英国	发现器官发育和细胞程序性死亡的基因调控机制
2008	Harald zur Hausen	德国	发现人乳头瘤病毒可诱发宫颈癌
	Francoise Barre-Sinoussi	法国	发现艾滋病是由人类免疫缺陷病毒感染所致
	Luc Montagnier	法国	发现艾滋病是由人类免疫缺陷病毒感染所致
2011	Bruce A.Beutler	美国	发现 Toll 样受体及其在固有免疫应答中的作用
	Tules A.Hoffmann	法国	发现 Toll 样受体及其在固有免疫应答中的作用
	Ralph M.Steinman	加拿大	发现树突状细胞及其在适应性免疫应答中的作用
2018	James P. Allison	美国	发现免疫抑制分子 CTLA-4，建立通过阻断免疫负调节机制治疗肿瘤的新方法
	Tasuku Honjo	日本	发现免疫抑制分子 PD-1，建立通过阻断免疫负调节机制治疗肿瘤的新方法

小　结

　　免疫是机体识别"自己"与"非己"，对自身产生免疫耐受，对非己抗原性异物产生清除作用的一种生理反应，具有免疫防御、免疫自稳和免疫监视三大功能。免疫系统由免疫器官、组织屏障、免疫细胞和免疫分子组成。固有免疫细胞包括经典固有免疫细胞、固有淋巴样细胞（ILCs）和固有(样)淋巴细胞（ILLs）：上述固有免疫细胞不表达特异性抗原识别受体，可通过模式识别受体（PRR）、有限多样性抗原识别受体或活化相关细胞因子受体接受病原体及其产物等抗原性异物或相关细胞因子刺激而被激活，介导产生抗感染 / 抗肿瘤等免疫效应。适应性免疫细胞主要包括介导产生细胞免疫应答的 CD4$^+$Th1

细胞 /Th17 细胞和 CD8[+]CTL，参与体液免疫应答的 CD4[+]Th2 细胞 /Tfh 细胞和 B 细胞，具有负向免疫调节作用的 CD4[+]Treg 细胞。上述适应性免疫细胞表面抗原受体（TCR/BCR）具有高度多样性，对抗原的识别具有高度特异性。免疫应答适度可产生对机体有益的抗感染、抗肿瘤等免疫保护作用；免疫应答过高或过低则可引发免疫性疾病，如超敏反应性疾病、自身免疫病、免疫缺陷病等。免疫学发展经历了经验免疫学时期、科学免疫学时期和现代免疫学时期三个阶段，取得了很多具有重大学术影响的科研成果。免疫学作为生命科学和现代医学的前沿和支撑学科，将为揭示人类重大疾病发生机制及其诊断和防治做出更大贡献。

复习思考题

1. 简述现代免疫的概念及其主要功能。
2. 简述固有免疫细胞的组成及其主要特点。
3. 简述适应性免疫细胞的种类及其主要作用。
4. 简述抗原提呈细胞及其介导产生的适应性免疫应答。

（安云庆　姚　智　李殿俊）

抗原（antigen，Ag）泛指能够被固有和适应性免疫细胞识别结合，使上述免疫细胞活化发生免疫应答的物质。狭义抗原通常是指能与T、B淋巴细胞表面抗原受体（TCR/BCR）特异性结合，使其活化、增殖、分化产生抗体和（或）效应T细胞；同时又能在体内外与相应免疫应答产物特异性结合产生免疫效应或反应的物质。本章介绍的抗原除超抗原和丝裂原外均属狭义抗原范畴。

抗原通常具有以下两种基本特性：①免疫原性（immunogenicity）系指抗原能够刺激机体产生适应性免疫应答，即诱导B细胞增殖分化产生抗体和（或）诱导T细胞增殖分化为效应T细胞的能力；②免疫反应性（immunoreactivity）系指抗原能与免疫应答产物，即相应抗体或效应T细胞特异性结合的能力。同时具有免疫原性和免疫反应性的物质称为完全抗原（complete antigen），如病原微生物和动物血清等；只具有免疫反应性而无免疫原性的物质称为半抗原（hapten）或不完全抗原（incomplete antigen），如某些多糖和药物等简单小分子物质。半抗原单独作用时无免疫原性，当与蛋白质等载体（carrier）结合后可获得免疫原性；此种半抗原-载体复合物不仅能够刺激机体产生半抗原特异性抗体，也能刺激机体产生载体蛋白特异性抗体。

第一节　抗原的异物性和特异性

一、抗原的异物性

非己大分子有机物是具有免疫原性的物质，通常抗原性异物免疫原性的强弱与宿主亲缘关系的远近有关：抗原与宿主亲缘关系越远，对机体的免疫原性就越强；抗原与宿主亲缘关系越近，对机体的免疫原性就越弱，如鸡卵蛋白对哺乳动物是强抗原，对鸭则是弱抗原。免疫学中的"非己"抗原性异物不仅包括来自体外的各种病原体、动物蛋白和同种异体移植物，还包括某些结构改变的自身物质和某些位于免疫豁免部位的隐蔽自身抗原，如眼晶状体蛋白、脑组织和精子等。当上述自身物质在外伤或感染情况下被释放后，即可被自身免疫系统视为"非己"抗原性异物而对其产生免疫应答。

二、抗原的特异性

抗原特异性是指抗原刺激机体产生适应性免疫应答及其与免疫应答产物，即相应抗体或效应T细胞结合相互作用的高度专一性。决定抗原特异性的物质基础是存在于抗原分子中的抗原表位。

1. 抗原表位及其与抗原特异性相关的研究　抗原表位（antigen epitope）是指抗原分子中决定抗原特异性的特殊化学基团，又称抗原决定簇（antigenic determinant）。抗原表位是T、B细胞表面抗原识别受体和抗体特异性识别结合的基本结构单位，通常由5～17个氨基酸残基或 5～7 个多糖残基 / 核苷酸组成。抗原分子表面能与相应抗体结合的抗原表位数目称为抗原结合价（antigenic valence）。天然抗原是由多种不同抗原表位组成的多价抗原；半抗原相当于一个抗原表位，为单价抗原。

抗原表位决定抗原特异性的研究结果是通过人工结合抗原（半抗原 - 载体复合物）实验证实的，方法简述如下：① 将不同酸基组成的半抗原分别与同一种载体蛋白结合组成人工结合抗原后免疫动物获得抗血清；② 用经载体蛋白吸收后只含半抗原特异性抗体的抗血清分别与上述不同酸基组成的半抗原进行反应。结果发现：不同酸基组成的半抗原只能与其相应抗血清结合而不能与他种抗血清结合（表 2-1），表明抗原特异性是由抗原分子中某些特殊化学基团，即抗原表位决定的。

表2-1　化学基团性质对抗原特异性的影响

载体蛋白吸收后免疫血清	半抗原（表位）			
	苯胺	对氨基苯甲酸	对氨基苯磺酸	对氨基苯砷酸
半抗原特异性抗体	NH$_2$（苯环）	NH$_2$（苯环）COOH	NH$_2$（苯环）SO$_3$H	NH$_2$（苯环）AsO$_3$H$_2$
苯胺抗体	+++	–	–	–
对氨基苯甲酸抗体	–	++++	–	–
对氨基苯磺酸抗体	–	–	++++	–
对氨基苯砷酸抗体	–	–	–	++++

2. 抗原表位的分类及其主要特征　根据抗原表位的结构特点，可将其分为顺序表位和构象表位（图 2-1）；根据抗原表位的存在部位，又可将其分为功能性抗原表位和隐蔽性抗原表位。

（1）顺序表位（sequential epitope）：是指肽链上由一段序列相连续的线性氨基酸残基组成的抗原表位，又称线性表位（linear epitope）。线性表位存在于抗原分子的任意部位，但多位于抗原分子内部。抗原提呈细胞（APC）摄取加工抗原后，可将其线性表位以抗原肽 -MHC 分子复合物的形式表达于表面供 T 细胞识别，故此类线性表位又称 T 细胞表位。存在于抗原分子表面的线性表位可被 B 细胞抗原识别受体（BCR）和抗体直接识别结合，故此类线性表位称为 B 细胞表位。

（2）构象表位（conformational epitope）：是指多肽或多糖链上由空间位置相邻、而序列上不相连续的氨基酸或多糖残基组成的抗原表位。构象表位通常位于抗原分子表面，可被 B 细胞表面抗原识别受体（BCR）和抗体直接识别结合，又称 B 细胞表位。T 细胞表位和 B 细胞表位特征如表 2-2 所示。

表2-2　T细胞表位与B细胞表位特性比较

比较项目	T 细胞表位	B 细胞表位
表位性质	蛋白多肽	蛋白多肽、多糖、脂多糖
表位分布	抗原分子任意部位，多位于抗原分子内部	通常位于抗原分子表面
表位类型	线性表位	构象表位或线性表位
表位大小	8～10 个氨基酸（MHC Ⅰ类分子提呈）13～17 个氨基酸（MHC Ⅱ类分子提呈）	5～15 个氨基酸、5～7 个单糖或核苷酸
表位识别	T 细胞识别，受 MHC 限制	B 细胞识别，不受 MHC 限制
识别受体	T 细胞受体（TCR）	B 细胞受体（BCR）

（3）功能性抗原表位和隐蔽性抗原表位：存在于抗原分子表面的构象表位和线性表位是 B 细胞表面 BCR 和抗体识别结合的抗原表位，又称功能性抗原表位。隐蔽性抗原表位是位于抗原分子内部、不能被 B 细胞表面 BCR 或抗体直接识别结合的线性表位。抗原分子内的隐蔽性抗原表位可因理化或感染等因素而得以暴露成为功能性抗原表位，又称继发性表位（secondary epitope）。上述暴露的功能性抗原表位有可能作为自身抗原诱发自身免疫性疾病。

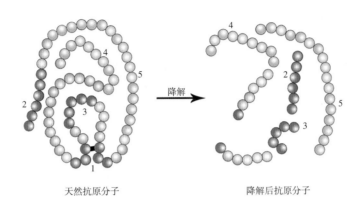

天然抗原分子　　　　　　　　　降解后抗原分子

1. 抗原表面可被 B 细胞识别的构象表位
2. 抗原表面可被 B 细胞识别的线性表位
3. 作为隐蔽性抗原表位暴露于抗原表面后，可被 B 细胞识别的线性表位
4、5. 抗原降解后可被 T 细胞识别的线性表位

图 2-1　顺序 / 构象表位和隐蔽性抗原表位示意图

3．**共同抗原和交叉反应**　天然抗原通常有多种功能性抗原表位，每种功能性抗原表位都能诱导机体产生一种与之相对应的抗体。因此天然抗原免疫机体后可诱导产生多种抗体；如果两种不同来源的抗原分子具有某种相同或相似的抗原表位，那么由这两种抗原刺激机体产生的抗血清（抗体）不仅能与诱导它们产生的抗原特异性结合，还能与含有相同或相似抗原表位的其他抗原发生强度相对减弱的反应（图 2-2）。免疫学中将来源不同、但含有相同或相似抗原

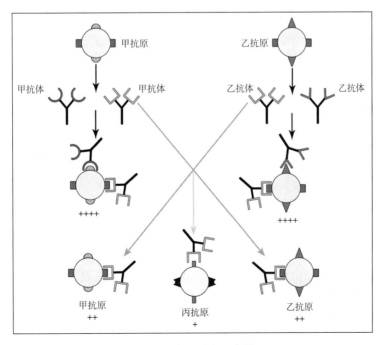

图 2-2　交叉反应示意图

甲、乙两种抗原刺激机体产生的抗体不仅能与相应抗原特异性结合（++++），还能与具有相同抗原表位的乙、甲抗原或具有相似抗原表位的丙抗原发生交叉反应（++）/（+）

表位的抗原称为共同抗原（common antigen）；将某种抗原刺激机体产生的抗体与具有相同或相似抗原表位的其他抗原发生的反应称为交叉反应（cross-reaction）。

第二节 影响抗原免疫原性的因素

一、抗原理化性质和组成结构

1．**化学性质** 具有免疫原性的物质通常是大分子有机物质，无机物没有免疫原性。蛋白质、糖蛋白和脂蛋白免疫原性较强；多糖和多肽有一定的免疫原性；脂类和哺乳动物细胞核酸通常无免疫原性，当其构象改变或发生化学修饰后也可获得免疫原性。

2．**分子量大小** 具有免疫原性的物质分子量一般大于 10 千道尔顿（kD），通常分子量越大，免疫原性越强。例如蛋白质分子量大于 10 kD 时免疫原性较强，小于 10 kD 时免疫原性较弱，低于 4 kD 时则几乎无免疫原性。

3．**组成与结构** 大分子有机物质并不一定都具有良好的免疫原性，例如，由直链氨基酸组成的明胶分子量高达 100kD，但因其在体内易被降解故免疫原性很弱；若在明胶分子上连接少量酪氨酸等含苯环的芳香族氨基酸，则能显著增强其免疫原性。胰岛素分子量虽然只有 5.7 kD，但因其结构中含有芳香族氨基酸故具有较强的免疫原性。

4．**分子构象** 用邻位、间位、对位氨基苯甲酸三种异构体组成的人工结合抗原分别免疫动物后，取血清与上述三种异构体进行反应，结果如表 2-3 所示：上述三种人工结合抗原可分别与其相应抗血清产生较强的免疫反应，而与其他抗血清不能产生或只能产生微弱的免疫反应，表明抗原表位分子空间构象可影响抗原的免疫原性。

表2-3   化学基团空间位置变化对抗原特异性的影响

载体蛋白吸收后免疫血清	半抗原（表位）			
	苯胺	邻位氨基苯甲酸	间位氨基苯甲酸	对位氨基苯甲酸
半抗原特异性抗体	![NH₂]	![NH₂ COOH]	![NH₂ COOH]	![NH₂ COOH]
苯胺抗体	+++	−	−	−
邻位氨基苯甲酸抗体	−	+++	±	±
间位氨基苯甲酸抗体	−	±	++++	±
对位氨基苯甲酸抗体	−	±	±	++++

5．**易接近性** 指抗原分子中抗原表位在空间上能被 B 细胞表面抗原识别受体，即 B 细胞受体（BCR）接近的程度。抗原分子中表位所处位置的不同可影响 B 细胞表面 BCR 对抗原的识别结合。如图 2-3 所示，抗原分子由多聚赖氨酸骨架和以多聚丙氨酸、酪氨酸、谷氨酸构成的外侧链组成：（A）由酪氨酸和谷氨酸残基组成的抗原表位处于多聚丙氨酸外侧，易被 B 细胞表面 BCR 识别结合，此时抗原具有较强免疫原性；（B）由酪氨酸和谷氨酸残基组成的抗原表位处于多聚丙氨酸内侧，不易被 B 细胞表面 BCR 识别结合，此时抗原免疫原性明显减弱或消失；（C）加大抗原分子外侧链间距，即使由酪氨酸和谷氨酸残基组成的抗原表位处于多聚丙氨酸内侧，也可被 B 细胞表面 BCR 识别结合，此时抗原也具有较强的免疫原性。

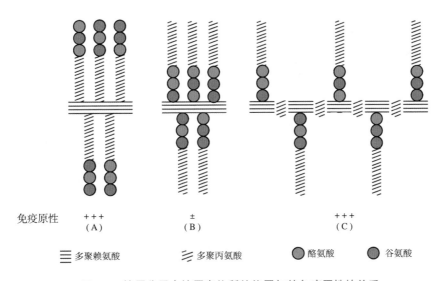

免疫原性　+++　　　±　　　+++
　　　　　（A）　　　（B）　　　（C）

≡ 多聚赖氨酸　　≋ 多聚丙氨酸　　⬤ 酪氨酸　　⬤ 谷氨酸

图 2-3　抗原分子中抗原表位所处位置与其免疫原性的关系

6. 物理状态　化学性质相同的抗原物质可因其物理状态不同而呈现不同的免疫原性：通常聚合状态抗原的免疫原性较其单体显著增强，颗粒性抗原的免疫原性强于可溶性抗原。因此，可将免疫原性弱的抗原吸附于某些大颗粒物质表面或使其聚合以增强其免疫原性。

二、宿主因素

1. 遗传因素　机体对抗原性异物的应答能力受遗传因素的控制，如多糖抗原对小鼠具有免疫原性，对豚鼠则无免疫原性。同种不同品系动物接受同一种抗原刺激后，产生免疫应答的情况也不尽相同，如人工合成抗原（二硝基苯 - 多聚 - 左旋 - 赖氨酸）对品系 2 豚鼠具有免疫原性，而对品系 3 豚鼠则无免疫原性。对人而言，同一抗原进入不同个体后能否引起免疫应答或免疫应答的强弱也可有所不同。此种现象可能与遗传因素，特别是 HLA 基因的高度多态性和易感性有关。

2. 年龄、性别和健康状态　正常情况下，个体青壮年时期对抗原的免疫应答能力强于幼年和老年时期；新生儿和婴幼儿对多糖类疫苗应答能力低下，成年后对其应答能力显著增强；雌性动物产生抗体的能力强于雄性动物；身体虚弱或健康状态不佳情况下，也能导致机体对抗原的免疫应答能力下降。

三、免疫途径和方法

免疫途径、抗原剂量、免疫次数及其间隔时间、免疫佐剂的选择均可影响机体对抗原的免疫应答能力。通常免疫途径以皮内最佳、皮下次之，腹腔和静脉效果较差；口服则易诱导形成局部黏膜免疫，而产生全身免疫耐受；抗原剂量应适当，过低或过高均易诱导机体产生免疫耐受。减毒活疫苗所需免疫接种次数少，灭活疫苗和其他抗原所需免疫接种次数较多；免疫间隔时间要适当，过频或间隔时间过长均不利于获得良好的免疫效果。选择适当的佐剂可获得或提高所需的免疫应答效果。

第三节　抗原的种类

抗原种类繁多，根据不同分类原则可将其分为许多种类，摘要介绍以下几种常用分类方法。

一、根据诱导抗体产生是否需要 Th 细胞参与分类

1. 胸腺依赖性抗原（thymus-dependent antigen，TD-Ag）　系指刺激 B 细胞产生抗体需要 Th 细胞协助的抗原，又称 T 细胞依赖性抗原，简称 TD 抗原。绝大多数天然抗原，如各种病原体、异种血清蛋白或同种异体细胞等都是 TD 抗原。此类抗原既有 T 细胞表位又有 B 细胞表位，可引发体液免疫应答和(或)细胞免疫应答。

2. 胸腺非依赖性抗原（thymus-independent antigen，TI-Ag）　系指刺激 B 细胞产生抗体无需 Th 细胞协助的抗原，又称 T 细胞非依赖性抗原，简称 TI 抗原。此类抗原具有 B 细胞表位而无 T 细胞表位，可分为以下两类：① TI-1 抗原，如细菌脂多糖既含 B 细胞表位，又具有丝裂原性质，可特异性或非特异性刺激多克隆 B 细胞增殖分化产生抗体；② TI-2 抗原主要包括细菌荚膜多糖和聚合鞭毛素等，此类抗原含多个重复 B 细胞表位，可通过与 B 细胞表面数个相应抗原识别受体（BCR/mIgM）交联结合而使 B 细胞活化、增殖分化产生某种泛特异性抗体。婴儿和新生动物 B 细胞发育不成熟，故对 TI-2 抗原不应答或低应答；B 细胞发育成熟后可对此类抗原产生应答。

二、根据抗原与机体的亲缘关系分类

1. 异种抗原（xenogenic antigen）　是指来自其他物种的抗原性物质，如病原微生物或其产物、动物免疫血清、异种器官移植物等对人而言均为异种抗原。

（1）病原微生物：对人体有很好的免疫原性，将其制成疫苗进行预防接种后可诱导机体产生特异性体液或细胞免疫应答，对相应病原体感染产生有效的免疫保护作用。

（2）外毒素（exotoxin）：是某些细菌分泌的毒性蛋白物质，具有很强的免疫原性；因其对机体某些特定组织细胞有极强的毒性作用，故不能直接用来进行免疫接种。

（3）类毒素（toxoid）：是外毒素经 0.3%～0.4% 甲醛溶液处理后获得的丧失毒性作用而保留原有免疫原性的生物制剂，临床常用的类毒素有破伤风类毒素和白喉类毒素等。用类毒素给人免疫接种，可预防由相应外毒素引起的疾病；免疫动物可获得相应抗毒素血清，用于相关疾病的治疗。

（4）抗毒素（antitoxin）：通常用类毒素免疫马匹后取免疫血清制备而成，其中所含类毒素抗体能与相应外毒素特异性结合，具有防治疾病的作用。抗毒素作为异种蛋白反复使用有可能诱导人体产生超敏反应，因此临床应用此类生物制剂前必须做皮肤过敏试验。

2. 异嗜性抗原（heterophilic antigen）　是指存在于人、动物、植物、微生物等不同种属之间的具有相同抗原表位的共同抗原。此类抗原可引发某些疾病，例如 A 族溶血性链球菌表面与人肾小球基底膜或心肌组织具有相同的抗原表位，故上述链球菌感染刺激机体产生的抗体不仅能与链球菌特异性结合，也能与人肾小球基底膜或心肌组织中的共同抗原表位结合，即通过交叉反应引起肾小球肾炎或心肌炎。

3. 同种异型抗原（allogenic antigen）　是指同一种属不同个体间所具有的抗原性物质。人类同种异型抗原主要包括红细胞血型抗原、人类主要组织相容性抗原（详见第 7 章）和抗体同种异型抗原（详见第 3 章）。

（1）ABO 血型抗原：根据红细胞表面所含 A、B 抗原的不同，可将人类红细胞分为 A、B、AB 和 O 四种类型（表 2-4）。每个人血清中都不含有与其本人血型抗原相对应的 IgM 类天然血型抗体。ABO 血型物质不仅存在于人类红细胞膜表面，也存在于胃、十二指肠、胰腺、胆囊等组织细胞表面，在唾液、精液和胆汁等体液中也可检出。

表2-4　人类红细胞ABO血型系统的分类

表型	基因型	红细胞表面抗原	血清中天然血型抗体
A	A/A，A/O	A	抗B
B	B/B，B/O	B	抗A
AB	A/B	A 和 B	无抗 A，无抗 B
O	O/O	H（无 A、无 B）	抗 A 和抗 B

（2）Rh 血型抗原：Landsteiner 和 Wiener（1940 年）发现恒河猴（Rhesus macaque）红细胞抗血清能与多数人的红细胞结合发生凝集反应，表明在人类红细胞和恒河猴红细胞表面具有某种相同的血型物质，称之为 Rh 血型抗原。红细胞表面具有 Rh 抗原者，其血型为 Rh 阳性；不表达 Rh 抗原者，其血型为 Rh 阴性。人体血液中通常不存在针对 Rh 抗原的天然抗体，当 Rh 阳性红细胞进入 Rh 阴性个体时，可刺激机体产生针对 Rh 抗原的 IgG 类免疫血型抗体。此类免疫血型抗体可通过胎盘进入胎儿体内；当体内具有 Rh 免疫血型抗体的妇女妊娠且胎儿血型为 Rh 阳性时，即可能引起胎儿流产或新生儿溶血症。

4．自身抗原（autoantigen）　是指能够诱导机体发生自身免疫应答或自身免疫性疾病的自身组织成分，主要包括隐蔽抗原及改变 / 修饰的自身抗原。

（1）隐蔽抗原（sequestered antigen）：是指正常情况下与机体免疫系统隔绝，从未与 T、B 淋巴细胞接触过的某些自身组织成分，如眼晶状体蛋白、精子和脑组织等。上述隐蔽抗原在外伤、感染或手术等情况下被释放后，可被体内相关自身反应性 T、B 淋巴细胞识别引发自身免疫应答或自身免疫性疾病。

（2）改变 / 修饰的自身抗原 (modified autoantigen)：是指在病原微生物感染或某些物理（如辐射）和化学（如药物）因素作用下，自身组织结构改变产生新的抗原表位或使隐蔽性抗原表位暴露所形成的自身抗原。此种改变 / 修饰的自身抗原可被体内相关 T、B 淋巴细胞识别，引发免疫应答甚至自身免疫性疾病。

三、根据抗原提呈细胞内抗原的来源分类

1．内源性抗原（endogenous antigen）　是指某些在抗原提呈细胞（APC）内产生后存在于胞质内的抗原性物质，如病毒感染细胞内合成的病毒蛋白和肿瘤细胞内产生的肿瘤抗原等。此类抗原在上述非专职 APC 内经蛋白酶体作用后，能以抗原肽 -MHC Ⅰ类分子复合物的形式表达于细胞表面供 CD8[+]T 细胞识别引发适应性细胞免疫应答（详见第 10 章）。

2．外源性抗原（exogenous antigen）　是指抗原提呈细胞（APC）通过胞吞、胞饮和受体介导的内吞作用从外界摄入胞内的抗原性物质，如细菌和某些可溶性蛋白等。此类抗原在上述 APC 内经内体 / 溶酶体降解后，能以抗原肽 -MHC Ⅱ类分子复合物的形式表达于细胞表面供 CD4[+]Th 细胞识别引发适应性细胞或体液免疫应答（详见第 10 章）。

四、其他分类方法

除上述常见抗原分类方法外，还可根据抗原产生方式的不同，将其分为天然抗原和人工抗原；根据理化性质的不同，将其分为颗粒性抗原和可溶性抗原；根据化学性质的不同，将其分为蛋白质抗原和多糖抗原；根据抗原来源及其与疾病的关系，又可分为移植抗原、肿瘤抗原、自身抗原等；能诱导过敏反应的抗原称为变应原，可诱导产生免疫耐受的抗原称为耐受原。

第四节 超抗原、丝裂原和佐剂

本章前面论述的抗原是指能被 T、B 淋巴细胞表面抗原识别受体识别结合，启动特异性免疫应答的抗原性物质。此类抗原刺激 T、B 淋巴细胞活化所需剂量相对较大，激活 T、B 淋巴细胞的数量有限，约为 T、B 淋巴细胞总数的百万分之一，其作用机制和作用特点与本节介绍的超抗原、丝裂原、佐剂有很大差异。

一、超抗原

超抗原（superantigen, SAg）是一类只需极低浓度（1～10 ng/ml）即可非特异刺激多克隆 T 细胞活化，使之产生大量细胞因子引发强烈免疫反应的大分子蛋白物质。在抗原提呈细胞（APC）参与下，超抗原能以完整蛋白形式刺激多克隆 T 细胞活化，其作用机制如图 2-4 所示：超抗原通过一端与 APC 表面 MHC Ⅱ类分子抗原肽结合槽（β1 结构域）外侧保守氨基酸序列结合；通过另一端与 T 细胞表面抗原识别受体，即 T 细胞受体（TCR）β 链可变区（Vβ3 功能区）外侧保守氨基酸序列结合，可将具有相同 Vβ3 功能区的一群 T 细胞激活。目前已知作用于 T 细胞的超抗原有金黄色葡萄球菌肠毒素、A 族链球菌致热外毒素和小鼠乳腺肿瘤病毒蛋白等。

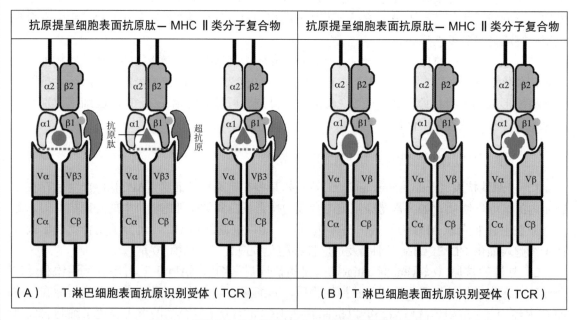

图 2-4　超抗原与外源性抗原对 T 细胞作用比较示意图

（A）超抗原通过其一端与 APC 表面 MHC Ⅱ类分子抗原肽结合槽（β1 结构域）外侧保守氨基酸序列结合；通过另一端与 T 细胞表面抗原受体 Vβ3 功能区外侧保守氨基酸序列结合可激活多克隆 T 细胞

（B）外源性抗原经 APC 加工处理后能以抗原肽 -MHC Ⅱ类分子复合物形式表达于 APC 表面；T 细胞表面 TCR 不仅识别 APC 表面 MHC Ⅱ类分子提呈的抗原肽，同时还能识别提呈抗原肽的 MHC Ⅱ类分子 α1/β1 功能区上的部分多肽序列，此种识别具有高度特异性

二、丝裂原

丝裂原（mitogen）是指能够非特异刺激多克隆 T、B 淋巴细胞发生有丝分裂的物质，又称有丝分裂原。此类物质可直接与静息 T、B 淋巴细胞表面相应丝裂原受体结合，使之发生母

细胞转化导致体内多克隆 T、B 淋巴细胞活化。丝裂原通常来自植物种子中的糖蛋白和某些细菌的产物，主要包括：植物血凝素（phytohemagglutinin, PHA）、刀豆蛋白 A（concanavalin A, ConA）、美洲商陆丝裂原（pokeweed mitogen，PWM）、脂多糖（lipopolysaccharide, LPS）和葡萄球菌蛋白 A（staphylococal protein A, SPA）（表 2-5）。

表2-5　作用于人和小鼠T、B淋巴细胞的丝裂原

丝裂原种类	人		小鼠	
	T 细胞	B 细胞	T 细胞	B 细胞
刀豆蛋白 A（ConA）	+	-	+	-
植物血凝素（PHA）	+	-	+	-
美洲商陆（PWM）	+	+	+	-
脂多糖（LPS）	-	-	-	+
葡萄球菌蛋白 A（SPA）	-	+	-	-

三、佐剂

佐剂（adjuvant）是指预先或与抗原同时注入体内，可增强机体对抗原的免疫应答能力或改变免疫应答类型的非特异性免疫增强剂。佐剂的种类很多，主要包括：①生物性佐剂，如卡介苗、短小棒状杆菌、百日咳杆菌、细胞因子等；②无机化合物佐剂，如氢氧化铝、磷酸铝和磷酸钙；③人工合成佐剂，如多聚肌苷酸 : 胞苷酸（poly I:C）、多聚腺苷酸 : 鸟苷酸（poly A:U）、免疫刺激复合物（ISCOMs）和低甲基化 CpG 寡核苷酸等。

弗氏不完全佐剂和弗氏完全佐剂是动物实验中最常使用的佐剂。在免疫接种前需将上述佐剂与水溶性抗原充分乳化，使抗原与佐剂形成油包水乳剂后方可使用。弗氏不完全佐剂（incomplete Freunds adjuvant, IFA）是由液体石蜡（或植物油）和羊毛脂（或吐温）混合而成，其主要作用是协助或促进抗原刺激机体产生体液免疫应答。弗氏完全佐剂（complete Freunds adjuvant, CFA）是在不完全佐剂中加入灭活分枝杆菌或卡介苗制备而成，其主要作用是协助或促进抗原刺激机体产生体液和细胞免疫应答。目前在人体疫苗中添加的佐剂主要是氢氧化铝和磷酸钙等。

佐剂的作用机制尚不十分清楚，有如下几种可能：① 改变抗原物理性状，延缓抗原降解使其在体内的停留时间延长，或使可溶性抗原转变成颗粒性抗原从而有助于抗原提呈细胞对抗原的摄取；② 诱导抗原提呈细胞活化，使其抗原加工提呈能力显著增强；③ 刺激免疫细胞产生不同类型的细胞因子，影响 T 细胞亚群分化和免疫应答的类型。

小 结

抗原通常是指能与 T、B 细胞表面抗原受体结合，使其活化、增殖、分化产生效应 T 细胞或抗体，并与之特异性结合介导产生免疫效应的物质。抗原具有免疫原性和免疫反应性，只具有免疫反应性而无免疫原性的物质称为半抗原；半抗原与蛋白载体结合后可获得免疫原性成为完全抗原。抗原表位是决定抗原特异性的最小功能单位，包括顺序表位（线性表位）、构象表位、功能性抗原表位和隐蔽性抗原表位。抗原提呈细胞表面 MHC 分子提呈的线性表位（抗原肽）可被 T 细胞表面 TCR 识别，又称 T 细胞表位；存在于抗原分子表面的构象表位和线性表位可被 B 细胞表面 BCR 识别，又称 B 细胞表位。抗原种类繁多，分类方法不同，主要包括：胸腺依赖性抗原（TD-Ag）、胸腺非依赖性抗

原（TI-Ag），异种抗原、异嗜性抗原、同种异型抗原、自身抗原，内源性抗原和外源性抗原。超抗原和丝裂原是能够非特异刺激多克隆 T 细胞活化和使多克隆 T、B 细胞发生有丝分裂的物质。佐剂是能够增强机体对抗原的免疫应答能力或改变免疫应答类型的非特异性免疫增强剂。

复习思考题

1. 简述狭义抗原的概念和基本特征。
2. 简述抗原表位及其分类和结构特征。
3. 简述或列表比较 T 细胞表位和 B 细胞表位特性。
4. 简述 TD-Ag 和 TI-Ag 主要特性和作用特点。
5. 简述医学上重要的抗原及其与临床的关系或意义。
6. 试述超抗原及其作用机制。
7. 简述佐剂及其种类和作用机制。

（高　翔　马兴铭）

第 3 章

抗 体

抗体（antibody, Ab）是机体免疫系统在抗原刺激下，由 B 细胞增殖分化为浆细胞后产生的一类能与相应抗原特异性结合介导产生体液免疫效应的球蛋白，又称免疫球蛋白（immunoglobulin, Ig）。抗体与病原体等相应抗原特异性结合后，在固有免疫细胞和分子协助下可产生抗感染等免疫效应。表达于 B 细胞表面的抗原受体（BCR）为膜型免疫球蛋白 M（membrane immunoglobulin M, mIgM），其胞外互补决定区能与相应抗原表位特异性结合启动 B 细胞活化。

第一节 抗体的结构

一、抗体基本结构

抗体（单体）是由两条相同的重链和两条相同的轻链通过链间二硫键连接组成的一个呈"Y"字形的四肽链分子（图 3-1）。

1. **重链（heavy chain）和轻链（light chain）** 抗体重链（H 链）分子量为 50 ~ 75kD，由 450 ~ 550 个氨基酸残基组成；根据抗体重链结构组成和免疫原性的不同，可将其分为 μ、γ、α、δ、ε 五类。抗体轻链（L 链）分子量约为 25kD，由 214 个氨基酸残基组成；根据轻链结构组成和免疫原性的不同，可将其分为 κ 和 λ 两型。上述重链与轻链组成的抗体分别称为 IgM、IgG、IgA、IgD、IgE。

2. **可变区（variable region) 和恒定区（constant region)** 抗体重链近氨基端（N 端）1/4 或 1/5 区段内和轻链近 N 端 1/2 区段内，约 110 个氨基酸残基的组成和排列顺序多变称为可变区（V 区），重链和轻链的 V 区分别称为 VH 和 VL；重链和轻链其余近羧基端的氨基酸残基组成和排列顺序相对稳定称为恒定区（C 区），重链和轻链的 C 区分别称为 CH 和 CL。重链和轻链可变区肽链通过链内二硫键连接折叠各形成一个球形结构域（功能区），称为 VH 和 VL 功能区。重链和轻链恒定区肽链通过链内二硫键连接折叠可形成以下几个球形结构域（功能区）：其中在 γ、α、δ 重链恒定区内形成三个功能区，分别用 CH1、CH2、CH3 表示；在 μ 和 ε 重链恒定区内除有上述三个功能区外，还有一个 CH4 功能区；轻链恒定区内只有一个功能区，称为 CL 功能区。

3. **超变区（hypervariable region, HVR）和互补结合区（complementarity determining region, CDR）** 重链和轻链可变区结构域中有三个特定区段内的氨基酸组成和排列顺序高度多变称为超变区，分别以 HVR1、HVR2 和 HVR3 表示。重链和轻链可变区内三个超变区共同组成抗体分子的抗原结合部位（antigen-binding site），它们能与相应抗原表位互补结合又称互补决定区，分别用 CDR1、CDR2、CDR3 表示。

4. **骨架区（framework region, FR）和铰链区（hinge region）** 抗体可变区中 HVR 之外的氨基酸组成和排列顺序相对稳定不易变化，称为骨架区（FR）。VH 和 VL 内各有四个骨架区，分别用 FR1、FR2、FR3、FR4 表示，它们对维持 HVR 的空间构象具有重要作用。位于 CH1 与 CH2 功能区之间的铰链区富含脯氨酸有较好的柔韧性，可调节抗体 "Y" 型两臂间距使其互补决定区同时与抗原分子表面两个相同的抗原表位结合。五类抗体中，IgG、IgA、IgD 重链 CH1 与 CH2 之间有铰链区，IgM 和 IgE 重链无铰链区。此外，铰链区对木瓜蛋白酶和胃蛋白酶敏感，抗体经上述蛋白酶水解处理后可从该区断裂为几个不同的片段。

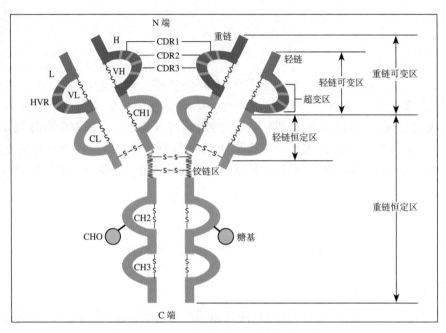

图 3-1　IgG 分子基本结构及功能区示意图

IgG 分子是由重链（H 链）和轻链（L 链）通过链间二硫键连接组成的四肽链分子，其氨基端为可变区（V 区），羧基端为恒定区（C 区）；可变区含有 HVR1、HVR2、HVR3 三个超变区，又称 CDR1、CDR2、CDR3；可变区内绿色部分为骨架区，包括 FR1、FR2、FR3 和 FR4；重链和轻链可变区肽链通过链内二硫键连接折叠可形成一个 VH 功能和一个 VL 功能区；重链恒定区肽链通过链内二硫键连接折叠可形成 CH1、CH2、CH3 三个功能区；轻链恒定区只有一个 CL 功能区

二、抗体的功能区及其主要功能

抗体分子重链或轻链各功能区氨基酸组成和排列顺序有所不同，但其二级结构相似，均具有典型的 "三明治样" 立体结构。以抗体轻链可变区和恒定区为例，其二级结构是由几股多肽链折叠形成的两个反向平行的 β 片层，通过一个链内二硫键垂直连接形成的构象稳定的 "β 桶状" 结构（图 3-2）。

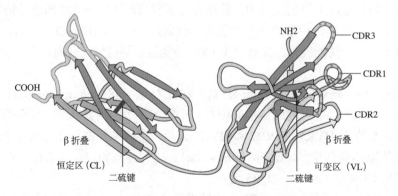

图 3-2　抗体轻链可变区和恒定区二级结构示意图

抗体轻链可变区和恒定区二级结构由几股多肽链折叠形成的两个反向平行的 β 片层通过链内二硫键垂直连接组成

抗体轻链有 VL 和 CL 两个功能区；IgG、IgA、IgD 的重链有 VH、CH1、CH2、CH3 四个功能区；IgM 和 IgE 的重链有五个功能区，即比 IgG、IgA、IgD 多一个 CH4 功能区。各功能区主要作用如下：① VH 和 VL 中的 HVR（CDR）是与抗原表位特异性结合的区域；② CH 和 CL 具有抗体同种异型遗传标志；③ IgG 的 CH2 和 IgM 的 CH3 具有补体 C1q 结合点，可参与补体经典途径的激活；④ IgG 的 CH2 可介导 IgG 通过胎盘；⑤ IgG 的 CH3 和 IgE 的 CH2/CH3 能与具有相应 Fc 受体的吞噬细胞、NK 细胞、肥大细胞和嗜碱性粒细胞结合，介导产生不同的生物学效应。

三、J 链和分泌片

1. **J 链**（joining chain） 是由浆细胞合成的一条富含半胱氨酸的多肽链，其主要功能是将某些类别抗体单体分子连接成为二聚体或多聚体。血液中 IgM 是由 IgM 单体通过二硫键和 J 链连接组成的五聚体；两个单体 IgA 通过 J 链相连形成 IgA 二聚体后，与分泌片非共价结合共同组成分泌型 IgA（secretory IgA，SIgA）。IgG、IgD、IgE 和血清型 IgA 不含 J 链，为单体分子。

2. **分泌片**（secretory piece，SP） 是由黏膜上皮细胞合成分泌的一种糖肽链，又称分泌成分（secretory component，SC）。分泌片是 SIgA 的重要组成部分，可介导 IgA 二聚体从黏膜下转运至黏膜表面，并保护 SIgA 不被黏膜表面的蛋白酶水解。

四、抗体分子的水解片段

1. **木瓜蛋白酶水解片段** 木瓜蛋白酶（papain）可在 IgG 重链铰链区链间二硫键近氨基端将其水解为三个片段（图 3-3）：即两个完全相同的抗原结合片段（fragment of antigen binding，Fab）和一个可结晶片段（crystallizable fragment，Fc）。每个 Fab 由一条完整的轻链和部分重链（VH 和 CH1）组成，该片段具有单价抗体活性，与相应抗原结合后不能形成大分子免疫复合物；Fc 是由抗体酶解后所剩两条重链（包括 CH2 和 CH3 功能区）通过铰链区链间二硫键连接组成，其中 CH2 和 CH3 功能区是抗体与补体或效应细胞（吞噬细胞、NK 细胞）结合相互作用的部位。IgG 同种型抗原表位主要存在于 Fc 段，用人 IgG 免疫动物可获得抗人 IgG Fc 特异性抗体，此类抗体又称第二抗体。

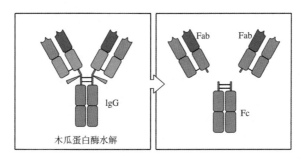

图 3-3 抗体分子（IgG）木瓜蛋白酶水解片段示意图
木瓜蛋白酶可将 IgG 水解为两个相同的抗原结合片段（Fab）和一个可结晶片段（Fc）

2. **胃蛋白酶水解片段** 胃蛋白酶（pepsin）可在 IgG 重链铰链区链间二硫键近羧基端，将其水解为一个大分子片段和若干小分子片段（图 3-4）。大分子 F(ab')$_2$ 片段是由铰链区链间二硫键连接的两个 Fab 组成，该片段具有双价抗体活性，与相应抗原结合后可形成大分子复合物引发凝集或沉淀反应；小分子 pFc' 片段无生物学活性。据此，用胃蛋白酶水解破伤风抗毒素等抗体制剂获得 F(ab')$_2$ 用于临床，不仅可保留上述抗体中和毒素等治疗作用，还可大大减少抗体 Fc 所含同种型抗原表位可能引起的副作用和过敏反应。

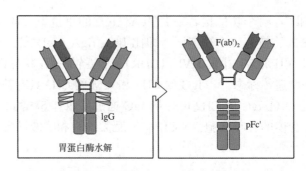

图 3-4　抗体分子（IgG）胃蛋白酶水解片段示意图
胃蛋白酶可将 IgG 水解为一个大分子片段 [F(ab')₂] 和若干小分子片段（pFc'）

第二节　抗体分子的免疫原性及其血清型

抗体能与相应抗原表位特异性结合产生一系列生物学效应，但其本身对异种动物、同一种属不同个体或自身体内某些 B 细胞来说又是一种抗原性物质，能够刺激机体产生相应的抗体，即抗抗体。利用上述抗抗体检测分析抗体分子的相关抗原表位，可将其分为同种型、同种异型、独特型三种血清型（图 3-5）。

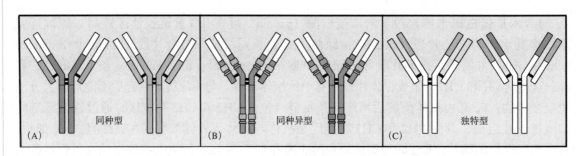

图 3-5　抗体分子的血清型示意图

（A）同种型：同一种属所有个体抗体分子所共有的抗原标志，其表位存在于抗体重 / 轻链恒定区内；
（B）同种异型：同一种属不同个体间抗体分子所具有的差异性抗原标志，其表位存在于抗体重 / 轻链恒定区某些部位；
（C）独特型：每个抗体分子所特有的抗原标志，其表位存在于抗体重 / 轻链可变区内

1. **同种型**（isotype）　是指同一种属所有个体抗体分子恒定区所共有的抗原特异性标志，为种属型标志。此种抗原特异性标志因种属不同而异，可刺激异种动物产生抗该种抗体的抗体，即第二抗体。同种型抗原表位存在于抗体恒定区内，根据抗体重链或轻链恒定区肽链抗原特异性的不同可将抗体分为五类、两型，其中某些抗体又可分为若干亚类和亚型。

（1）抗体的分类和亚类：根据抗体重链恒定区肽链氨基酸组成和免疫原性的不同，可将抗体分为 IgG、IgA、IgM、IgD、IgE 五类。上述五类抗体重链间恒定区内的氨基酸组成约有60% 不同，其含糖量也存在明显差异。IgG 因其重链恒定区内某些氨基酸及二硫键数目和位置存在差异而分为 IgG1、IgG2、IgG3、IgG4 四个亚类，IgA 可分为 IgA1 和 IgA2 两个亚类。上述抗体各亚类间恒定区内氨基酸组成约有 10% 的差异。

（2）抗体的分型和亚型：根据 Ig 轻链恒定区肽链氨基酸组成和免疫原性的不同，可将其分为 κ 和 λ 两型，如 IgG 可分为 κ 型 IgG 和 λ型IgG；λ 型轻链因其恒定区内某些氨基酸存在差异又可分为 λ1、λ2、λ3、λ4 四个亚型，如 λ 型 IgG 可分为 λ1 型 IgG、λ2 型 IgG、λ3 型 IgG 和 λ4 型 IgG。

2. **同种异型**（allotype）　是指同一种属某些个体、同一类型抗体分子恒定区所具有的

不同的抗原特异性标志，为个体型标志。同种异型抗原表位存在于抗体重链或轻链恒定区内，是因一个或数个氨基酸残基出现差异所致。目前仅在 IgG、IgA 重链恒定区和 κ 型轻链恒定区中发现有同种异型抗原标志：IgG γ 链的同种异型抗原标志称 Gm 因子，共计 30 种（Gm1~30），分别位于 IgG1、IgG2、IgG3 重链恒定区内；IgA α 链的同种异型抗原标志称为 Am 因子，存在于 IgA2 重链恒定区内，包括两种，称为 A2m1 和 A2m2；Km 因子是 κ 型轻链的同种异型抗原标志，位于 κ 型轻链恒定区内，共有三种，分别称为 Km1、Km2、Km3。

3. **独特型**（idiotype, Id） 是指同一种属或同一个体不同 B 细胞克隆产生的抗体分子可变区所独有的抗原特异性标志，为细胞型标志。独特型表位（又称独特位）数量庞大，每个抗体超变区有 5~6 个独特型表位。B 细胞受体为膜表面单体 IgM，其可变区内也存在独特型表位。当体内某种抗体达到一定浓度时，可使具有相应独特位受体的 B 细胞活化产生针对抗体独特型表位的抗体，即抗独特型抗体（anti-idiotype antibody, AId）。抗独特型抗体与抗体独特型表位相互作用形成"独特型 - 抗独特型网络"，对体液免疫应答的调节具有重要意义（详见第 15 章）。

第三节 抗体的主要功能

抗体的功能与其组成结构密切相关，抗体分子可变区中的互补决定区是与相应抗原表位特异性结合的部位，不同类型抗体可因其 Fc 段功能的不同而介导产生不同的生物学效应，某些不同类型的抗体分子也可因其具有相同或相似的功能结构域而产生相同或类似的生物学作用。抗体主要功能简述如下。

一、阻止病原体入侵和中和作用

抗体本身不能有效杀伤清除病原体，但可阻止病原体入侵和具有中和病毒或细菌毒素等抗感染免疫保护作用。

1. **阻止病原体入侵** 分布于黏膜表面的 SIgA 与相应病原体特异性结合后，可通过对病原体表面侵袭相关分子的干扰和封闭作用，使其丧失侵入和感染机体的能力。

2. **中和细菌毒素** 细菌外毒素对机体某些特定组织细胞有极强的毒性作用，同时具有很强的免疫原性，可刺激机体产生 IgG 类抗毒素中和抗体。上述抗体与细菌外毒素特异性结合形成的免疫复合物可被具有 IgG Fc 受体的吞噬细胞识别结合，并将其摄入胞内通过酶解作用使细菌外毒素消化降解（图 3-6）。

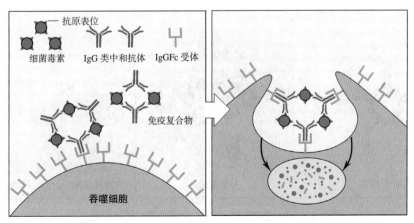

图 3-6 抗体中和毒素作用示意图

吞噬细胞通过表面 IgG Fc 受体识别结合抗体 - 细菌毒素免疫复合物后将其摄入胞内消化降解

3. 中和病毒   接种病毒疫苗或感染病毒后诱导机体产生的 IgG/IgM 类中和抗体能与相应病毒特异性结合，并通过对病毒表面亲细胞分子的封闭作用阻止病毒与宿主靶细胞结合使其不能进一步感染和扩散。

二、激活补体产生攻膜复合物使菌细胞溶解破坏

1. IgG 激活补体介导产生的细胞溶解破坏作用   如图 3-7 所示：两个或两个以上 IgG 类抗体与病原菌表面相应抗原表位"桥联"结合后，可因构象改变使其 CH2 功能区内 C1q 结合点暴露，并与 C1 大分子（C1q:C1r$_2$:C1s$_2$ 复合体）中 C1q 结合而使 C1r 和 C1s 相继活化，即通过激活 C1 引发补体级联酶促反应形成 C5b6789 攻膜复合物导致菌细胞溶解破坏（详见第 4 章）。

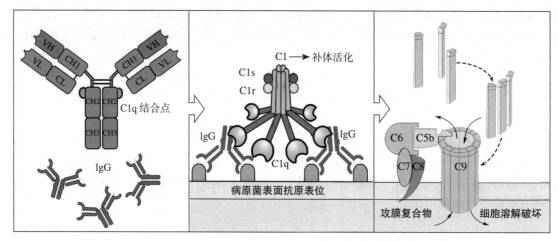

图 3-7   IgG 激活补体介导细胞溶解破坏示意图

IgG 与病原菌表面抗原表位"桥联"结合可使其补体结合点暴露导致 C1 活化，引发补体级联酶促反应形成攻膜复合物而使菌细胞溶解破坏

2. IgM 激活补体介导产生的细胞溶解破坏作用   如图 3-8 所示：一个 IgM 类抗体与病原菌表面相应抗原表位特异性结合后，可因构象改变使其 CH3 功能区内 C1q 结合点暴露，并与 C1 大分子（C1q:C1r$_2$:C1s$_2$ 复合体）中 C1q 结合而使 C1r 和 C1s 相继活化，即通过激活 C1 引发补体级联酶促反应形成 C5b6789 攻膜复合物使菌细胞溶解破坏（详见第 4 章）。

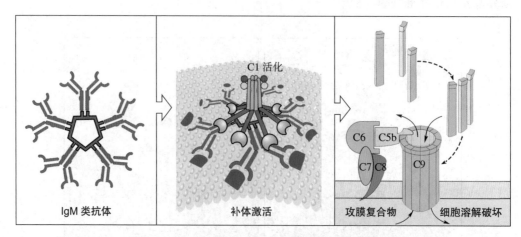

图 3-8   IgM 激活补体介导产生细胞溶解破坏示意图

IgM 与病原菌表面抗原表位"桥联"结合可使其补体结合点暴露导致 C1 活化，引发补体级联酶促反应形成攻膜复合物而使菌细胞溶解破坏

三、调理作用和抗体依赖性细胞介导的细胞毒作用

1. 调理作用（opsonization）　是指 IgG 类抗体通过其互补决定区与病原菌等颗粒性抗原特异性结合后，再通过其 Fc 段与巨噬细胞或中性粒细胞表面 IgG Fc 受体（FcγR）结合，介导产生促进吞噬细胞对病原菌吞噬杀伤和消化降解的作用（图 3-9）。

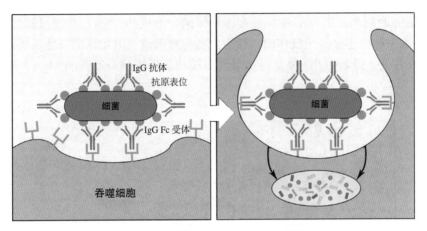

图 3-9　IgG 抗体介导的调理吞噬示意图

IgG 抗体与病原菌结合后，再通过其 Fc 段与吞噬细胞表面相应受体结合可增强吞噬细胞对病原菌的吞噬杀伤作用

2. 抗体依赖性细胞介导的细胞毒作用（antibody dependent cell-mediated cytotoxicity, ADCC）　是指 IgG 类抗体与肿瘤或病毒感染靶细胞表面相应抗原表位特异性结合后，再通过其 Fc 段与 NK 细胞或巨噬细胞表面相应 IgG Fc 受体（FcγR Ⅲ）结合，介导产生的增强或触发上述效应细胞对靶细胞杀伤破坏的作用（图 3-10），简称 ADCC 效应。

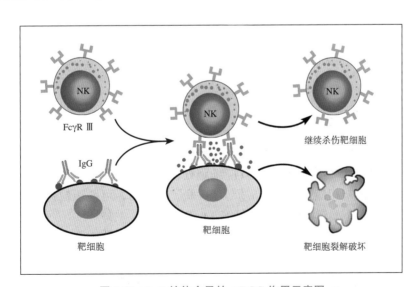

图 3-10　IgG 抗体介导的 ADCC 作用示意图

IgG 与靶细胞表面抗原结合后，再通过其 Fc 段与 NK 细胞表面相应受体结合可增强 NK 细胞对靶细胞的杀伤破坏作用

四、穿过胎盘屏障和黏膜

1. IgG 穿过胎盘屏障发挥抗感染免疫作用　IgG 是唯一能够从母体通过胎盘转运到胎儿体内的抗体。研究表明，母体内 IgG 类抗体可通过其 Fc 段选择性地与胎盘母体一侧滋养层细

胞表面相应受体，即新生 Fc 段受体（neonatal FcR, FcRn）结合，进而穿过胎盘进入胎儿体内发挥抗感染免疫作用。上述自然被动免疫作用对新生儿抗感染具有重要意义。

2. 分泌型 IgA 穿过黏膜发挥抗感染免疫作用 分泌型 IgA（SIgA）能够穿过黏膜上皮细胞到达黏膜表面发挥抗感染免疫作用。SIgA 产生和分泌过程如图 3-11 所示：①黏膜固有层中浆细胞合成分泌的 IgA 二聚体首先与黏膜上皮细胞基底侧表面多聚免疫球蛋白受体（poly-Ig receptor, pIgR）结合形成 IgA-pIgR 复合体；②经细胞内吞形成转运小体后，在蛋白水解酶作用下使其内 pIgR 断裂产生由分泌片与 IgA 二聚体结合形成的 SIgA；③通过胞吐作用将 SIgA 分泌到黏膜表面发挥抗感染等免疫作用。新生儿易患呼吸道、消化道感染性疾病可能与其自身 SIgA 尚未合成有关；但新生儿 / 婴儿可从母乳中被动获得抗感染所需的 SIgA，因此应大力提倡母乳喂养。

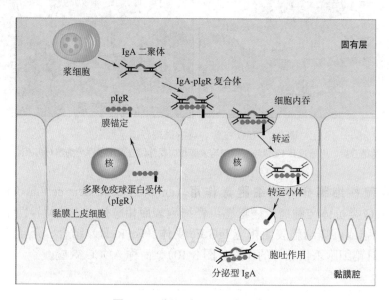

图 3-11　分泌型 IgA 形成示意图

IgA-pIgR 复合物经内吞进入黏膜上皮细胞形成转运小体后，通过蛋白酶水解和胞吐作用将 SIgA 转运到黏膜表面发挥抗感染免疫作用

五、介导 I 型超敏反应

IgE 为亲细胞性抗体，如图 3-12 所示：IgE 抗体通过其 Fc 段与肥大细胞 / 嗜碱性粒细胞表面 IgE Fc 受体（FcεR I）结合而使上述效应细胞处于致敏状态；致敏肥大 / 嗜碱性粒细胞通过表面特异性 IgE 抗体与相应抗原（变应原）"桥联"结合后，可脱颗粒释放组胺和产生白三烯等生物活性介质引发 I 型超敏反应（详见第 14 章）。

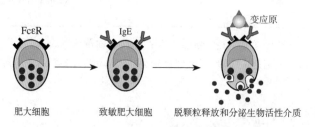

图 3-12　IgE 介导的肥大细胞脱颗粒示意图

IgE 通过其 Fc 段与肥大细胞表面相应受体结合而使肥大细胞致敏；变应原与致敏肥大细胞表面 IgE "桥联"结合可使其脱颗粒释放和分泌生物活性介质引发 I 型超敏反应

第四节 各类抗体的主要特性和功能

一、IgG

IgG（分子量 150 kD）主要由脾和淋巴结中的浆细胞合成分泌，存在于血液和组织液中，其含量居五类抗体之首，占血清抗体总量的 75% ~ 80%，血清半衰期约 23 天，是再次体液免疫应答产生的主要抗体。IgG 在婴儿出生后 3 个月开始合成，3 ~ 5 岁接近成人水平，40 岁后逐渐下降；IgG 是五类抗体中唯一能够通过胎盘的抗体，在新生儿抗感染中发挥重要作用；IgG 包括四个亚类，其中 IgG1 ~ 3 与相应抗原结合后可激活补体经典途径；IgG 与病原体等相应抗原结合后，再通过其 Fc 段与表面具有相应受体的吞噬细胞或 NK 细胞结合，可介导产生特异性调理作用或 ADCC 效应。IgG 通过其 Fc 段能与葡萄球菌蛋白 A（SPA）可逆性结合，据此可制备 SPA 亲和性层析柱用于纯化 IgG 类抗体。

二、IgM

IgM 分为膜型和血清型两种类型：膜型 IgM（mIgM）是表达于 B 细胞表面的抗原识别受体，为单体 IgM；血清型 IgM 是由五个单体 IgM 通过二硫键和 J 链相连组成的五聚体（图 3-13），其分子量（950 kD）居五类抗体之首。血清型 IgM 主要存在于血液中，占血清抗体总量的 5% ~ 10%；其抗原结合价（>5）和补体激活能力高于 IgG，具有高效抗感染免疫作用。血清型 IgM 在胚胎发育晚期即可产生，是个体发育过程中最早产生的抗体；脐带血中某种病原体特异性 IgM 含量升高提示胎儿发生宫内感染。血清型 IgM 也是初次体液免疫应答中最早产生的抗体，对机体早期抗感染免疫具有重要意义；血清中检出某种病原体特异性 IgM 或其水平升高提示患者近期发生感染。

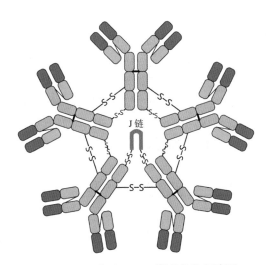

图 3-13 血清型 IgM 五聚体结构示意图

血清型 IgM 是由五个单体 IgM 通过二硫键和 J 链相连组成的五聚体

三、IgA

IgA 分为血清型和分泌型两种类型：血清型 IgA（分子量 160 kD）主要为单体 IgA，占血清抗体总量的 10% ~ 15%，具有一定的抗感染免疫作用；分泌型 IgA（SIgA）是由 IgA 二聚体与一个分泌片结合组成（图 3-14），其中组成 IgA 二聚体的单体 IgA 和 J 链由黏膜相关淋巴组织中的浆细胞合成分泌，分泌片由黏膜上皮细胞产生。SIgA 主要存在于呼吸道、消化道、泌尿生殖道、分泌液、乳汁、唾液和泪液中，是参与黏膜局部抗感染免疫的主要抗体。

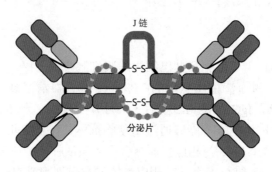

图 3-14　分泌型 IgA 结构示意图
SIgA 是由 IgA 二聚体与一个分泌片结合组成

四、IgD

IgD 分为血清型和膜结合型两种类型：血清型 IgD（分子量 184 kD）含量低，约占血清抗体总量的 0.3%，半衰期约为 3 天，其生物学功能目前还不十分清楚；膜结合型 IgD（mIgD）是表达于 B 细胞表面的抗原受体，也是 B 细胞发育分化的标志：未成熟 B 细胞只表达 mIgM，成熟 B 细胞同时表达 mIgM 和 mIgD，活化 B 细胞或记忆 B 细胞表面 mIgD 逐渐消失。

五、IgE

IgE（分子量 190 kD）主要由黏膜相关淋巴组织中的浆细胞合成分泌，是正常人血清中含量最低的抗体，仅占血清抗体总量的 0.02%；但在过敏性疾病或寄生虫感染患者血清中特异性 IgE 含量显著增高。IgE 为亲细胞性抗体，可通过其 CH2/CH3 与肥大细胞或嗜碱性粒细胞表面相应受体（FcεR I）结合而使上述效应细胞致敏；当致敏效应细胞通过表面 IgE 与相应抗原"桥联"结合后，可使其活化产生组胺和白三烯等生物活性介质引发 I 型超敏反应（详见第 14 章）。IgE 抗体与寄生虫特异性结合后，再通过其 Fc 段与嗜酸性粒细胞表面相应受体结合，可使上述效应细胞活化产生主要碱性蛋白等细胞毒性介质，即通过 ADCC 作用杀伤破坏寄生虫。

五类抗体的主要理化性质和生物学功能比较如表 3-1 所示。

表3-1　五类抗体的主要理化性质和生物学功能

理化性质及功能	IgM	IgD	IgG	IgA	IgE
分子量（kD）	950	184	150	160/400	190
重链	μ	δ	γ	α	ε
亚类及其数目	无	无	IgG1 ~ 4	IgA1 ~ 2	无
C 区结构域数	4	3	3	3	4
轻链	κ、λ	κ、λ	κ、λ	κ、λ	κ、λ
亚型及其数目	λ1 ~ λ4	λ1 ~ λ4	λ1 ~ λ4	λ1 ~ λ4	λ1 ~ λ4
辅助成分	J 链	无	无	J 链，分泌片	无
主要存在形式	五聚体	单体	单体	单体 / 二聚体	单体

续表

理化性质及功能	IgM	IgD	IgG	IgA	IgE
血清中检出时间	胚胎后期	较早	生后 3 个月	生后 4～6 个月	较晚
占血清抗体总量比例	5%～10%	0.3%	75%～80%	10%～15%	0.02%
血清含量（mg/ml）	0.7～1.7	0.03	9.5～12.5	1.5～2.6	0.0003
半衰期（d）	10	3	23	6	2.5
通过胎盘	−	−	+	−	−
结合嗜碱性粒细胞 / 肥大细胞	−	−	?	−	+
结合吞噬细胞（调理作用）	−	−	+	+	?
介导 ADCC	−	−	+	+	+
参与补体经典途径激活	+	−	+	−	−
溶菌 / 抗病毒活性	+	?	+	+	?
黏膜局部免疫	−	−	−	+	−
介导 I 型超敏反应	−	−	−	−	+

第五节　免疫球蛋白的基因结构及其重排和表达

一、免疫球蛋白胚系基因及其定位

人 B 细胞内有三组编码 Ig 的基因连锁群，即重链基因连锁群（H 基因库）、κ 链基因连锁群（κ 基因库）和 λ 链基因连锁群（λ 基因库）。H 基因连锁群位于第 14 号染色体上，由 V_H、D_H、J_H、C_H 四组基因片段组成；κ链基因连锁群位于第 2 号染色体上，由 $V\kappa$、$J\kappa$、$C\kappa$ 三组基因片段组成；λ 链基因连锁群位于第 22 号染色体上，由 V_λ、J_λ、C_λ 三组基因片段组成（表3-2）。上述胚系基因处于被分隔、无功能状态，需经重排、剪接后才能获得转录功能。鉴于 Ig 重链 / 轻链基因库中基因片段的多样性和 V-D-J/V-J 基因重排的随机性，使每个 B 细胞克隆表达的 BCR 均有各自不同的抗原识别特异性，因此造就了抗体分子的高度多样性。

表3-2　人免疫球蛋白功能性基因连锁群组成和定位

Ig 基因库	V 基因片段	D 基因片段	J 基因片段	C 基因片段	基因定位（染色体序号）	
					人	小鼠
H 链基因库	V_H1-V_H38-46	D_H1-D_H23	J_H1-J_H6	C_H1-C_H9	14	12
κ 链基因库	$V\kappa1$-$V\kappa34$-38	-	$J\kappa1$-$J\kappa5$	$C\kappa1$	2	6
λ 链基因库	$V_\lambda1$-$V_\lambda29$-33	-	$J_\lambda1$-$J_\lambda4$-5	$C_\lambda1$-$C_\lambda4$-5	22	16

注：V 基因片段（variable gene segment）即可变区基因片段，D 基因片段（diversity gene segment）即多样性基因片段，J 基因片段（joining gene segment）即连接基因片段，C 基因片段（constant gene segment）即恒定区基因片段
资料来源：Janeway's Immunobiology（9th edition），2016 年

二、人类 Ig 胚系基因结构及其重排和表达

1. Ig 重链胚系基因结构及其重排和表达　Ig 重链胚系基因由 V_H、D_H、J_H、C_H 四个基因群组成：V_H 基因群中功能性基因片段 38～46 个，在每个 V 基因片段前均有前导基因（leader gene, L）为先导；D_H 基因群位于 V_H 与 J_H 基因群之间，其功能性基因片段有 23 个；J_H 基因群位于 D_H 与 C_H 基因群之间，其功能性基因片段有 6 个；C_H 基因群有 9 个功能性基因片段，其顺序依次为 5'-Cμ-Cδ-Cγ3-Cγ1-Cα1-Cγ2-Cγ4-Cε-Cα2-3'（图 3-15）。

　　Ig 重链胚系基因重排和表达是在骨髓始祖 B 细胞分化发育过程中发生的，其基因重排和表达如图 3-15 所示：①在胞内相关重组酶作用下，首先从 D_H 基因片段和 J_H 基因片段中随机各选一个基因片段，使之彼此相连形成 D_H-J_H 连接；②然后以同样的方式从 V_H 基因片段中，任选一个基因片段与 D_H-J_H 连接形成 V_H-D_H-J_H 重组基因片段，此即编码 Ig 重链可变区的重组基因片段；③ Cμ 基因片段与 V_H-D_H-J_H 重组基因片段相连组成 V_H-D_H-J_H-Cμ 重组基因片段，此即具有转录功能的 DNA 模板链，可转录产生初级 RNA（hnRNA）；④上述初级 RNA 中存在少量插入序列（没有翻译功能），剪接后可形成具有翻译功能的信使 RNA（mRNA），即 μ 链 mRNA；⑤上述 mRNA 进入胞质与多聚核糖体结合可生成 μ 链蛋白。

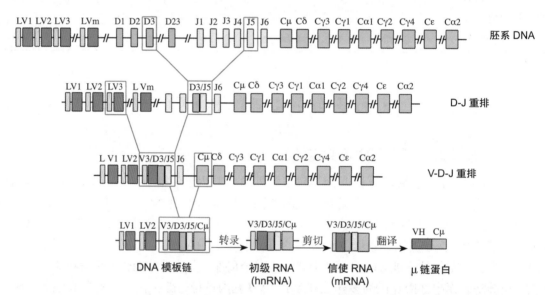

图 3-15　Ig 重链胚系基因结构及其重排和表达示意图

从 D_H 和 J_H 基因片段中随机各选一个基因片段彼此相连形成 D_H-J_H 后，再从 V_H 基因片段中任选一个片段与 D_H-J_H 连接形成 V_H-D_H-J_H 重组基因片段，后者与 Cμ 基因片段相连组成 V_H-D_H-J_H-Cμ DNA 模板链，继而转录产生初级 RNA 后剪切形成 μ 链信使 RNA，进入胞质与多聚核糖体结合生成 μ 链蛋白

　　2. Ig 轻链（κ）胚系基因结构及其重排和表达　κ 链胚系基因由 Vκ、Jκ、Cκ 三组基因片段组成：其中 Vκ 功能性基因片段 34 ~ 38 个；Jκ 基因群位于 Vκ 基因群与 Cκ 基因之间，其功能性基因片段有 5 个；Cκ 基因片段只有 1 个（图 3-16）。

　　κ 链胚系基因重排和表达如图 3-16 所示：①在胞内重组酶作用下，首先从 Vκ 基因片段和 Jκ 基因片段中随机各选一个基因片段，形成 Vκ-Jκ 重组基因片段，此即编码 Ig κ 链可变区的重组基因片段；② Cκ 基因片段与 Vκ-Jκ 重组基因片段相连组成 Vκ-Jκ-Cκ 重组基因片段，此即具有转录功能的 DNA 模板链，可转录产生初级 RNA（hnRNA）；③上述初级 RNA 中存在少量插入序列（没有翻译功能），剪接后可形成具有翻译功能的信使 RNA（mRNA），即 κ 链 mRNA；④上述 mRNA 进入胞质与多聚核糖体结合可生成 κ 链蛋白。

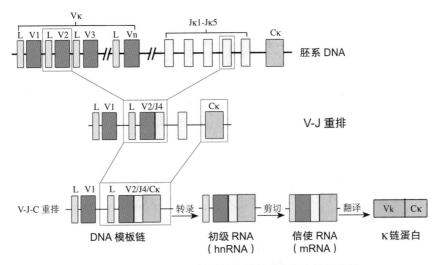

图 3-16　κ 型轻链胚系基因结构及其重排和表达示意图

Vκ 和 Jκ 基因片段中随机各选一个基因片段彼此相连形成 Vκ-Jκ 后，再与 Cκ 基因片段相连组成 Vκ-Jκ-Cκ DNA 模板链，继而转录产生初级 RNA 后剪切形成 κ 链信使 RNA，进入胞质与多聚核糖体结合生成 κ 链蛋白

三、免疫球蛋白的类别转换

免疫球蛋白类别转换（Ig class switching）是在 B 细胞初次 DNA 重排基础上，即形成功能性 V-D-J 基因片段后，重链恒定区基因片段发生重排的过程。Ig 类别转换可在接受抗原刺激或在某些细胞因子作用下发生，也可在无明显诱因下自发产生。一个 B 细胞克隆通过类别转换可产生两种不同类别抗体（如 IgM 和 IgG），上述抗体具有完全相同的抗原结合特性。

Ig 类别转换与 B 细胞内重组激活基因（recombination activating gene, RAG）编码的重组激活酶，即 RAG1 和 RAG2 的作用密切相关。在 C 区众多基因中，除 Cδ 基因外，其余各基因片段上游都有一个转换信号序列（switch sequence），简称 S 序列或 S 区，分别命名为 Sμ、Sγ、Sα、Sε。上述 S 区含有一系列高度保守的 DNA 重复序列；在重组激活酶 RAG1 和 RAG2 作用下，它们能以互补结合的方式彼此相连形成 S-S 重排，从而使 H 链恒定区基因片段中每个基因片段均有机会得到表达。

第六节　人工制备抗体

一、多克隆抗体

用抗原免疫动物后获得的免疫血清（抗血清）为多克隆抗体（polyclonal antibody, PcAb）。抗原性物质通常具有多种不同的抗原表位，可刺激体内具有相应抗原受体的 B 细胞活化产生多种针对相应不同抗原表位的抗体。上述由不同 B 细胞克隆产生的抗体存在于血清中，称为多克隆抗体（图 3-17）。事实上，动物体内存在的同种型抗体就是多克隆抗体，即使选用具有单一抗原表位的抗原免疫动物，在其免疫血清中的抗体也仍然是多克隆抗体。简言之，正常动物血清中的抗体均为多克隆抗体。多克隆抗体是机体发挥特异性体液免疫作用的主要效应分子，具有中和毒素、免疫调理、介导 ADCC 等重要作用。多克隆抗体容易制备，但因易发生交叉反应而使其应用受到一定限制。

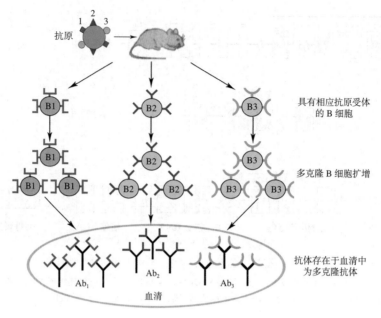

图 3-17   多克隆抗体的产生

具有多种不同抗原表位的抗原物质可刺激相应 B 细胞克隆产生多种针对不同抗原表位的多克隆抗体

二、单克隆抗体

单克隆抗体（monoclonal antibody, McAb）通常是指由单一克隆杂交瘤细胞产生的、只识别某一特定抗原表位的特异性抗体。杂交瘤细胞是由免疫小鼠脾细胞（B 细胞）与小鼠骨髓瘤细胞在聚乙二醇（polyethylene glycol, PEG）作用下融合而成（图 3-18）。此种杂交瘤细胞既有骨髓瘤细胞大量无限增殖的特性，又具备免疫 B 细胞（浆细胞）合成分泌某种特异性抗体的能力。将上述杂交瘤细胞株体外培养扩增或接种于小鼠腹腔，即可从培养上清液或腹水中获得相应单克隆抗体。

单克隆抗体结构组成高度均一，其类型、抗原结合特异性和亲和力完全相同，此外还具有易于大量制备和纯化等优点。单克隆抗体已广泛应用于医学、生物学等领域，简述如下：①用 McAb 代替 PcAb 能克服交叉反应，提高免疫学实验的特异性和敏感性；②用 McAb 制备亲和层析柱，可分离纯化含量极低的可溶性抗原，如激素、细胞因子和难以纯化的肿瘤抗原等；③用识别细胞表面特异性标志的 McAb 与荧光素结合后，可对免疫细胞进行快速准确鉴定和分类；④将识别肿瘤抗原的 McAb 与抗肿瘤药物、毒素或放射性物质偶联构建"生物导弹"，可用于肿瘤临床治疗。

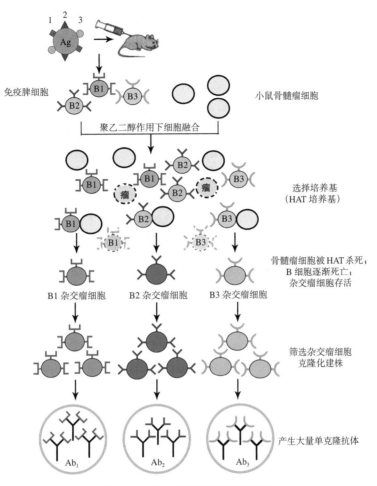

图 3-18　单克隆抗体制备示意图

免疫小鼠脾细胞（B 细胞）与小鼠骨髓瘤细胞融合后，经 HAT 培养基筛选获得杂交瘤细胞株；体外培养扩增或接种于小鼠腹腔可从培养上清液或腹水中获得单克隆抗体

基因工程抗体

第七节　免疫球蛋白超家族

免疫球蛋白超家族（immunoglobulin superfamily, IgSF）是指一类结构和氨基酸组成与免疫球蛋白可变区和（或）恒定区结构域相类似的同源蛋白分子。IgSF 主要以膜蛋白形式存在于细胞表面，可介导免疫细胞间的黏附、相互作用和信号转导；IgSF 也能以可溶形式存在于体液中。

1. **免疫球蛋白超家族分子结构特点**　典型的 IgSF 分子由胞外区、跨膜区和胞内区三部分组成。胞外区具有识别功能，可选择性识别结合相应配体；跨膜区由疏水性氨基酸组成，借此可将 IgSF 分子锚定于细胞膜上；胞内区肽段主要与信号转导有关。IgSF 不同成员的胞外区长短不一，可含有一个或几个 Ig 样功能区；有些由可变区和恒定区构成，有些则仅由可变区或恒定区组成。每个 Ig 样功能区结构相似，均由 90 ~ 110 个氨基酸残基组成，其中有些可形成典型的"三明治"样立体结构，有些可因丢失某些氨基酸残基或二硫键而不能形成典型"三明治"样结构。

2. **免疫球蛋白超家族主要成员及其分布和识别的分子**　IgSF 成员数目庞大，本节仅简要介绍免疫应答过程中所涉及的几种主要 IgSF 成员（表 3-3）。

表3-3　IgSF主要成员及其分布和识别的分子

IgSF 成员	细胞分布	识别结合的分子
抗原受体		
BCR	B 细胞	构象或线性表位
TCR	T 细胞	MHC 提呈的线性表位
提呈抗原肽的分子		
MHC Ⅰ类分子	有核细胞	内源性抗原肽
MHC Ⅱ类分子	树突状细胞、巨噬细胞、B 细胞	外源性抗原肽
黏附分子		
CD4	Th 细胞	MHC Ⅱ类分子 β2 结构域
CD8	CTL 细胞	MHC Ⅰ类分子 α3 结构域
CD28	T 细胞	B7-1/B7-2（CD80/CD86）
CD152（CTLA-4）	活化 T 细胞	B7-1/B7-2（CD80/CD86）
CD80/CD86	树突状细胞、巨噬细胞、活化 B 细胞	CD28 或 CD152（CTLA-4）
CD2（LFA-2）	T 细胞、NK 细胞	CD58（LFA-3）
CD58（LFA-3）	广泛，如 APC	CD2（LFA-2）
CD54（ICAM-1）	广泛，如 APC	LFA-1（整合素家族成员）
CD102（ICAM-2）	内皮细胞、T 细胞、B 细胞	LFA-1（整合素家族成员）

注：①分化群（cluster of differentiation，CD）是指用单克隆抗体分析鉴定的存在于免疫细胞和其他细胞表面的分化抗原；②细胞毒性 T 细胞抗原 -4（cytotoxic T lymphocyte antigen-4，CTLA-4）；淋巴细胞功能相关抗原（lymphocyte function associated antigen，LFA）；细胞间黏附分子（intercellular adhesion molecule，ICAM）

小结

抗体是 B 细胞接受抗原刺激后产生的具有免疫功能的球蛋白，又称免疫球蛋白（Ig），包括 IgM、IgG、IgA、IgD、IgE。抗体单体分子是由两条相同的重链和轻链通过链间二硫键连接组成，分为可变区、恒定区和铰链区。可变区中的互补结合区是与抗原表位特异性结合的部位；不同类型抗体可因其恒定区氨基酸组成不同而介导产生不同的生物学效应，如激活补体（IgG、IgM）、调理作用（IgG）、ADCC 效应（IgG）、穿过胎盘（IgG）和黏膜（SIgA）、参与Ⅰ型超敏反应（IgE）等。五类抗体中，IgG、IgA、IgD 具有铰链区；IgG 经木瓜蛋白酶水解后可形成两个相同的 Fab 和一个 Fc；经蛋白酶水解后可形成一个大分子 F(ab')₂ 和无活性 pFc'。多克隆抗体、单克隆抗体、基因工程抗体是人工制备抗体的主要方法，单克隆抗体和基因工程抗体在免疫学诊断和防治中具有重要作用。

复习思考题

1. 简述抗体的基本结构及其功能。
2. 简述 IgG 抗体水解片段及其实际意义。
3. 试述抗体同种型及其与抗体分类和分型的关系。
4. 简述抗体的主要生物学功能。
5. 简述 IgG 和 IgM 类抗体的主要特性和功能。
6. 简述单克隆抗体的制备方法及其在生物医学中的应用。

（栾希英　李　蕴）

补体系统

第一节　补体系统概述

补体系统（complement system）是存在于人或脊椎动物血浆、组织液和细胞膜表面的一组蛋白质，包括三十余种可溶性蛋白和膜结合蛋白。通常体内大多数补体组分以无活性形式存在，只有当病原体或抗原-抗体复合物将其激活后才能发挥生物学作用。补体系统可通过三条途径，即经典途径、凝集素途径、旁路途径活化，介导产生溶菌/溶细胞、调理吞噬、免疫黏附、炎症反应和免疫调节等生物学效应。补体系统是一个具有精密调控机制的蛋白质反应系统，它们不仅在机体固有免疫应答过程中发挥主要作用，还参与适应性免疫应答的启动。补体系统过度活化、补体组分缺陷、功能障碍与多种疾病的发生和发展密切相关。

一、补体系统的命名

19 世纪末，Bordet 研究发现新鲜血清中存在一种不耐热的成分，该种成分可辅助抗体对相应菌细胞产生溶菌作用。Ehrlich 认为此种血清成分是抗体发挥溶菌或细胞裂解作用所必需的补充条件，故称其为补体（complement）。后来发现补体是由多种蛋白质分子组成的，故称之为补体系统。补体通常以符号"C"表示，按其发现的先后顺序分别命名为 C1 ~ C9，其中C1 由 C1q、C1r 和 C1s 三个亚单位组成。旁路途径所特有的补体组分以大写英文字母表示，即 B 因子、D 因子和 P 因子；有些补体组分以其组成或功能命名，如凝集素途径所特有的纤维胶原素（FCN）、甘露糖结合凝集素（MBL）和 MBL 相关丝氨酸蛋白酶（MASP）；补体调节蛋白也多以其功能命名，如 I 因子、C4 结合蛋白、衰变加速因子和补体受体等。补体活化后产生的裂解片段，以该补体组分符号后加小写英文字母表示，如 C3 裂解产物为 C3a 和C3b；失活的（inactivated）补体成分则在其符号前冠以小写英文字母"i"表示，如 iC3b。

补体的发现

二、补体系统的组成

根据补体系统三十余种蛋白质分子的主要生物学功能，可将其分为以下三类，即补体固有成分、补体调节蛋白和补体受体。

1. **补体固有成分**　是指存在于血浆或其他体液中参与补体级联酶促反应的补体成分，包括经典途径所具有的 C1（C1q、C1r、C1s）、C4、C2；凝集素途径所特有的 MBL/FCN、MASP1、MASP2；旁路途径所特有的 B 因子、D 因子、P 因子；及上述三条途径共用后续活化补体组分 C3、C5、C6、C7、C8、C9。

2. **补体调节蛋白**　是一类参与抑制补体活化或效应发挥的可溶性或膜结合蛋白质分子，其中血浆中补体调节蛋白主要包括 C1 抑制物、I 因子、C4 结合蛋白、H 因子、S 蛋白、过敏毒素灭活因子等；细胞膜表面补体调节蛋白主要包括衰变加速因子、膜辅助蛋白和膜反应性溶解抑制物等。

3. 补体受体 是指存在于某些细胞表面，能与某些补体活化裂解片段结合介导产生多种生物学效应的受体分子，包括补体受体 1～4 和过敏毒素 C3a/C5a 受体等。

三、补体组分的来源及其主要生物和理化特性

血浆中补体固有成分主要由肝细胞合成分泌，炎症部位补体成分主要由巨噬细胞合成分泌，C1 则主要由肠黏膜上皮细胞和内皮细胞产生。正常情况下血清补体固有成分含量相对稳定，约占血浆球蛋白总量的 10%；在感染和组织损伤状态下，血浆某些补体组分（如 MBL 等）含量升高。补体各组分含量和分子量差异较大，其中 C3 含量最高（550~1200 mg/L），D 因子含量最低（1~2 mg/L）；C1q 分子量最大（410 kD），D 因子分子量最小（25 kD）。补体性质不稳定，56℃温浴 30 min 即被灭活，在室温下也会很快失活；在 0~10℃条件下，补体活性只能保持 3～4 天，故补体应保存在 -20℃以下或冷冻干燥保存。此外，紫外线照射、机械震荡、强酸、强碱、乙醇等也可使补体失活。

第二节　补体系统的激活

补体系统激活是指补体固有成分在相关激活物作用下，按一定顺序以级联酶促反应方式依次活化，形成 C3/C5 转化酶和攻膜复合物介导产生一系列生物学效应的过程。补体系统可通过经典途径、凝集素途径和旁路途径激活，上述三条途径具有相同的末端反应通路（图 4-1）。

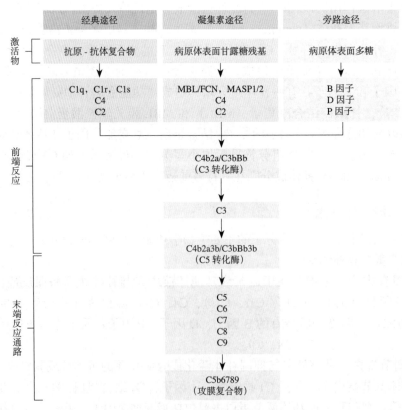

图 4-1　补体三条激活途径示意图

前端反应是指从补体激活开始至 C5 转化酶生成的过程，三条激活途径各异；末端反应通路是指 C5 裂解至攻膜复合物形成的过程，三条途径相同

一、经典途径

经典途径（classical pathway, CP）是以抗原-抗体复合物为主要激活物，使补体固有成分以 C1（C1q、C1r、C1s）、C4、C2、C3、C5~C9 顺序发生级联酶促反应，形成 C3/C5 转化酶和攻膜复合物产生一系列生物学效应的补体激活途径。

1. 参与启动经典途径活化的主要物质和补体组分　IgG 或 IgM 类抗体与相应抗原结合形成的抗原-抗体复合物是启动经典途径活化的主要物质；C1 是参与启动经典途径活化的第一个补体组分，通常作为 C1q C1r$_2$s$_2$ 复合大分子（图 4-2）存在于血浆或体液中。一个完整的 C1q 分子是由六个完全相同的 C1q 三聚体亚单位组成；其 C 端球形功能区是与 IgG 重链 CH2 或 IgM 重链 CH3 补体结合点结合的部位；中间 α- 卷曲螺旋区是与 C1r$_2$s$_2$ 复合体结合的部位；N 端胶原样区是某些细胞表面 C1q 受体识别结合的部位。

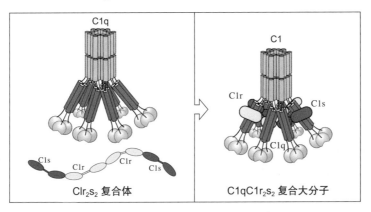

图 4-2　C1 复合大分子结构组成示意图

C1q C 端球形功能区能与抗体 CH2/CH3 补体结合点结合；α- 卷曲螺旋区能与 C1r$_2$s$_2$ 复合体结合；C1 是由 C1q 与 C1r$_2$s$_2$ 复合体组成的 C1q C1r$_2$s$_2$ 复合大分子

2. 抗原-抗体复合物对 C1 的激活作用　IgG/IgM 类抗体与病原体等颗粒性抗原特异性结合后，可因其构象改变而使 CH2/CH3 补体结合点暴露；此时 C1 大分子通过其 C1q 中两个或两个以上球形识别功能区与上述抗体分子中相应补体结合点"桥联"结合，可使与 C1q 相连的 C1r 和 C1s 相继活化。研究证实，一个 IgM 分子与抗原表面相应表位"桥联"结合即可激活 C1（图 4-3A）；IgG 分子则至少需要两个紧密相邻的抗体分子与抗原表面相应表位"桥联"结合方可激活 C1（图 4-3B）。

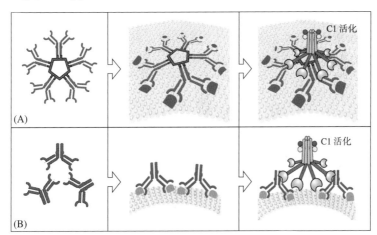

图 4-3　抗原-抗体复合物活化 C1 示意图

（A）IgM 类抗体与抗原结合使其 CH3 补体结合点暴露，C1q 与上述补体结合点"桥联"结合导致 C1 活化；

（B）IgG 类抗体与抗原结合使其 CH2 补体结合点暴露，C1q 与上述补体结合点"桥联"结合导致 C1 活化

3．经典途径激活过程 补体经典途径激活过程可分为识别启动活化、级联酶促反应和攻膜复合物形成三个阶段。

识别启动活化和级联酶促反应阶段如图 4-4 所示，简述如下：IgG 抗体与病原体等抗原特异性结合后，可因其补体结合点暴露而使 C1 活化。活化 C1 具有丝氨酸蛋白酶活性，可裂解 C4 生成 C4a 和 C4b 两个片段：其中小片段 C4a 释放至液相，大片段 C4b 通过其断裂端非特异结合至相邻抗原 - 抗体复合物或细胞表面。在 Mg^{2+} 存在条件下，液相 C2 与上述免疫复合物或细胞表面 C4b 结合后可被活化 C1s 裂解，其小分子裂解片段 C2b 释放至液相；大片段 C2a 与免疫复合物或细胞表面 C4b 结合形成 C4b2a 复合物，此即经典途径 C3 转化酶。上述 C3 转化酶（C4b2a）能与液相 C3 结合形成 C4b2aC3 复合体；C2a 具有丝氨酸蛋白酶活性，可将复合体中的 C3 裂解为 C3a 和 C3b 两个片段：其中小分子裂解片段 C3a 释放至液相，具有过敏毒素活性；大片段 C3b 与免疫复合物或细胞表面 C4b2a 结合形成 C4b2a3b 复合物，此即经典途径 C5 转化酶。此外，C3b 还可逐级降解为 C3c、C3d 等片段，其中 C3d 是 B 细胞表面 CD21（C3dR）识别结合的配体。

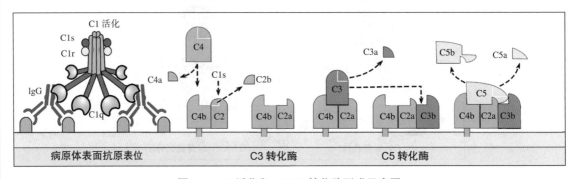

图 4-4　C1 活化和 C3/C5 转化酶形成示意图

抗原 - 抗体复合物使 C1 活化后可依次裂解 C4 和 C2 形成 C3 转化酶（C4b2a），后者可裂解 C3 并与其产物 C3b 结合形成 C5 转化酶（C4b2a3b）

攻膜复合物形成过程如图 4-5 所示，简述如下：C5 转化酶（C4b2a3b）可将 C5 裂解为 C5a 和 C5b 两个片段，其中小分子 C5a 释放至液相，具有过敏毒素活性和趋化作用；大分子 C5b 依次与液相 C6、C7 结合形成 C5b67 复合物。上述复合物通过 C7 与相邻病原体或细胞非特异性结合后，能与 C8 高亲和力结合形成 C5b678 复合物并使细胞膜出现损伤。在此基础上，C5b678 复合物可进一步促进 C9 聚合形成 C5b6789 复合物，此即攻膜复合物（membrane attack complex，MAC）。MAC 在细胞膜上可形成一个内径约 11nm 的亲水性穿膜孔道，后者能使水和电解质通过而阻止蛋白质类大分子逸出，最终可因胞内渗透压改变而使细胞溶解破坏。攻膜复合物形成阶段是补体激活过程中的最后一个反应阶段，补体三条途径在此阶段的反应过程完全相同，故称其为补体激活共同末端通路。

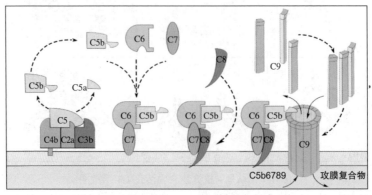

图 4-5　攻膜复合物形成示意图

C5 裂解产物 C5b 依次与液相 C6、C7、C8、C9 结合形成 C5b6789 攻膜复合物致使靶细胞溶解破坏

二、凝集素途径

凝集素途径（lectin pathway）是指血浆中甘露糖结合凝集素或纤维胶原素与病原体表面甘露糖或 *N*- 乙酰葡糖胺等糖类物质结合后，使 MBL 相关丝氨酸蛋白酶（MBL-associated serine protease, MASP）活化依次裂解 C4、C2 形成 C3 转化酶，引发级联酶促反应产生一系列生物学效应的补体活化途径。

1. 参与启动凝集素途径活化的主要物质和补体组分　某些病原体表面的甘露糖、岩藻糖残基或 *N*- 乙酰葡糖胺、*N*- 乙酰半乳糖胺等糖类物质是启动凝集素途径活化的主要物质。血浆中甘露糖结合凝集素或纤维胶原素是参与启动凝集素途径活化的第一个补体组分。

甘露糖结合凝集素（mannose-binding lectin, MBL）主要由肝细胞产生，通常以低浓度存在于血浆中，感染时其血浆浓度显著增高。MBL 结构组成如图 4-6 所示：一个完整的 MBL 分子由 2~6 个完全相同的 MBL 三聚体亚单位组成；其 C 端球形糖类识别功能区是与病原体表面甘露糖 / 岩藻糖残基结合的部位，中间 α- 卷曲螺旋区是与 MASP1-MASP2 复合体结合的部位，N 端为胶原样区。

Ficolin（FCN）是 fibrinogen（fi）和 collagen（col）形成的组合词，译为纤维胶原素。人有三种纤维胶原素，其中纤维胶原素 1（M-FCN）主要由肺和某些血细胞产生；纤维胶原素 2（L-FCN）主要由肝合成分泌；纤维胶原素 3（H-FCN）主要由肝和肺产生。纤维胶原素结构组成（图 4-6）与 MBL 基本相同，但其球形纤连蛋白功能区识别结合的糖类物质是病原体表面乙酰化低聚糖，如 *N*- 乙酰葡糖胺、*N*- 乙酰半乳糖胺和革兰氏阳性菌脂磷壁酸。

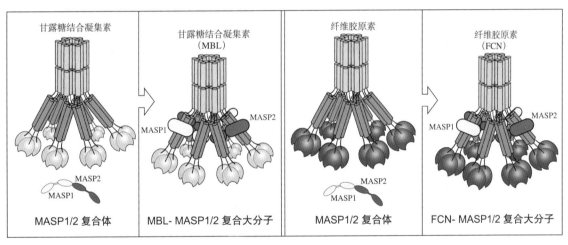

图 4-6　**MBL–MASP1/2 和 FCN–MASP1/2 复合物结构组成示意图**

MBL/FCN C 端球形功能区能与病原体表面糖类物质结合；α- 卷曲螺旋区能与 MASP1/2 复合体结合；MBL/FCN 与 MASP1/2 复合体组成 MBL/FCN–MASP1/2 复合大分子

2. 凝集素途径激活过程　凝集素途径激活过程除识别启动活化阶段外，其余后续补体活化过程与经典途径完全相同。表面具有甘露糖或 *N*- 乙酰葡糖胺等糖类物质的病原体进入体内后，可直接被血浆中 MBL-MASP1/2 复合大分子或 FCN-MASP1/2 复合大分子识别结合启动补体活化，其作用方式如图 4-7 所示：甘露糖结合凝集素（MBL）或纤维胶原素（FCN）通过其 C 端两个以上球形糖类识别功能区或纤连蛋白功能区与病原体表面相关糖类结构"桥联"结合后，可因 MBL 或 FCN 构象改变而使与之相连的 MASP1 和 MASP2 相继活化。活化 MASP2 具有丝氨酸蛋白酶活性，能以与活化 C1 完全相同的作用方式完成后续补体级联酶促反应，最终形成 C5b6789 攻膜复合物导致病原体溶解破坏。研究发现：MASP1 还可直接有限裂解 C3 参与补体旁路途径的激活。

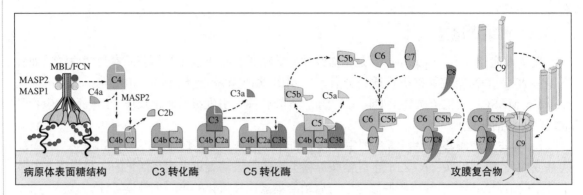

图 4-7　凝集素激活过程示意图

MBL/FCN–MASP1/2 复合大分子通过其 C 端球形功能区与病原体表面相关糖类物质结合后可使 MASP2 活化；活化 MASP2 可依次裂解 C4、C2、C3 形成 C3/C5 转化酶；C5 裂解产物 C5b 与液相 C6、C7、C8、C9 结合形成攻膜复合物可使靶细胞溶解破坏

三、旁路途径

旁路途径（alternative pathway, AP）是以某些细菌 / 真菌或细菌脂多糖、酵母多糖、葡聚糖等为激活物直接与液相 C3b 结合后，在 B 因子、D 因子、P 因子参与下形成 C3/C5 转化酶和攻膜复合物介导产生一系列生物学效应的补体活化途径。

1. 液相 C3 转化酶自发形成及其作用　液相 C3 转化酶形成如图 4-8 所示：生理状态下血浆 C3 自发水解可使其构象改变形成 $C3(H_2O)$；后者能与血浆 B 因子结合形成 $C3(H_2O)B$ 复合物。D 因子是一种血浆蛋白酶，可将 $C3(H_2O)B$ 复合物中的 B 因子裂解为 Ba 和 Bb 两个片段：其中小分子 Ba 游离至液相中；大分子 Bb 片段与 $C3(H_2O)$ 结合形成的 $C3(H_2O)Bb$ 复合物，即为液相 C3 转化酶；其中 Bb 片段具有丝氨酸蛋白酶活性，可缓慢持久裂解液相 C3 产生一定量液相 C3b 分子。

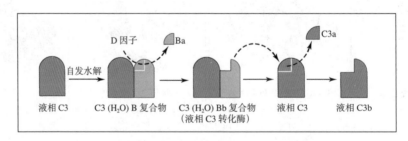

图 4-8　液相 C3 转化酶和液相 C3b 形成示意图

血浆 C3 水解变构形成 $C3(H_2O)$ 后与 B 因子结合形成 $C3(H_2O)B$ 复合物；D 因子将上述复合物中 B 因子裂解形成 $C3(H_2O)Bb$ 复合物后可使液相 C3 裂解产生液相 C3b 分子

2. 旁路途径激活过程　上述体内自发产生的液相 C3b 绝大多数迅速失活；少量未失活液相 C3b 不仅能与相邻自身组织细胞结合，还能与进入体内的病原体等旁路途径激活物结合，并由此产生以下两种结果：①结合于正常组织细胞表面的 C3b 可被表达于组织细胞表面的补体调节蛋白降解失活；②结合于病原体等激活物表面的 C3b 如图 4-9 所示：可因上述激活物表面缺失补体调节蛋白而不能降解，并与血浆中 B 因子结合形成 C3bB 复合物而启动补体旁路途径活化。D 因子具有丝氨酸蛋白酶活性，可将 C3bB 复合物中 B 因子裂解为 Ba 和 Bb 两个片段：其中小片段 Ba 释放至液相中；大片段 Bb 与 C3b 结合形成的 C3bBb 复合物即为非稳定态旁

路途径 C3 转化酶，P 因子（备解素）与之结合可形成稳定态旁路途径 C3 转化酶（C3bBbP）。在此种 C3 转化酶作用下，C3 裂解为 C3a 和 C3b 两个片段：其中具有过敏毒素作用的小片段 C3a 释放至液相；大片段 C3b 中，有些与 C3bBb 复合物结合形成 C3bBb3b 复合物，此即旁路途径 C5 转化酶；有些又能与病原体等激活物结合，在 B 因子和 D 因子参与下形成更多的 C3bBb 复合物（C3 转化酶）参与后续补体级联酶促反应，此即旁路途径的正反馈放大环路。旁路途径 C5 转化酶形成后引发的补体末端反应通路与经典途径完全相同。

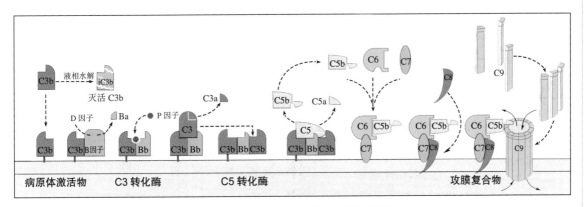

图 4-9 补体旁路途径激活过程示意图

液相 C3b 与激活物结合后能与 B 因子结合形成 C3bB 复合物；D 因子将上述复合物中 B 因子裂解后形成的非稳定态 C3bBb 复合物与 P 因子结合形成稳定态 C3 转化酶（C3bBbP）；C3 裂解产物 C3b 与 C3bBb 结合形成 C5 转化酶（C3bBb3b）后，经共同末端反应通路形成攻膜复合物（C5b6789）使靶细胞溶解破坏

四、补体三条途径激活过程比较

补体三条途径激活过程（图 4-10）既有各自的特点，又有共同之处。通常补体旁路和凝集素途径在感染初期和早期发挥作用，对机体抗御原发性感染具有重要意义；补体经典途径激活有赖于特异性抗体产生，故在感染中、晚期或感染持续过程中发挥作用。补体三条途径激活过程比较如表 4-1 所示。

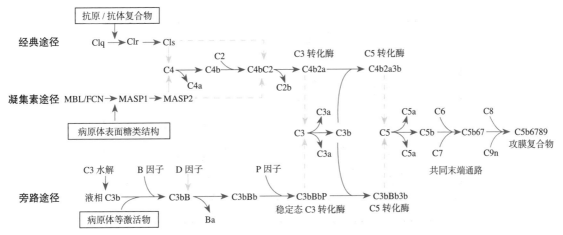

图 4-10 补体三条途径激活过程比较示意图

补体三条途径激活物及其前端反应有所不同，但具有相同的末端反应通路

表4-1　补体三条途径作用特点比较

比较项目	经典途径	凝集素途径	旁路途径
激活物	抗原 - IgG 复合物 抗原 - IgM 复合物	病原体表面甘露糖、岩藻糖、N- 乙酰葡糖胺、N- 乙酰氨基半乳糖胺	某些细菌、真菌、脂多糖、葡聚糖、酵母多糖
参与的补体成分及其活化顺序	C1（C1q、C1r、C1s）、C4、C2、C3、C5～C9	MBL/FCN、MASP-1/2、C4、C2、C3、C5～9	C3、B 因子、D 因子、P 因子、C5～C9
所需离子	Ca^{2+}、Mg^{2+}	Ca^{2+}、Mg^{2+}	Mg^{2+}
C3 转化酶	C4b2a	C4b2a	C3bBbP
C5 转化酶	C4b2a3b	C4b2a3b	C3bBb3b
作用时相	感染中、晚期	感染早期	感染后当即

第三节　补体激活的调节

　　补体活化过程受多种调节蛋白控制以保证补体活化适度有序，能够在不损伤自身组织细胞的情况下发挥免疫效应产生对机体有益的抗感染等免疫保护作用。补体调节蛋白包括可溶性补体调节蛋白和膜结合补体调节蛋白。

一、可溶性补体调节蛋白及其作用

　　1. C1 抑制物（C1 inhibitor, C1INH）　是血浆中一种分子量为 104 kD 的单链糖蛋白，为丝氨酸蛋白酶抑制剂超家族中的一个成员。C1 抑制物在经典途径激活过程中能被活化 C1s 裂解，其裂解产物能与活化 C1 大分子中 $C1r_2s_2$ 复合体共价结合形成稳定的复合物而使 C1 大分子解聚失活（图 4-11），对经典途径 C3 转化酶的形成产生抑制作用。C1 抑制物也能与活化 MBL/FCN-MASP1/2 复合大分子中的 MASP1/2 复合体结合使之失活，对凝集素途径 C3 转化酶的形成产生抑制作用。

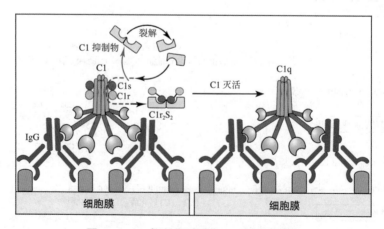

图 4-11　C1 抑制物对活化 C1 灭活示意图

C1 抑制物裂解产物与活化 C1 大分子中的 $C1r_2s_2$ 复合体结合形成稳定复合物后可使 C1 大分子解聚失活

2．**C4 结合蛋白**（C4-binding protein, C4bp）　存在于血浆中，具有以下主要作用：①能与 C2 或 B 因子竞争结合液相 C4b 或 C3b，对经典 / 凝集素或旁路途径 C3 转化酶（C4b2a 或 C3bBb 复合物）的形成产生抑制作用；②可将 C2a 从 C4b2a 复合物中置换解离，使经典 / 凝集素途径 C3 转化酶衰变失活；③作为 I 因子的辅助因子，与 C4b 或 C3b 结合后可促进 I 因子对 C4b 或 C3b 的裂解作用。

3．**H 因子**（factor H）　存在于血浆中，具有以下主要作用：①能与 B 因子竞争结合 C3b，对旁路途径 C3 转化酶（C3bBb 复合物）的形成产生抑制作用；②可将 Bb 从 C3bBb 复合物中置换解离，使旁路途径 C3 转化酶衰变失活；③作为 I 因子的辅助因子，与 C3b 结合后可促进 I 因子对 C3b 的裂解作用。

4．**I 因子**　又称 C4b/C3b 灭活因子，具有丝氨酸蛋白酶活性，能使与液相 C4bp、H 因子或膜表面 MCP、CR1 结合的 C4b/C3b 裂解灭活，导致经典 / 凝集素或旁路途径 C3 转化酶（C4b2a 或 C3bBbP）失活。

5．**S 蛋白**（S-protein, SP）　又称攻膜复合物抑制因子，能与 C5b67 复合物结合使其丧失与细胞膜结合的能力，对 C5b6789 攻膜复合物的形成产生抑制作用。

6．**过敏毒素灭活剂**（anaphylatoxin inactivator, AI）　可去除 C3a、C5a 羧基末端的精氨酸残基使之丧失过敏毒素活性，其化学本质为血清羧肽酶 N。

二、膜结合调节蛋白及其主要作用

膜结合调节蛋白广泛分布于血细胞和其他组织细胞表面而在病原体表面缺失，其主要功能是防止机体在抗感染免疫过程中，通过"无辜旁观受累"（innocent bystander attack, IBA）作用方式使宿主正常组织细胞发生损伤。"无辜旁观受累"是指补体活化裂解片段 C3b/C4b 在与病原体等激活物结合时，也能与相邻正常组织细胞结合形成 C3 转化酶产生级联酶促反应使正常组织细胞发生损伤的现象。

1．**衰变加速因子**（decay accelerating factor，DAF）　广泛分布于血细胞、内皮细胞和黏膜上皮细胞表面，具有以下主要作用：①能与结合在自身组织细胞表面的 C4b/C3b 结合，对经典 / 凝集素或旁路途径 C3 转化酶的形成产生抑制作用（图 4-12A）；②能将 C2a 或 Bb 从细胞膜上瞬间形成的 C4b2a 或 C3bBb 复合物中置换解离，导致经典 / 凝集素或旁路途径 C3 转化酶衰变失活（图 4-12B）。通过上述作用机制可使自身组织细胞不因补体激活而受到损伤。

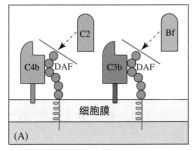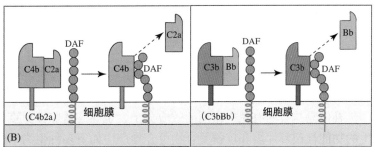

图 4-12　**DAF 抑制 C3 转化酶形成和促进 C3 转化酶衰变失活示意图**
（A）DAF 与 C4b 或 C3b 结合可抑制 C3 转化酶形成；（B）DAF 通过置换解离可使 C3 转化酶衰变失活

2．**膜辅助蛋白**（membrane cofactor protein，MCP）　广泛分布于白细胞、上皮细胞、成纤维细胞和其他组织细胞表面，能与结合在自身组织细胞表面的 C4b/C3b 结合，并协助 I 因子将其（C4b/C3b）裂解灭活，对经典 / 凝集素或旁路途径 C3 转化酶的形成产生抑制作用，使自身组织细胞不因补体激活而受到损伤（图 4-13）。

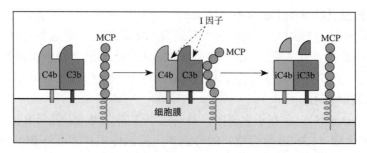

图 4-13　MCP 协助 I 因子裂解灭活 C3b/C4b 作用示意图

MCP 与 C4b 或 C3b 结合后在 I 因子作用下可将 C4b 或 C3b 裂解灭活

　　3. 补体受体 1（complement receptor 1，CR1）　广泛表达于红细胞及有核细胞表面，具有以下主要作用：①能与结合在自身组织细胞表面的 C4b/C3b 结合，并协助 I 因子将 C4b/C3b 裂解灭活，对经典 / 凝集素和旁路途径 C3 转化酶的形成产生抑制作用（图 4-14A）；②能将 C2a 或 Bb 从细胞膜上瞬间形成的 C4b2a 或 C3bBb 复合物中置换解离，导致经典 / 凝集素或旁路途径 C3 转化酶衰变失活（图 4-14B）。

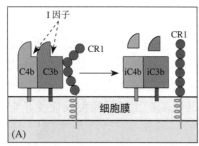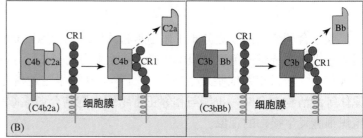

图 4-14　CR1 协助 I 因子灭活 C3b 和促进 C3 转化酶衰变失活示意图

（A）CR1 与 C4b 或 C3b 结合后在 I 因子作用下可将其裂解灭活；（B）CR1 通过置换解离可使 C3 转化酶衰变失活

　　4. 膜反应性溶解抑制物（membrane inhibitor of reactive lysis，MIRL）　广泛表达于血细胞、内皮细胞和上皮细胞表面，可阻止 C9 与 C5b678 复合物结合形成攻膜复合物（C5b6789），使自身组织细胞不被溶解破坏。

第四节　补体的生物学功能

　　补体是执行固有免疫作用的效应分子，也参与适应性免疫应答的启动。补体活化过程中产生的功能性裂解片段和攻膜复合物可介导产生如下多种生物学作用。

　　1. 溶菌和细胞溶解作用　补体激活产生的攻膜复合物（C5b6789）在细菌或细胞表面形成穿膜亲水孔道，可使细胞内外渗透压失衡导致菌细胞或病毒感染等靶细胞溶解破坏，产生对机体有益的抗感染免疫作用；若使正常组织细胞溶解破坏则可产生对机体有害的病理性免疫损伤。补体激活后在肿瘤或病毒感染等靶细胞上形成攻膜复合物（C5b6789）导致上述靶细胞溶解破坏的作用称为补体依赖的细胞毒作用（complement dependent cytotoxicity，CDC）。

　　2. 调理作用　补体裂解片段 C3b/C4b 是一种非特异性调理素（nonspecific opsonin），它们通过其断裂端与病原体等颗粒性抗原结合后，可被具有相应补体受体 1（C3bR/C4bR）的吞噬细胞识别结合，从而有效促进吞噬细胞对上述病原体等颗粒性抗原的吞噬杀伤或清除作用（图 4-15）。

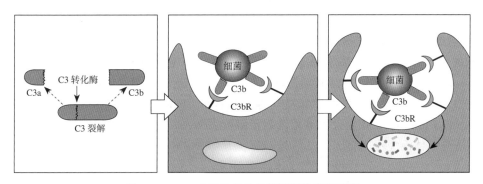

图 4-15　C3b 介导的非特异性调理作用示意图

病原体 -C3b 复合物与吞噬细胞表面 C3bR 结合后可促进吞噬细胞对病原体的吞噬杀伤和清除

3．免疫黏附及其对循环免疫复合物的清除作用　体内循环免疫复合物（immune complex, IC），即抗原 - 抗体复合物可激活补体，并与补体裂解片段 C3b/C4b 共价结合形成抗原 - 抗体 -C3b/C4b 复合物。红细胞或血小板通过表面 CR1（C3bR/C4bR）与上述抗原 - 抗体 -C3b/C4b 复合物结合称为免疫黏附（immune adherence）。携带循环免疫复合物的红细胞 / 血小板通过血液循环可将免疫复合物运送到肝 / 脾，被表面具有 CR1（C3bR）和 FcγR 的巨噬细胞识别结合有效吞噬清除（图 4-16）。上述 C3b/C4b 介导的免疫黏附作用是体内清除循环免疫复合物的主要途径之一。

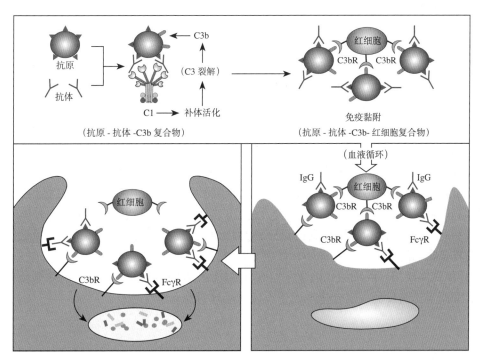

图 4-16　C3b 介导的免疫黏附作用示意图

抗原 - 抗体复合物与补体活化产物 C3b 结合形成抗原 - 抗体 -C3b 复合物；红细胞通过 C3bR 与上述复合物结合并将其运送到肝 / 脾被表面具有 C3bR 和 FcγR 的巨噬细胞吞噬清除

4．炎症介质作用　补体裂解片段 C3a 和 C5a 又称过敏毒素（anaphylatoxin），它们能与肥大细胞或嗜碱性粒细胞表面相应受体（C3aR/C5aR）结合，而使上述靶细胞脱颗粒释放组胺和产生白三烯等一系列生物活性介质引发过敏性炎症反应。C5a 可促进中性粒细胞与血管内皮细胞黏附外渗，同时可将外渗的中性粒细胞招募至感染炎症部位并使之活化有效发挥抗感染免疫作用（详见第 14 章）。

5．参与适应性免疫应答的启动　①C3b/C4b 介导的调理作用可促进抗原提呈细胞对抗原的摄取和加工，有助于适应性免疫应答的启动；②B 细胞通过表面 BCR 及其辅助受体中的 CD21（C3dR）与抗原-C3d 复合物"桥联"结合，可促进 B 细胞活化产生适应性体液免疫应答（详见第 10 章）；③滤泡树突状细胞可通过表面 IgGFcR、CR1（C3bR/C3dR）将抗原-抗体-C3b 复合物或抗原-C3d 复合物滞留浓缩于细胞表面（详见第 9 章），供抗原特异性 B 细胞识别启动适应性体液免疫应答。

第五节　补体系统缺陷与疾病

一、补体固有成分缺陷

补体各种固有成分均可能出现遗传性缺陷，例如：①C3 缺乏可因严重影响吞噬细胞对病原体的吞噬杀伤和对体内循环免疫复合物的有效清除而使患者反复发生细菌性感染，且常伴有肾小球肾炎；②补体后续成分 C5～C9 中任何一种组分缺陷均可影响攻膜复合物形成，并由此导致患者因不能有效清除体内病原菌而发生严重感染。

二、补体调节分子缺陷

1．C1 抑制物缺陷　可引发遗传性血管神经性水肿（hereditary angioneurotic edema, HANE），又称遗传性血管性水肿（hereditary angioedema, HAE）。该病临床特征为反复发作的局限性皮肤和黏膜水肿，若水肿发生于胃肠道，患者可出现腹痛、恶心、呕吐或腹泻；若水肿发生于咽喉，则患者可因咽喉肿胀阻塞气管而窒息，严重者可危及生命。患者出现上述临床症状主要是由于体内 C1 抑制物缺乏不能有效抑制 C1 活化，导致 C1s 丝氨酸蛋白酶持续过度裂解 C4、C2 所致。研究证实：C2 裂解片段 C2b 在体内可进一步裂解为 C2 激肽，此种具有激肽样作用的 C2b 裂解产物能使毛细血管扩张通透性增强，从而导致局部皮肤和黏膜出现水肿。

2．I 因子缺陷　患者血浆中 B 因子和 C3 含量显著下降，常反复发生化脓性细菌感染。其发病原因如下：I 因子缺乏不能有效灭活 C3b，从而导致旁路途径正反馈放大环路异常活跃，使 C3 转化酶不断生成并持续裂解 C3，以至 C3 合成不能代偿其消耗，最终导致患者血中 B 因子和 C3 含量显著下降。C3 是补体三条激活途径的枢纽，体内缺乏 C3 势必减弱补体介导的溶菌和调理吞噬作用，并由此导致患者抗感染能力下降反复发生细菌性感染。C3 缺乏还能影响循环免疫复合物的清除，故患者常伴有肾小球肾炎。

3．补体受体缺陷　红细胞或巨噬细胞表面 CR1 表达缺陷患者，可因其清除循环免疫复合物能力下降而容易引发免疫复合物型血管炎或肾小球肾炎。

小　结

补体系统由 30 余种可溶性蛋白和膜蛋白组成，包括补体固有成分、补体调节蛋白和补体受体。抗原-抗体复合物和病原体可通过经典途径、凝集素途径、旁路途径激活补体固有成分引发酶促级联反应，产生攻膜复合物使细菌等靶细胞溶解破坏或通过功能性酶解片段介导产生调理吞噬、免疫黏附、炎症反应和免疫调节等生物学效应。补体系统活化受体内多种可溶性或膜结合调节蛋白调控，以保证补体激活适度有序，能够在不损伤自身组织细胞的情况下，发挥对机体有益的抗感染等免疫保护作用。补体固有成分或调节蛋白缺陷可使患者抗感染能力下降，反复发生细菌性感染或引发遗传性血管性水肿和肾小球肾炎等疾病。

复习思考题

1. 简述补体系统的组成。
2. 简述补体旁路途径激活过程及其正反馈效应。
3. 简述或列表比较补体三条激活途径及其作用特点。
4. 简述可溶性补体调节蛋白及其作用机制。
5. 简述膜结合调节蛋白及其作用机制。
6. 简述补体的主要生物学功能。

（刘　平　宋向风）

第5章 细胞因子

细胞因子（cytokines, CK）是指由多种组织细胞，特别是免疫细胞产生的一类具有多种生物学活性的小分子多肽或糖蛋白。种类繁多的细胞因子是细胞间的信息传递分子，具有调节固有和适应性免疫应答、介导炎症反应、促进造血功能、刺激细胞增殖分化和趋化等多种生物学功能。细胞因子通常以游离形式存在于体液中，有些细胞因子也能以膜结合形式表达于细胞表面，它们可通过与靶细胞表面相应受体结合的作用方式发挥生物学效应。自1957年发现干扰素以来，已有200余种细胞因子被陆续发现。

第一节　细胞因子的分类

细胞因子种类很多，其分类方法迄今尚未完全统一。根据结构和生物学功能可将细胞因子分为以下六类，即干扰素、白细胞介素、肿瘤坏死因子、集落刺激因子、趋化因子和生长因子。

1. 干扰素（interferon, IFN）　最早发现的细胞因子，因其具有干扰病毒复制的能力故名。根据干扰素来源、结构特征和生物学活性可将其分为三型，即Ⅰ型干扰素、Ⅱ型干扰素和Ⅲ型干扰素。

Ⅰ型干扰素包括 IFN-α 和 IFN-β，主要由成纤维细胞，上皮细胞、浆细胞样树突状细胞和巨噬细胞产生。Ⅰ型干扰素以抗病毒作用为主，具有如下功能：①诱导体内组织细胞产生抗病毒蛋白干扰病毒复制，抑制病毒感染和扩散；②促进病毒感染细胞表达病毒抗原肽 -MHC Ⅰ类分子复合物，有助于 CD8+CTL 对病毒感染细胞的杀伤作用；③激活 NK 细胞，增强机体抗病毒和抗肿瘤免疫作用。

Ⅱ型干扰素即 IFN-γ，又称免疫干扰素，主要由 CD4+Th1 细胞、CD8+CTL 和 NK 细胞产生。Ⅱ型干扰素以免疫调节作用为主，也具有抗病毒和抗肿瘤免疫作用，其主要功能简述如下：①诱导初始 T 细胞增殖分化为 Th1 细胞，参与适应性细胞免疫应答；②促进抗原提呈细胞表达 MHC Ⅰ / Ⅱ类分子，提高抗原加工提呈能力；③诱导 B 细胞发生 IgG 类别转换，产生高亲和力 IgG 抗体；④抑制 Th2 和 Th17 细胞形成，对上述免疫细胞介导的免疫应答产生负向调节作用；⑤激活巨噬细胞和 NK 细胞，增强机体抗感染和抗肿瘤免疫作用；⑥诱导体内组织细胞产生抗病毒蛋白干扰病毒复制，抑制病毒感染和扩散。

Ⅲ型干扰素包括 IFN-λ1（IL-29）、IFN-λ2（IL-28A）和 IFN-λ3（IL-28B），主要由上皮细胞、髓样树突状细胞、浆细胞样树突状细胞和单核细胞产生，具有如下主要功能：①在黏膜屏障组织部位产生抗病毒免疫保护作用；②促进 NK 细胞和 T 细胞产生 IFN-γ，增强抗肿瘤免疫作用；③通过促进 Th1 型而降低 Th2 型免疫应答，参与机体对自身免疫病、过敏性疾病和寄生虫感染的免疫调节。

2. 白细胞介素（interleukin, IL）　最初是指由白细胞产生，又在白细胞间发挥作用的细胞因子。后来发现其他细胞也能产生此类细胞因子，并对白细胞之外的其他靶细胞产生作用。

从 1979 年在第二届淋巴因子国际会议上对白细胞介素正式命名以来，被报道的白细胞介素已有 39 种之多。本节就书中所涉及的白细胞介素摘要简介如表 5-1 所示。

表5-1　白细胞介素及其来源和主要生物学功能（举例）

名称	主要来源	主要生物学功能
IL-1	巨噬细胞 树突状细胞 内皮细胞 成纤维细胞	① 诱导血管内皮细胞活化，参与炎症反应 ② 刺激肝细胞合成分泌急性期蛋白 ③ 刺激下丘脑体温调节中枢引起发热 ④ 诱导 T 细胞和巨噬细胞活化
IL-2	Th0 细胞 Th1 细胞 CTL	① 诱导 T 细胞增殖分化 ② 诱导 Treg 细胞发育和维持其存活 ③ 促进 B 细胞增殖
IL-4	Th2 细胞 Tfh 细胞 肥大细胞 ILC2	① 诱导初始 T 细胞增殖分化为 Th2 细胞 ② 诱导 Th2 细胞增殖分化 ③ 诱导 B 细胞增殖分化和 IgE 类别转换
IL-5	Th2 细胞 肥大细胞 ILC2	① 诱导和促进嗜酸性粒细胞生成 ② 募集活化嗜酸性粒细胞
IL-6	巨噬细胞 内皮细胞 Th2 细胞	① 刺激肝细胞合成分泌急性期蛋白 ② 刺激下丘脑体温调节中枢引起发热 ③ 与 TGF-β 协同作用，诱导初始 T 细胞增殖分化为 Th17 细胞
IL-7	骨髓基质细胞 胸腺基质细胞	① 诱导始祖 B 细胞、始祖 T 细胞和 ILC 前体增殖分化 ② 维持初始 T 细胞和记忆 T 细胞存活
IL-10	巨噬细胞 调节性 T 细胞	① 抑制巨噬细胞 / 树突状细胞表达 MHC Ⅱ类分子和共刺激分子 ② 抑制巨噬细胞 / 树突状细胞合成分泌 IL-12 等细胞因子
IL-12	巨噬细胞 树突状细胞	① 与 IFN-γ 协同作用，诱导初始 T 细胞增殖分化为 Th1 细胞 ② 与 IL-18 协同作用，诱导初始 CTL 活化 ③ 诱导 NK 细胞活化产生 IFN-γ 和使其细胞毒作用增强
IL-13	Th2 细胞 ILC2 肥大细胞	① 诱导 B 细胞增殖分化和 IgE 类别转换 ② 促进黏膜上皮细胞分泌黏膜和脱落更新，增强黏膜物理屏障 ③ 参与过敏反应或哮喘
IL-17	Th17 细胞 γδT 细胞 ILC3	① 与 IL-22 协同作用，诱导上皮细胞产生抗菌肽增强黏膜化学屏障 ② 诱导黏膜基质细胞和上皮细胞产生 GM-CSF 和 CXCL8，促进骨骼产生中性粒细胞参与或促进炎症反应 ③ 与 IFN-γ 协同作用，促进 B 细胞发生 IgG 类别转换
IL-18	巨噬细胞 树突状细胞	① 诱导 NK 细胞和 T 细胞产生 IFN-γ，参与诱导 Th1 细胞生成 ② 诱导中性粒细胞活化，产生促炎细胞因子引发炎症反应 ③ 诱导单核细胞活化，产生 GM-CSF 和 TNF-α 参与炎症反应
IL-21	Tfh 细胞 Th17 细胞	① 诱导 B 细胞增殖分化 ② 与 IL-6 协同作用，诱导初始 T 细胞增殖分化为 Tfh 细胞
IL-22	Th17 细胞 Tfh 细胞	① 与 IL-17 协同作用，诱导上皮细胞产生抗菌肽增强黏膜化学屏障 ② 促进黏膜上皮细胞脱落更新，增强黏膜物理屏障 ③ 诱导肝细胞合成分泌急性期蛋白

3. **肿瘤坏死因子**（tumor necrosis factor，TNF） 是 Carswell 等在 1975 年发现的一种能使肿瘤细胞发生出血坏死的细胞因子。根据来源和结构可将其分为肿瘤坏死因子 α（TNF-α）、淋巴毒素 α（lymphotoxin-α，LT-α）和 LT-β 三种，摘要简介以下两种：① TNF-α 主要由巨噬细胞、NK 细胞和某些 T 细胞产生，其主要作用是刺激血管内皮细胞活化，参与或促进炎症反应；② LT-α 主要由某些 T 细胞产生，其主要作用是杀伤破坏相关靶细胞，也可刺激血管内皮细胞活化参与炎症反应。目前发现的 TNF 家族成员已有 30 余种，其中 CD40L 和 FasL 在调节免疫应答和诱导靶细胞凋亡过程中发挥重要作用。

4. **集落刺激因子**（colony stimulating factor，CSF） 是指能够选择性刺激多能造血干细胞和不同发育阶段造血干细胞定向增殖分化，可在半固体培养基中形成不同细胞集落的细胞因子。本节介绍的集落刺激因子如表 5-2 所示，包括：干细胞因子（stem cell factor, SCF）、多集落刺激因子（Multi-CSF, IL-3）、粒细胞 - 巨噬细胞集落刺激因子（granulocyte-macrophage colony-stimulating factor，GM-CSF）、巨噬细胞集落刺激因子（macrophage colony-stimulating factor，M-CSF）、粒细胞集落刺激因子(granulocyte colony-stimulating factor，G-CSF)、红细胞生成素 (erythropoietin，EPO) 和血小板生成素（thrombopoietin，TPO）。

表5-2　集落刺激因子及其来源和主要生物学功能

名称	主要来源	主要生物学功能
干细胞因子（SCF）	骨髓基质细胞	诱导多能造血干细胞、共同髓样前体和共同淋巴样前体发育成熟
多集落刺激因子(Multi-CSF, IL-3)	胸腺上皮细胞 骨髓基质细胞 肥大细胞 T 细胞	①诱导共同髓样前体谱系，即各种定向髓样前体细胞发育成熟 ②诱导共同淋巴样前体谱系，即各种定向淋巴样前体细胞发育成熟
粒细胞 - 巨噬细胞集落刺激因子（GM-CSF）	巨噬细胞 T 细胞 内皮细胞 成纤维细胞	①诱导粒细胞 / 巨噬细胞前体发育成熟 ②诱导朗格汉斯细胞发育成熟 ③诱导巨噬细胞活化
巨噬细胞集落刺激因子（M-CSF）	巨噬细胞 内皮细胞 骨髓基质细胞	①诱导单核细胞前体发育成熟 ②诱导单核 / 巨噬细胞活化
粒细胞集落刺激因子（G-CSF）	巨噬细胞 成纤维细胞 内皮细胞	①诱导粒细胞前体发育成熟 ②诱导中性粒细胞活化
促红细胞生成素（EPO）	肾细胞 库普弗细胞	诱导红细胞前体发育成熟
血小板生成素（TPO）	肝细胞 肾细胞	诱导巨核细胞前体发育成熟

注：骨髓基质细胞（stromal cell）包括网状细胞、成纤维细胞、血窦内皮细胞、巨噬细胞和脂肪细胞等

5. **趋化因子**（chemokine） 是一类结构具有较大同源性，对白细胞具有趋化作用的分子量为 8 ~ 12 kD 的细胞因子。趋化因子除能介导免疫细胞迁移外，其中有些还能激活免疫细胞参与免疫应答和炎症反应。目前已知趋化因子多达几十种，根据趋化因子多肽链近氨基端两个半胱氨酸（C）残基的排列方式，可将其分为 C、CC、CXC 和 CX3C 四个亚家族（图 5-1）。

趋化因子是细胞表面相应受体识别结合的配体（ligand），通常在趋化因子亚家族名称后加以 L 表示，并按发现顺序用阿拉伯数字对各亚家族成员加以区分，如 XCL1-2、CCL1~28、CXCL1~16 和 CX3CL1。本节介绍的趋化因子及其受体如表 5-3 所示。

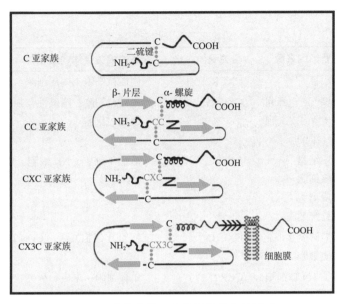

图 5-1　趋化因子亚家族结构特点示意图

C 亚家族多肽链氨基端只有一个半胱氨酸残基；CC 亚家族多肽链氨基端具有 C-C 结构；CXC 亚家族多肽链氨基端具有 C-X-C 结构；CX3C 亚家族多肽链氨基端具有 C-X-X-X-C 结构

（1）C 亚家族（γ 亚家族）：该亚家族趋化因子多肽链氨基端只有一个半胱氨酸残基，该残基能与多肽链羧基端半胱氨酸残基形成一个链内二硫键。淋巴细胞趋化因子（lymphotactin，LTN）是该亚家族代表成员，被命名为 XCL1，其主要作用是趋化 / 激活 T 细胞、髓样树突状细胞和 NK 细胞。

（2）CC 亚家族（β 亚家族）：该亚家族趋化因子多肽链氨基端具有 C-C 结构，即两个半胱氨酸残基紧密相邻为其结构特征。该亚家族成员摘要简介如下：①单核细胞趋化蛋白 -1（monocyte chemotactic protein 1，MCP-1）和巨噬细胞炎症蛋白 -1α (macrophage inflammatory protein 1α，MIP-1α) 分别命名为 CCL2 和 CCL3，其主要作用是募集活化单核 / 巨噬细胞参与炎症反应，对未成熟树突状细胞、T 细胞和嗜碱性粒细胞也有一定的趋化和激活作用；②树突状细胞来源的趋化因子 1（dendritic cell-derived chemokine 1，DC-CK1）命名为 CCL18，其主要作用是趋化募集初始 T 细胞参与免疫应答；③巨噬细胞炎症蛋白 -3β（MIP-3β）和二级淋巴组织来源的趋化因子（secondary lymphoid tissue-derived chemokine，SLC）分别命名为 CCL19 和 CCL21，其主要作用是诱导初始 T 细胞和未成熟树突状细胞归巢参与免疫应答；④调节激活正常 T 细胞表达分泌的趋化因子（regulated upon activation, normal T cell expressed and secreted，RANTES）被命名为 CCL5，其主要作用是趋化募集单核 / 巨噬细胞、粒细胞、T 细胞参与炎症反应和免疫应答。

（3）CXC 亚家族（α 亚家族）：该亚家族趋化因子多肽链氨基端具有 C-X-C 结构，即两个半胱氨酸残基被其他任一氨基酸残基隔开为其结构特征。举例如下：① CXCL8（IL-8）是该亚家族代表成员，其主要功能是募集活化中性粒细胞，对 T 细胞、肥大细胞、单核细胞也有一定趋化和激活作用。② B 淋巴细胞趋化因子 1（B lymphocyte chemokine 1，BLC-1）是滤泡树突状细胞产生的趋化因子，被命名为 CXCL13；其主要功能是诱导初始 B 细胞、CD4$^+$Th 细胞、树突状细胞归巢参与免疫应答。

（4）CX3C 亚家族（δ 亚家族）：该亚家族趋化因子多肽链氨基端具有 C-X-X-X-C 结构，即两个半胱氨酸残基被其他三个氨基酸残基隔开为其结构特征。分形素（fractalkine, FLK）是该亚家族成员，被命名为 CX3CL1；其主要作用是趋化募集单核细胞、中性粒细胞、NK 细胞和 T 细胞。

表5-3　趋化因子及其相应受体（举例）

趋化因子 / 原名	主要细胞来源	相关受体	表达相关受体的细胞
CXCL7/NAP-2	血小板	CXCR2	中性粒细胞、内皮细胞、成纤维细胞
CXCL8/IL-8	单核 / 巨噬细胞 上皮 / 内皮细胞 成纤维细胞	CXCR1, 2	中性粒细胞、嗜碱性粒细胞、内皮细胞、CD8⁺T 细胞
CXCL10/IP-10	角质细胞 单核细胞 内皮细胞 成纤维细胞	CXCR3	活化 T 细胞、NK 细胞、单核细胞、B 细胞
CXCL13/BLC-1	滤泡树突状细胞 基质细胞	CXCR5	初始 B 细胞、活化 CD4⁺T 细胞、树突状细胞
CCL2/MCP-1	单核 / 巨噬细胞 成纤维细胞 角质细胞	CCR2	单核细胞、未成熟树突状细胞、NK 细胞、记忆 T 细胞
CCL3/MIP-1α	单核细胞 肥大细胞	CCR1, 5 (CCR1＞CCR5)	单核 / 巨噬细胞、T 细胞、未成熟树突状细胞、NK 细胞、嗜碱性粒细胞
CCL4/MIP-1β	成纤维细胞 单核 / 巨噬细胞 中性粒细胞 内皮细胞	CCR5, 1 (CCR5＞CCR1)	单核 / 巨噬细胞、T 细胞、未成熟树突状细胞、NK 细胞、嗜碱性粒细胞
CCL5/RANTES	T 细胞 内皮细胞 血小板	CCR1, 3, 5	单核 / 巨噬细胞、T 细胞、未成熟树突状细胞、NK 细胞、嗜酸性粒细胞、嗜碱性粒细胞
CCL11/Eotaxin	内皮 / 上皮细胞 单核细胞 T 细胞	CCR3, 5 (CCR3＞CCR5)	嗜酸性粒细胞、嗜碱性粒细胞、肥大细胞、Th2 细胞
CCL18/DC-CK1	树突状细胞	尚未确定	初始 T 细胞、未成熟树突状细胞
CCL19/MIP-3β	成纤维网状细胞 内皮细胞	CCR7	初始 T 细胞、B 细胞、树突状细胞
CCL21/SLC	成纤维网状细胞 内皮细胞	CCR7	初始 T 细胞、B 细胞、胸腺细胞、NK 细胞、树突状细胞
XCL1/LTN	胸腺细胞 CD8⁺CTL	XCR1	T 细胞、NK 细胞、树突状细胞
CX3CL/FLK	单核细胞 内皮细胞 神经胶质细胞	CX3CR1	活化 T 细胞、单核细胞、中性粒细胞、NK 细胞、未成熟树突状细胞、肥大细胞

注：中性粒细胞激活蛋白 -2（neutrophil-activating protein 2，NAP-2），γ 干扰素诱导蛋白 -10（interferon γ-inducible protein 10，IP-10），B 淋巴细胞趋化因子 -1（B lymphocyte chemokine 1，BLC-1），单核细胞趋化蛋白 -1（monocyte chemotactic protein 1，MCP-1），巨噬细胞炎症蛋白 -1α/β（macrophage inflammatory protein 1α/β，MIP-1α/β），调节激活正常 T 细胞表达分泌的趋化因子（regulated upon activation, normal T cell expressed and secreted, RANTES），嗜酸性粒细胞趋化因子（eotaxin），树突状细胞来源的细胞因子 1（dendritic cell-derived chemokine 1，DC-CK1），二级淋巴样组织来源的趋化因子（secondary lymphoid tissue-derived chemokine，SLC），淋巴细胞趋化因子（lymphotactin，LTN），分形素（fractalkine，FLK）

6. **生长因子**（growth factor，GF）　是一类可介导不同类型细胞生长和分化的细胞因子。生长因子根据功能和作用靶细胞的不同有不同的命名，如转化生长因子 β（transforming growth factor β，TGF-β）、表皮生长因子 (epidermal growth factor，EGF)、成纤维细胞生长因子（fibroblast growth factor，FGF）、血小板衍生生长因子（platelet derived growth factor，PDGF）、神经生长因子（nerve growth factor，NGF）和血管内皮细胞生长因子（vascular endothelial cell growth factor，VEGF）等。

TGF-β 主要由调节性 T 细胞（regulatory T cells，Tregs）、2 型巨噬细胞、滤泡辅助性 T 细胞（follicular helper T cell，Tfh）产生。它们不仅能够促进成纤维细胞和成骨细胞生长，还具有以下免疫调节作用：①抑制 T 细胞增殖和效应 T 细胞形成；②抑制 B 细胞增殖分化；③抑制巨噬细胞活化；④参与诱导 Th17 细胞和诱导性调节 T 细胞（iTreg）形成；⑤参与诱导 B 细胞发生类别转换产生 IgA 类抗体。

第二节　细胞因子受体

细胞因子受体（cytokine receptor，CKR）主要以跨膜蛋白形式表达于靶细胞表面，其胞膜外区可识别相应的细胞因子，胞质区可启动受体激活后的信号传导。靶细胞可通过表面细胞因子受体接受相应细胞因子刺激而被激活发挥生物学作用；有些细胞因子受体（如 IL-1R、IL-2R、IL-4～8R、G-CSFR、GM-CSFR、IFN-γR 和 TNF-R）也能以游离形式，即作为可溶性细胞因子受体（soluble cytokine receptor，sCKR）存在于体液中。上述 sCKR 能与相关细胞因子结合，并通过与相应膜型受体竞争结合的作用方式阻断相关细胞因子对靶细胞的激活作用。根据细胞因子受体的结构特征，可将其分为以下五种类型（图 5-2）：免疫球蛋白超家族受体、Ⅰ 型细胞因子受体家族、Ⅱ 型细胞因子受体家族、肿瘤坏死因子受体家族、趋化因子受体家族。

1. **免疫球蛋白超家族受体**（Ig superfamily receptor，Ig SFR）　该类受体胞外区有一个或多个 Ig 结构域；IL-1R、IL-18R、M-CSFR 和 SCFR 为此类受体家族成员，其中 IL-1R、IL-18R 由两条肽链组成，其余由一条肽链组成。

2. **Ⅰ 型细胞因子受体家族**（class I cytokine receptor family）　该类受体 β 链和 γ 链胞外区含有四个高度保守的半胱氨酸残基（C）和一个 W S X W S 基序（W 代表色氨酸，S 代表丝氨酸，X 代表其他任一氨基酸）。Ⅰ 型细胞因子受体由两条或三条链组成，其中 IL-2R、IL-4R、IL-7R、IL-9R 和 IL-15R 的 γ 链是具有共用信号传导功能的亚单位；IL-3R、IL-5R 和 GM-CSFR 的 β 链是具有共用信号传导功能的亚单位。上述 Ⅰ 型细胞因子受体中具有共用信号传导功能亚单位的组成特点，部分解释了这些细胞因子为什么会有相似的生物学功能。

3. **Ⅱ 型细胞因子受体家族**（class II cytokine receptor family）　又称干扰素受体家族，该类受体胞外区由 200 个氨基酸残基组成，其近 N 端和近膜端各有两个保守的半胱氨酸残基而无 WSXWS 基序。此类受体由两条肽链组成，IFN-α/βR、IFN-γR 和 IL-10R 为此类受体家族主要成员。

4. **肿瘤坏死因子受体家族**（tumor necrosis factor receptor family）　该类受体胞外区含有 4 个富含半胱氨酸约由 40 个氨基酸残基组成的结构域，为同源三聚体。TNF-αR、TNF-βR、CD40 和 Fas 分子是此类受体家族主要成员。

5. **趋化因子受体家族**（chemokine receptor family）　此类受体为七次跨膜 G 蛋白偶联受体，其 N 端胞外区和 C 端胞内区短小，跨膜区较长；C 端胞内区氨基酸残基与 GTP 结合蛋白偶联可启动信号转导。趋化因子受体家族成员通常在趋化因子亚家族名称后加 R（receptor）表示,并按其发现顺序用阿拉伯数字加以区分,如 XCR1、CCR1~10、CXCR1~7、CX3CR1。本书涉及的趋化因子受体及其相关趋化因子参见表 5-3。

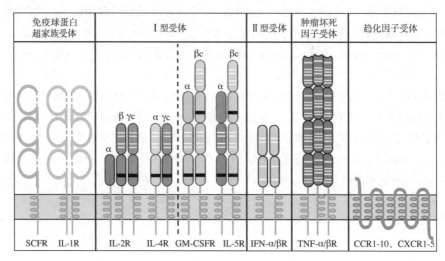

图 5-2　细胞因子受体示意图

图中"白色横线"代表半胱氨酸残基,"黑色横线"代表 WSXWS 基序

第三节　细胞因子的共同特性和主要生物学作用

一、细胞因子的共同特性

各类细胞因子有其特有的分子结构、理化性质和生物学功能,但也具有如下共同特性。

1. **理化特性**　细胞因子多为低分子量(8~30 kD)多肽或糖蛋白。大多数细胞因子以单体形式存在,少数细胞因子如 IL-5、IL-10、IL-12、M-CSF、TGF-β 等为二聚体,TNF-α 和 LT-α 则以三聚体形式与相应受体结合发挥作用。

2. **产生特点**　细胞因子产生特点简述如下:①体内各种免疫细胞、血管内皮细胞、成纤维细胞、上皮细胞和肿瘤细胞等都能产生细胞因子,即细胞因子的产生具有多源性;②一种细胞可分泌多种细胞因子,几种不同类型的细胞也可产生一种或几种相同的细胞因子,即细胞因子的产生具有多样性;③细胞静息状态下不能产生细胞因子,只有在活化后才能合成分泌细胞因子,刺激停止后细胞因子合成分泌也随之终止,即细胞因子的产生具有自限性。

3. **作用方式**　细胞因子大多以旁分泌(paracrine)或自分泌(autocrine)方式作用于邻近细胞或产生细胞因子的细胞本身(图 5-3),因此绝大多数细胞因子只在局部产生作用,即细胞因子作用具有局限性;少数细胞因子如 IL-1、IL-6、TNF-α、TGF-β、EPO、M-CSF 等也可通过内分泌(endocrine)方式作用于远处的靶器官或靶细胞(图 5-3)。细胞因子通常以游离形式与靶细胞表面相应配体结合发挥作用;有些细胞因子也能以膜结合形式表达于细胞表面发挥作用,如膜结合 IL-8(mIL-8)、膜结合 TGF-β(mTGF-β)、跨膜型 TNF-α 和跨膜型 SCF 等。

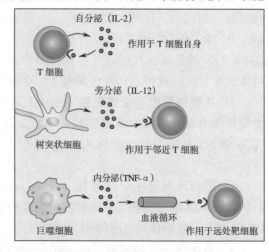

图 5-3　细胞因子的作用方式

细胞因子能以自分泌或旁分泌方式作用于自身或邻近细胞;也能以内分泌方式作用于远处的靶细胞

4．作用特点　细胞因子的作用特点简述如下：①细胞因子与相应受体的结合具有很高的亲和力，只需极少量（pmol/L 水平）就能产生明显的生物学效应，即细胞因子作用具有高效性（high effectiveness）；②细胞因子半衰期短，靶细胞对细胞因子的反应通常发生在几小时之内，即细胞因子作用具有时效性（time effectiveness）；③一种细胞因子可刺激多种不同类型的细胞产生多种生物学效应（图 5-4），即细胞因子作用具有多效性（pleiotropism）；④几种不同的细胞因子可刺激同一种靶细胞产生相同或相似的生物学效应（图 5-4），即细胞因子作用具有重叠性（redundancy）；⑤一种细胞因子可增强另外一种细胞因子的功能（图 5-4），即细胞因子作用具有协同性（synergy）；⑥一种细胞因子可抑制另外一种细胞因子的功能（图 5-4），即细胞因子作用具有拮抗性（antagonism）。此外，细胞因子还具有复杂而有序的网络性（network）。

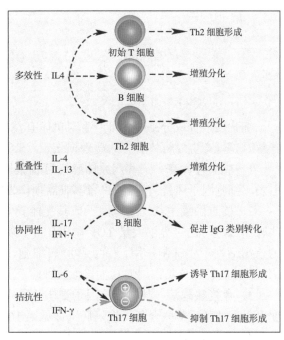

图 5-4　细胞因子作用特点例证示意图
细胞因子作用具有多效性、重叠性、协同性和拮抗性

二、细胞因子的主要生物学作用

1．调控 CD4⁺ 初始 T 细胞发育分化　CD4⁺ 初始 T 细胞在外周免疫器官接受抗原刺激活化后，在局部微环境中 IFN-γ 和 IL-12 诱导下可发育分化为 Th1 细胞；在 IL-4 诱导下可发育分化为 Th2 细胞；在 TGF-β、IL-6 和 IL-23 诱导下可发育分化为 Th17 细胞；在 IL-6 和 IL-21 诱导下可发育分化为 Tfh 细胞；在 TGF-β 诱导下可发育分化为 Treg 细胞（详见第 10 章）。

2．参与和调控适应性免疫应答　①IFN-γ 可促进抗原提呈细胞（APC）表达 MHC 分子和共刺激分子，有效启动适应性免疫应答；IL-10 可抑制 APC 表达 MHC 分子和共刺激分子，对适应性免疫应答的启动产生抑制作用；②滤泡树突状细胞（FDC）产生的 CXCL13（BLC-1）可将初始 B 细胞和 Th2/Tfh 细胞招募至淋巴滤泡，引发适应性体液免疫应答；成熟髓样 DC 通过分泌 CCL18（DC-CK1）可将初始 T 细胞招募至淋巴结深皮质区，二者结合相互作用可引发适应性细胞免疫应答；③IL-2 可促进 T 细胞增殖分化介导产生细胞免疫效应；IL-4 和 IL-13 或 IL-21 和 IL-17 可诱导 B 细胞增殖分化，产生 IgE 或 IgG 类抗体发挥体液免疫效应；TGF-β 则可抑制 T、B 细胞介导产生的适应性体液和细胞免疫应答（详见第 10 章）。

3．增强机体抗感染免疫作用　①抗细菌等病原体感染：IL-1、IL-6、TNF-α 等促炎细胞因子可诱导血管内皮细胞活化，使中性粒细胞和单核细胞黏附外渗参与炎症反应发挥抗感染免疫作用；CXCL8（IL-8）、CCL2（MCP-1）和 CCL3（MIP-1α）等趋化因子可募集活化中性粒细胞和单核 - 巨噬细胞，增强机体抗感染免疫应答能力；IFN-γ、TNF-α、GM-CSF 可激活巨噬细胞，使其吞噬杀菌能力显著增强；上述促炎细胞因子还可刺激骨髓粒细胞前体增殖分化产生大量中性粒细胞，参与和促进炎症反应增强机体抗感染免疫应答能力；同时诱导肝细胞合成分泌甘露糖结合凝集素（MBL）等急性期蛋白，通过激活补体 MBL 途径产生调理吞噬和溶菌作用发挥抗感染免疫效应。②抗病毒感染：IFN-α 和 IFN-β 可诱导正常组织细胞产生抗病毒蛋白抑制病毒复制或扩散；LT-α 可直接杀伤某些病毒感染的靶细胞，使病毒丧失寄生场所而被清除；IFN-γ 和 IL-12 可激活 NK 细胞，使其有效杀伤病毒感染细胞增强机体抗病毒免疫作用（详见第 13 章）。

第四节　细胞因子与疾病的关系和在疾病防治中的应用

一、细胞因子异常与疾病

细胞因子合成分泌适度可产生对机体有益的免疫保护作用；当细胞因子或其受体表达发生异常时，可产生对机体有害的病理损伤。

1. 感染性休克　某些病原体感染可刺激机体免疫细胞迅速活化，产生大量促炎细胞因子引发"细胞因子风暴"，导致患者多脏器损伤发生感染性休克甚至死亡。

细胞因子风暴

2. 促进肿瘤生长　细胞因子或其受体异常表达与某些肿瘤的生长密切相关。例如：①某些肿瘤细胞可通过分泌大量 TGF-β 和 IL-10 等细胞因子，对巨噬细胞、NK 细胞和 CD8$^+$ CTL 的杀瘤活性产生抑制作用；②某些肿瘤细胞，如骨髓瘤、子宫颈癌、膀胱癌细胞可产生大量 IL-6，并通过自分泌作用促其生长形成肿瘤。

3. 免疫缺陷病　某些细胞因子受体缺陷可引发免疫缺陷病，如 IL-2R 和 IL-4Rγ 链基因突变可引发性联重症联合免疫缺陷病（详见第 16 章）。

4. Ⅰ型超敏反应　Th2 细胞功能异常增高合成分泌大量 IL-4 和 IL-13，可诱导 B 细胞增殖分化产生大量 IgE 抗体使机体致敏引发 Ⅰ 型超敏反应（详见第 14 章）。

5. 自身免疫病　Th1 细胞功能异常增高产生大量 IFN-γ，可诱导某些自身组织细胞高表达自身抗原肽 -MHC Ⅱ 类分子复合物，并由此导致体内相应自身反应性 T 细胞活化引发自身免疫病（详见第 15 章）。

6. 移植排斥反应　IL-2 和 IFN-γ 等细胞因子参与急性移植排斥反应，测定 IL-2、IFN-γ 等细胞因子或其可溶性细胞因子受体的水平可作为监测排斥反应的指标之一（详见第 18 章）。

二、细胞因子在临床疾病防治中的应用

采用现代生物技术研制开发的重组细胞因子、细胞因子拮抗剂和细胞因子抗体（表 5-4）已在临床得到较为广泛的应用。

1. 感染性疾病的治疗　① IFN 已被用于某些感染性疾病，如病毒性肝炎、角膜炎和感染性生殖器疣的治疗；② IFN 对某些寄生虫如利什曼原虫和弓形虫感染也有一定疗效；③ IL-2 可用于艾滋病的辅助治疗，以提高患者 Th1 细胞数目；④ 分泌型 IL-1Rα 可通过阻断 IL-1 与靶细胞表面 IL-1R 结合，降低临床感染性休克患者的病死率。

2. 肿瘤治疗　① 淋巴瘤、黑色素瘤、多发性骨髓瘤和浅表膀胱癌患者接受 IFN 治疗后，可取得不同程度的疗效；② IL-2 体外诱导自体淋巴细胞增殖获得淋巴因子激活的杀伤细胞（lymphokine activated killer cells, LAK）后，将其回输肿瘤患者可获得一定疗效；③ IL-2 与肿瘤疫苗联合使用，可通过增强 CTL 和 NK 细胞杀伤活性对肿瘤复发产生较好疗效；④ 组合细胞因子（IL-1、IL-2、IFN-γ）与 CD3 单克隆抗体联合使用在体外扩增和激活免疫效应细胞，获得细胞因子诱导的杀伤细胞（cytokine induced killer, CIK）对肿瘤细胞的杀伤作用强于 LAK 细胞，可获得较好疗效。

3. 免疫相关性疾病的治疗　① IFN-γ 治疗慢性肉芽肿有效，可使患者感染频率下降症状减轻；② TNFR-Fcγ 重组蛋白可通过抑制类风湿关节炎滑膜内 TNF-α 等炎性介质的释放，使患者获得较好疗效；③多种细胞因子可用于血细胞减少症的治疗，例如 GM-CSF、M-CSF 和 G-CSF 可用来治疗白细胞减少症，TPO 和 IL-11 可用于治疗放疗和化疗引起的血小板减少症，

EPO 可用于治疗红细胞减少症；④ IL-2 与生物毒素形成的融合蛋白能定向杀伤表达 IL-2R 的靶细胞，可用于移植物抗宿主反应或宿主抗移植物反应的防治。

表5-4　已批准上市的部分重组细胞因子及其受体和抗细胞因子及其受体的抗体药物

名称	适应证
IFN-α	毛细胞白血病、Kaposi 肉瘤、肝炎、癌症
IFN-γ	慢性肉芽肿、生殖器疣
G-CSF	自身骨髓移植、化疗所致粒细胞减少症、再生障碍性贫血
GM-CSF	自身骨髓移植、化疗导致的血细胞减少症、再生障碍性贫血
EPO	慢性肾衰竭导致的贫血、癌症或癌症化疗导致的贫血、失血后贫血
IL-2	癌症、免疫缺陷、疫苗佐剂
IFN-β	多发性硬化症
IL-11	放疗和化疗所致血小板减少症
IL-3	扩增外周血干细胞，用于肿瘤放疗和化疗的辅助治疗
EGF	外用药治疗烧伤、溃疡（国内批准上市）
TPO	放疗和化疗所致血小板减少症（国内批准上市）
IL-1R	类风湿关节炎
TNF-RⅡ-Fc 融合蛋白	类风湿关节炎、银屑病、多发性硬化症
人源化抗 TNF-α 单克隆抗体	局限性肠炎、类风湿关节炎
人源化抗 HER-2 单克隆抗体	乳腺癌
人源化抗 VEGF 单克隆抗体	肠癌、黄斑变性

小　结

　　细胞因子是由机体免疫细胞和组织细胞产生的一类小分子多肽或糖蛋白，具有介导炎症反应、促进造血功能、刺激免疫细胞增殖分化、参与免疫应答和调节等多种生物学功能。细胞因子大致分为以下六类，即干扰素、白细胞介素、肿瘤坏死因子、集落刺激因子、趋化因子和生长因子。细胞因子大多以旁分泌或自分泌方式发挥作用，具有高效性、时效性、多效性、重叠性、协同性、拮抗性和网络性。细胞因子合成分泌适度可产生对机体有益的免疫保护作用，细胞因子或其受体表达异常则可产生对机体有害的免疫反应或导致疾病。细胞因子相关的生物制剂在临床得到广泛应用，涉及领域包括感染、肿瘤、自身免疫病和免疫缺陷病等。

复习思考题

1. 简述细胞因子的概念及其分类。
2. 简述趋化因子亚家族及其代表成员的名称和主要作用。
3. 试述细胞因子的作用方式和作用特点。
4. 简述细胞因子的主要生物学作用。
5. 试述细胞因子在临床中的应用。

（徐英萍　宋文刚）

第6章 白细胞分化抗原和黏附分子

细胞表面膜分子是介导细胞与细胞间相互作用和接受相应可溶性细胞因子或其他生物活性介质刺激产生应答的重要物质基础和功能分子。免疫细胞表面膜分子主要包括参与识别及信号转导的受体分子，介导细胞间或细胞与细胞外基质间相互作用和参与信号转导的黏附分子。上述膜分子可用相应单克隆抗体分析鉴定，称之为白细胞分化抗原。

第一节 白细胞分化抗原

一、白细胞分化抗原和分化群的概念

白细胞分化抗原（leukocyte differentiation antigen, LDA）是指造血干细胞在分化发育为不同谱系和各谱系分化不同阶段，以及成熟血细胞活化过程中所表达的膜分子。白细胞分化抗原不仅表达于白细胞表面，也表达于红细胞、血小板、血管内皮细胞、上皮细胞和成纤维细胞等其他细胞表面。表达于人类白细胞和其他细胞表面的 LDA 称为人白细胞分化抗原（human leukocyte defferentiation antigen，HLDA）。上述膜分子可用相应单克隆抗体分析鉴定，国际命名机构将采用不同实验室研制的命名各不相同的单克隆抗体所识别鉴定的同一种分化抗原归为同一个分化群（cluster of differentiation，CD），简称 CD 分子。单克隆抗体及其识别的相应抗原表位通常共用一个 CD 编号，即一个 CD 编号既可代表某种单克隆抗体，又可代表该种单克隆抗体识别鉴定的细胞表面膜分子。

二、白细胞分化抗原的主要功能

1. **参与诱导免疫细胞活化或鉴定相关的白细胞分化抗原** 参与固有免疫细胞活化和作用相关的 CD 分子摘要简述如下：① Toll 样受体（Toll like receptor，TLR）中 TLR4（CD284）和 TLR9（CD289）是表达于巨噬细胞 / 树突状细胞表面或胞内器室膜上的模式识别受体，可识别结合某些病原体所共有保守特定分子或非甲基化 CpG DNA，并由此导致上述固有免疫细胞活化；②补体受体 1（C3bR/C4bR，CD35）主要表达于中性粒细胞、巨噬细胞、红细胞、血小板表面，它们能与结合在细菌等颗粒性抗原表面的 C3b/C4b 结合，介导产生调理吞噬和免疫黏附等作用；③ IgG Fc 受体 Ⅰ / Ⅲ（CD64/CD16）表达于中性粒细胞、巨噬细胞和 NK 细胞表面，它们能与细菌或病毒感染靶细胞表面抗原特异性结合的 IgG 抗体结合，介导产生调理吞噬和 ADCC 效应；④ NKG2D（CD314）和 NKp44（CD336）是表达于 NK 细胞表面的杀伤活化受体，它们能与乳腺癌等上皮来源肿瘤细胞表达的 MHC Ⅰ类链相关 A/B 分子或流感病毒感染细胞表面流感病毒血凝素结合，介导产生细胞毒作用使上述肿瘤或病毒感染细胞裂解破坏或发生凋亡（详见第 9 章）。

参与适应性免疫细胞活化或鉴定相关的 CD 分子摘要简述如下：① TCR-CD3 复合体是 T 细胞表面识别结合抗原和传递 T 细胞活化第一信号的膜分子，其中 CD3 分子也是各类 T 细胞

所共有的特征性表面标志；BCR-Igα/Igβ 复合体是 B 细胞表面识别结合抗原和传递 B 细胞活化第一信号的膜分子，其中 Igα/Igβ（CD79a/CD79b）也是各类 B 细胞所共有的特征性表面标志；② CD4/CD8 分子是 T 细胞表面 TCR-CD3 复合体的辅助受体，可识别结合抗原提呈细胞（APC）表面抗原肽 -MHC Ⅱ / Ⅰ类分子复合物中的 MHC Ⅱ / Ⅰ类分子，参与 T 细胞活化第一信号的转导，也是 Th 细胞 /CTL 的特征性表面标志；CD19-CD21-CD81 复合体是 B 细胞表面 BCR-Igα/Igβ 的辅助受体，可促进 BCR-Igα/Igβ 复合体识别抗原后的信号转导，其中 CD21 是补体裂解片段 C3d 的受体；③ CD28 和 CD40 分子是 T/B 细胞表面的黏附分子，也是介导产生 T/B 细胞活化第二信号的共刺激分子：其中 T 细胞表面 CD28 能与树突状细胞等 APC 表面相应共刺激分子 B7-1/2（CD80/86）结合，诱导产生 T 细胞活化第二信号；B 细胞表面 CD40 能与活化 Th 细胞表面相应共刺激分子 CD40L 结合，诱导产生 B 细胞活化第二信号（详见第 10 章）。

2. 参与白细胞黏附和归巢相关的白细胞分化抗原　①唾液酸化的路易斯寡糖（sLe^x，CD15s）和淋巴细胞功能相关抗原 -1（LFA-1，CD11a/CD18）是表达于中性粒细胞表面的黏附分子，它们能与感染部位小静脉内皮细胞表面 E- 选择素（CD62E）和细胞间黏附分子 -1（ICAM-1，CD54）结合，介导中性粒细胞黏附外渗及参与局部炎症反应；② L- 选择素（CD62L）和 LFA-1 是表达于 T、B 淋巴细胞表面的黏附分子，它们能与淋巴结高内皮小静脉内皮细胞表面糖基化依赖的细胞黏附分子 -1（GlyCAM-1）、CD34 和 ICAM-1 结合，介导 T、B 淋巴细胞与上述血管内皮细胞黏附外渗，进而穿过内皮细胞间隙进入淋巴结，实现淋巴细胞归巢和参与淋巴细胞再循环。

第二节　黏附分子

细胞黏附分子（cell adhesion molecule, CAM）是介导细胞间或细胞与细胞外基质（extracellular matrix, ECM）间相互作用的分子，简称黏附分子。黏附分子作为跨膜蛋白以受体 – 配体结合形式发挥作用，参与细胞的识别活化、增殖分化、信号转导和迁徙移动。它们在免疫应答、炎症反应、肿瘤转移和创伤愈合等病理生理过程中发挥重要作用。黏附分子属白细胞分化抗原，多数已有 CD 编号；根据黏附分子结构特点，可将其分为免疫球蛋白超家族、整合素家族、选择素家族、钙黏蛋白家族等。

一、免疫球蛋白超家族

免疫球蛋白超家族（IgSF）是一类结构和氨基酸组成与抗体可变区或恒定区结构域相类似的同源蛋白分子。IgSF 成员在免疫细胞众多膜分子中所占比例最大，其种类繁多、分布广泛、功能各异，主要参与淋巴细胞对抗原的识别、免疫细胞间的相互作用和细胞活化信号的转导。表 6-1 摘要介绍了在 T 细胞与 APC 结合相互作用过程中所涉及的属于 IgSF 的黏附分子及其主要功能。

表6-1　T细胞与APC结合相互作用过程中涉及的黏附分子及其主要功能

黏附分子（IgSF）	细胞分布	相应配体	主要功能
CD4/CD8	T 细胞	APC 表面 MHC Ⅱ / Ⅰ类分子	促进 T 细胞活化第一信号产生
CD28	T 细胞	APC 表面 B7-1/2（CD80/86）	诱导产生 T 细胞活化第二信号
LFA-2（CD2）	T 细胞	LFA-3（CD58）	诱导产生 T 细胞活化第二信号
LFA-1（CD11a/CD18）	T 细胞	ICAM-1（CD54）	诱导产生 T 细胞活化第二信号
CD40L	活化 T 细胞	B 细胞表面 CD40	诱导产生 B 细胞活化第二信号
ICOS（CD278）	活化 T 细胞	APC 表面 ICOSL（B7-H2）	促进 B 细胞增殖分化
CTLA-4（CD152）	活化 T 细胞	APC 表面 B7-1/2（CD80/86）	抑制 T 细胞活化和增殖
PD-1（CD279）	活化 T 细胞	PDL-1/2（CD247/CD273）	抑制 T 细胞活化和增殖

注：诱导性共刺激分子（inducible costimulator, ICOS），程序性死亡 -1（programmed death-1, PD-1），程序性死亡配体 -1/2（programmed death ligand-1/2, PDL-1/2）

二、整合素家族

整合素家族（integrin family）成员是由 α 和 β 两条肽链组成的异二聚体分子（图 6-1），因其主要介导细胞与细胞外基质黏附使细胞得以附着形成整体而得名。整合素家族中至少有 18 种 α 链，8 种 β 链，共有 24 种组合形式。整合素家族迟现抗原组（VLA 组），即 β1 组有 12 个成员，选择其中 VLA-4 展示其分子结构、分布、配体和主要功能如表 6-2 所示。白细胞黏附受体组，即 β2 组有 4 个成员，选择其中 LFA-1 和 Mac-1 展示其分子结构、分布、配体和主要功能如表 6-2 所示。

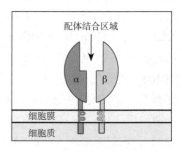

图 6-1　整合素分子结构示意图
整合素分子由 α 和 β 两条肽链组成

表6-2　整合素家族β1、β2组某些成员的主要特征

分组	成员举例	分子结构	细胞分布	配体	主要功能
迟现抗原组 （β1 组）	VLA-4	α4β1 （CD49d/CD29）	淋巴细胞 胸腺细胞 单核细胞	FN、VCAM-1、 MAdCAM-1	参与免疫细胞黏附，诱导产生 T 细胞活化第二信号（共刺激信号）
白细胞黏附受体 （β2 组）	LFA-1	αLβ2 （CD11a/CD18）	淋巴细胞 粒细胞 单核 / 巨噬细胞	ICAM-1、 ICAM-2、 ICAM-3	参与淋巴细胞再循环和炎症反应，诱导产生 T 细胞活化第二信号
	Mac-1 （CR3）	αMβ2 （CD11b/CD18）	髓样细胞 淋巴细胞	iC3b、 ICAM-1	参与免疫细胞黏附，炎症反应和调理吞噬作用

注：迟现抗原 -4（very late appearing antigen-4, VLA-4）；纤连蛋白（fibronectin, FN）；血管细胞黏附分子 -1（vascular cell adhesion molecule-1, VCAM-1）；黏膜地址素细胞黏附分子 -1（mucosal addressin cell adhesion molecule-1, MAdCAM-1）；淋巴细胞功能相关抗原 -1（lymphocyte function associated antigen-1, LFA-1）；细胞间黏附分子 -1, 2, 3（intercellular adhesion molecule-1, 2, 3, ICAM-1, 2, 3）

三、选择素家族

选择素家族（selectin family）成员为跨膜分子，其胞膜外区均由 C 型凝集素样（C-type lectin, CL）结构域、表皮生长因子（epithelial growth factor, EGF）样结构域和补体调节蛋白（complement control protein, CCP）结构域组成（图 6-2）：其中胞外区 CL 结构域是与相应配体结合的部位，其胞质区与细胞骨架相连。选择素家族包括以下三个成员：白细胞选择素（leukocyte-selectin），即 L-选择素；内皮细胞选择素（endothelium-selectin），即 E-选择素；血小板选择素（platelet-selectin），即 P-选择素。选择素分子识别的配体主要是表达于白细胞和内皮细胞表面的某些寡糖基团和糖蛋白，如唾液酸化的路易斯寡糖（sLe^x）和糖基化依赖的细胞黏附分子 -1（GlyCAM-1）等。它们在介导白细胞与血管内皮细胞黏附、炎症反应和淋巴细胞归巢过程中发挥重要作用。上述三种选择素的分布、配体及其主要功能如表 6-3 所示。

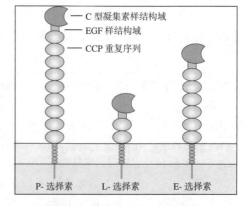

图 6-2　选择素分子结构示意图
上述三个选择素成员均为单体跨膜分子

表6-3　选择素的分布及其识别的配体和主要功能

选择素	细胞分布	配体	功能
E- 选择素 （CD62E）	活化内皮细胞	CD15s（sLe^x），ESL-1， CLA，PSGL-1	介导白细胞与血管内皮细胞黏附， 参与炎症反应
L- 选择素 （CD62L）	白细胞（活化后下调）	CD15s（sLe^x），CD34， GlyCAM-1	介导白细胞与血管内皮细胞黏附， 参与淋巴细胞归巢和炎症反应
P- 选择素 （CD62P）	血小板，巨核细胞， 活化内皮细胞	CD15s（sLe^x），CD15， PSGL-1	介导白细胞与血管内皮细胞黏附， 参与炎症反应

注：唾液酸化的路易斯寡糖（sialyl-Lewis^x，sLe^x），E- 选择素配体 -1（E-selection ligand-1，ESL-1），皮肤淋巴细胞相关抗原（cytaneous lymphocyte-associated antigen，CLA），P- 选择素糖蛋白配体 -1（P-selection glycoprotein ligand-1，PSGL-1），糖基化依赖的细胞黏附分子 -1（glycosylation-dependent cell adhesion molecule-1，GlyCAM-1）

四、黏附分子的主要功能

黏附分子通常以受体 - 配体结合方式发挥作用，参与免疫应答、炎症反应、淋巴细胞归巢和肿瘤转移等一系列重要的生理和病理过程，摘要简介如下。

1. **参与 T 细胞与 APC 相互识别和信号转导**　抗原提呈细胞表面黏附分子与 T 细胞表面相应黏附分子结合是启动适应性免疫应答的关键步骤，其过程简述如下：T 细胞进入外周免疫器官后，首先通过表面 LFA-1 和 LFA-2 等黏附分子与 APC 表面 ICAM-1 和 LFA-3 等相应黏附分子松散结合发生可逆性黏附，为 T 细胞表面 TCR-CD3 复合体对 APC 表面相应抗原肽 -MHC 分子复合物的选择和特异性识别创造了条件。T 细胞活化如图 6-3 所示：① T 细胞通过表面 TCR-CD3 复合体及其辅助受体 CD4/CD8 分子与 APC 表面相应抗原肽 -MHC Ⅱ / Ⅰ 类分子复合物特异性结合，可诱导产生 T 细胞活化第一信号；② T 细胞通过表面黏附分子 CD28、LFA-2（CD2）、LFA-1（CD11a/CD18）与 APC 表面黏附分子 B7-1/B7-2（CD80/CD86）、LFA-3（CD58）、ICAM-1 结合，可诱导产生 T 细胞活化第二信号（共刺激信号）导致 T 细胞活化。

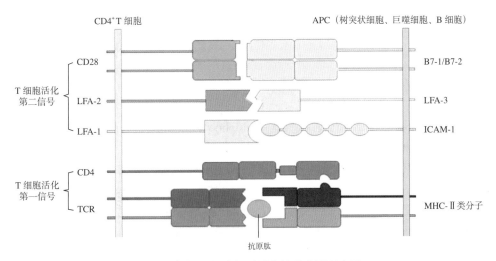

图 6-3　参与 T 细胞识别活化的膜分子示意图

T 细胞通过表面 TCR-CD3 复合体和 CD4 分子与 APC 表面相应抗原肽 -MHC Ⅱ类分子复合物特异性结合，可诱导产生 T 细胞活化第一信号；T 细胞通过表面 CD28 等黏附分子与 APC 表面 B7 等黏附分子结合，可诱导产生 T 细胞活化第二信号导致 T 细胞活化

2. **介导中性粒细胞与血管内皮细胞黏附外渗参与炎症反应**　血管内中性粒细胞向感染炎症部位迁移过程如图 6-4 所示，简述如下：感染部位活化巨噬细胞产生的 IL-1 和 TNF-α 等促炎细胞因子，可使相邻毛细血管内皮细胞活化表达 E- 选择素、ICAM-1 及膜型趋化因子 mIL-8。中性粒细胞通过表面唾液酸化的路易斯寡糖（sLe^x）与血管内皮细胞表面 E- 选择素松散结合发生滚动黏附，可诱导中性粒细胞表达 IL-8R 并通过对血管内皮细胞表面膜型 IL-8 的结合起到制动作用；同时刺激中性粒细胞使其表面整合素 LFA-1 分子表达上调 / 活化，并与血管内皮细胞表面 ICAM-1 结合形成稳定黏附。上述变化导致中性粒细胞骨架重组，使其趴伏在内皮细胞表面形成紧密黏附后产生以下三种作用：①刺激内皮细胞连接处一种称之为 VE- 钙黏素复合物的蛋白发生短暂可逆性解离，从而导致内皮细胞间隙开放，为中性粒细胞外渗提供了"方便之门"；②中性粒细胞表面 LFA-1 与内皮细胞表面 ICAM-1 之间亲和力显著降低，为其离开血管和进入感染炎症部位创造了条件；③在感染部位巨噬细胞和血管内皮细胞分泌的 CXCL8（IL-8）等趋化因子作用下，中性粒细胞从血管内皮细胞间隙外渗进入感染部位发挥抗感染免疫作用。血管内单核细胞和 T 淋巴细胞也能以类似于上述中性粒细胞外渗迁移方式进入感染部位发挥作用。

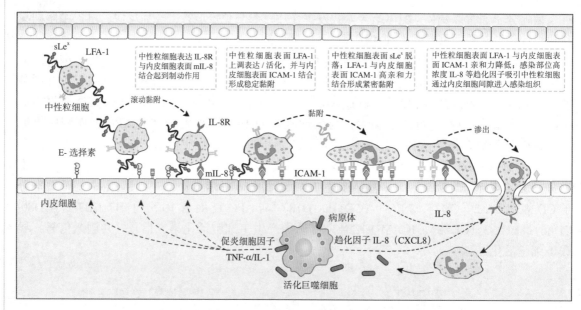

图 6-4　中性粒细胞对血管内皮的黏附和渗出过程示意图

中性粒细胞通过表面 sLe^x、LFA-1、IL-8R 与活化血管内皮细胞表面 E- 选择素、ICAM-1、mIL-8 结合，使其沿血管壁滚动、黏附、外渗，在 CXCL8 作用下进入感染部位发挥作用

3. **介导淋巴细胞归巢**　淋巴细胞归巢（lymphocyte homing）是指循环淋巴细胞定向迁移到外周免疫器官或淋巴组织的过程。淋巴细胞归巢受局部血管内皮细胞表面黏附分子、膜型趋化因子和局部组织中的趋化因子调控。T 淋巴细胞表面与其归巢相关的黏附分子又称淋巴细胞归巢受体（lymphocyte homing receptor, LHR），主要包括 L- 选择素和 LFA-1；表达于血管内皮细胞表面的相应配体称之为血管地址素（vascular addressin），主要包括表达于淋巴结高内皮小静脉内皮细胞表面的糖基化依赖性细胞黏附分子 -1（GlyCAM-1）、CD34、ICAM-1，及表达于派氏小结高内皮小静脉或黏膜固有层小静脉内皮细胞表面的黏膜地址素细胞黏附分子 -1（mucosal addressin cell adhesion molecule-1，MAdCAM-1）。

初始 T 细胞与高内皮小静脉细胞间的相互作用如图 6-5 所示：①首先通过其表面 L- 选择素与血管内皮细胞表面 GlyCAM-1 或 CD34 松散结合、沿血管壁发生滚动黏附；②进而通过表面趋化因子受体（CCR7）与血管内皮细胞表面膜型次级淋巴组织趋化因子（mSLC/mCCL21）结合，可使 T 细胞表面 LFA-1 活化并与血管内皮细胞表面相应黏附分子 ICAM-1 高亲和力结合，从而导致 T 细胞与血管内皮细胞紧密黏附；③在淋巴结深皮质区高内皮小静脉内皮细胞和成纤维网状细胞（fibroblastic reticular cell，FRC）分泌的 CCL21 和 CCL19 作用下，初始 T 细胞穿过血管内皮细胞进入淋巴结深皮质区参与适应性免疫应答。初始 B 细胞也能通过与初始 T 细胞类似的作用方式进入淋巴结深皮质区；但初始 B 细胞低表达 CCR7 而高表达 CXCR5，因此在滤泡树突状细胞（FDC）分泌的 B 淋巴细胞趋化因子 1（B lymphocyte chemokine 1，BLC-1）即 CXC13 作用下，能够从深皮质区继续迁移进入淋巴滤泡参与适应性体液免疫应答。

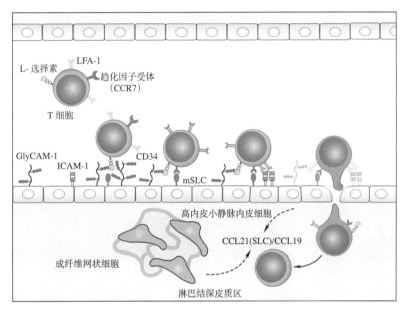

图 6-5 T 淋巴细胞归巢过程示意图

淋巴细胞通过表面 L- 选择素、CCR7、LFA-1 与血管内皮细胞表面 GlyCAM-1、mSLC/mCCL21、ICAM-1 结合，使其沿血管壁滚动、黏附，并在趋化因子 CCL21/CCL19 作用下穿过血管内皮细胞进入淋巴结深皮质区

小 结

白细胞分化抗原是细胞表面重要的功能分子，主要包括参与免疫细胞识别及其信号传导的受体分子和介导细胞间或细胞与细胞外基质间相互作用的黏附分子。用相关单克隆抗体分析鉴定的白细胞分化抗原称为分化群（cluster of differentiation），简称 CD 分子，目前大多数白细胞分化抗原已有 CD 编号。黏附分子可分为免疫球蛋白超家族、整合素家族、选择素家族和钙黏蛋白家族。黏附分子通常以受体 - 配体结合方式发挥作用，参与免疫细胞的识别活化、增殖分化及相关信号转导和迁徙移动，在免疫应答、淋巴细胞归巢 / 再循环、炎症反应、肿瘤转移等生理和病理过程中发挥重要作用。白细胞分化抗原及其单克隆抗体在基础医学和临床医学中已得到广泛应用。

复习思考题

1. 简述白细胞分化抗原和分化群（CD 分子）的基本概念。
2. 试述参与诱导免疫细胞活化相关的 CD 分子。
3. 简述黏附分子及其家族成员并举例说明。
4. 试述参与 T 细胞与 APC 相互识别和信号转导的 CD 分子和黏附分子。
5. 试述中性粒细胞与血管内皮细胞黏附外渗参与炎症反应的过程和作用机制。
6. 以初始 T 细胞为例，简述淋巴细胞归巢及其相关的黏附分子和趋化因子。

（刘晓霞　罗文哲）

主要组织相容性复合体及其编码产物

在人或同种不同品系动物个体间进行组织器官移植时，可因两者组织细胞表面同种异型抗原存在差异而发生排斥反应。这种代表个体特异性的引起移植排斥反应的同种异型抗原称为组织相容性抗原（histocompatibility antigen）或移植抗原（transplantation antigen）。组织相容性抗原包括多种复杂的抗原系统，其中能引起强烈而快速排斥反应的抗原系统称为主要组织相容性抗原（major histocompatibility antigen）；该抗原广泛分布于人或其他脊椎动物有核细胞表面，其化学成分是脂蛋白或糖蛋白。不同动物的主要组织相容性抗原有不同的命名，小鼠的主要组织相容性抗原称为 H-2 系统（histocompatibility-2 system）；人类主要组织相容性抗原首先在人外周血白细胞表面发现，故称人类白细胞抗原（human leukocyte antigen, HLA）。

主要组织相容性复合体（major histocompatibility complex, MHC）是一组与免疫应答和移植排斥反应密切相关的紧密连锁在同一染色体上的基因群，具有极其丰富的多态性。小鼠的 MHC 位于第 17 号染色体上，称为主要组织相容性 -2 复合体（histocompatibility-2 complex），简称 H-2 复合体；人的 MHC 位于第 6 号染色体上，称为 HLA 复合体（HLA complex）。

第一节　HLA 复合体及其产物

HLA 复合体（3600kb）位于第 6 号染色体短臂上，共有 224 个基因座位，其中 128 个基因座位上的基因为功能性基因，其余基因座位上的基因有些是假基因，有些是功能不明的基因。根据各位点基因及其编码产物结构和功能的不同，可将 HLA 复合体分为三个区域，即 Ⅰ 类基因区、Ⅱ 类基因区和介于 Ⅰ 类与 Ⅱ 类基因区之间的 Ⅲ 类基因区（图 7-1）。

一、HLA Ⅰ 类基因及其编码产物的主要功能

Ⅰ 类基因区内含经典 HLA-A、B、C 三个基因座位和非经典 HLA-E、F、G、H 等基因座位。经典 HLA-A、B、C 每个基因座位上存在多个等位基因，分别编码化学结构相似而抗原特异性不同的 HLA-A、B、C 肽链，即 HLA Ⅰ 类分子的重链（α 链）。每条 α 链分别与一个 β_2 微球蛋白（β_2 microglobulin, β_2m）结合共同组成 HLA Ⅰ 类分子，其主要功能是识别结合、提呈内源性抗原肽。

非经典 HLA-E、F、G、H 基因座位上的基因又称 HLA-Ib 基因，其多态性显著低于经典 HLA Ⅰ 类基因。非经典 HLA Ⅰ 类基因编码产物与 β_2 微球蛋白共同组成非经典 HLA Ⅰ 类分子：其中表达于羊膜和绒毛膜滋养层细胞表面的 HLA-E 分子是 NK 细胞表面凝集素样受体家族成员识别的配体，因其与 NK 细胞表面杀伤抑制受体间的亲和力显著高于杀伤活化受体，故可抑制 NK 细胞对上述自身组织细胞产生杀伤破坏作用，在母胎耐受中发挥重要作用。

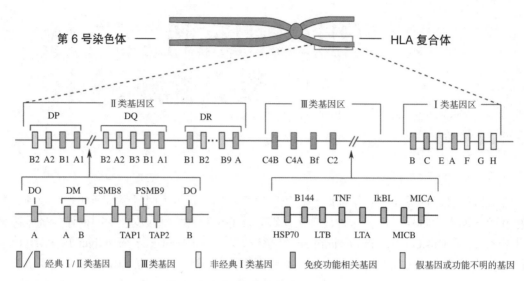

图 7-1　人类 HLA 复合体结构示意图

HLA 复合体位于人类第 6 号染色体短臂上，包括功能性基因、假基因或功能不明的基因；根据各位点基因及其编码产物结构和功能的不同，可将 HLA 复合体分为Ⅰ类基因区、Ⅱ类基因区和Ⅲ类基因区

二、HLA Ⅱ类基因及其编码产物的主要功能

Ⅱ类基因区包括经典 HLA-DP、DQ、DR 三个亚区和介于 DP 与 DQ 亚区之间的免疫功能相关基因。研究证实：HLA-DP、DQ、DR 各亚区包括两个或两个以上的功能基因座位，分别编码分子结构相似而抗原特异性不同的 α 链和 β 链，其中有些基因座位上的基因是假基因。在 DP 亚区中，由 DPB1 和 DPA1 座位上基因编码的肽链称为 DPβ 和 DPα，二者非共价键相连组成 HLA-DP 分子；在 DQ 亚区中，由 DQB1 和 DQA1 座位上基因编码的肽链称为 DQβ 和 DQα，二者非共价键相连组成 HLA-DQ 分子；在 DR 亚区中，由 DRB1 和 DRA 座位上基因编码的肽链称为 DRβ 和 DRα，二者非共价键相连组成 HLA-DR 分子。上述经典 HLA-DP、DQ、DR 分子统称 HLA Ⅱ类分子，其主要功能是识别结合、提呈外源性抗原肽。

位于 HLA-DP 与 DQ 亚区之间的免疫功能相关基因及其主要作用简述如下：① HLA-DM 基因包括 DMA 和 DMB 两个基因，其编码产物 α 链和 β 链非共价键结合组成的 DM 分子在 MHC Ⅱ类器室中可协助外源性抗原肽与 HLA Ⅱ类分子结合，参与对外源性抗原的提呈（详见第 10 章）；② HLA-DO 基因包括 DOA 和 DOB 两个基因，其编码产物 α 链和 β 链非共价键结合组成的 DO 分子是 DM 分子的负向调节蛋白；③编码蛋白酶体 β 亚单位（proteasome subunit beta type, PSMB）的基因包括 PSMB8 和 PSMB9，二者编码产物存在于胞质蛋白酶体中，其主要生物学功能是将进入蛋白酶体中的内源性抗原降解，使之成为适合于 HLA Ⅰ类分子提呈的内源性抗原肽（详见第 10 章）；④编码抗原加工相关转运体（transporter associated with antigen processing, TAP）的基因包括 TAP1 和 TAP2，二者编码产物，即表达于内质网膜上的 TAP 异二聚体可介导胞质中内源性抗原肽进入内质网腔，参与对内源性抗原的加工提呈（详见第 10 章）。

三、HLA Ⅲ类基因及其编码产物的主要功能

Ⅲ类基因区位于Ⅱ类与Ⅰ类基因区之间，主要包括编码某些补体组分和与炎症反应有关的免疫功能相关基因，其产物不是经典 HLA 分子。Ⅲ类基因区中：① C4A、C4B、Bf 和 C2 基

因是编码补体 C4α 链、C4β 链、B 因子和 C2 分子的基因；② TNF-α、LTA 和 LTB 基因是编码 TNF-α、LT-α 和 LT-β 分子的基因，其产物作为促炎细胞因子可刺激血管内皮细胞活化参与炎症反应；③ HSP70 基因是编码热休克蛋白 70（heat shock protein 70, HSP70）的基因，其产物主要参与炎症和应激反应，作为分子伴侣参与内源性抗原的加工提呈；④ MHC Ⅰ类链相关基因 A/B（MHC class I-chain related gene A/B, MIC A / MIC B）是编码 MIC A 和 MIC B 分子的基因，其产物在乳腺癌、卵巢癌、胃癌、结肠癌等上皮肿瘤细胞表面高表达，是 NK 细胞杀伤活化受体 NKG2D 识别的配体（详见第 9 章）。

第二节　HLA 分子的结构和主要作用

一、HLA Ⅰ类分子的结构及其主要作用

HLA Ⅰ类分子是由重链（α 链）和轻链（β_2m）以非共价键连接组成的异二聚体糖蛋白（图 7-2）。α 链是人第 6 号染色体 HLA Ⅰ类基因编码的多态性跨膜糖蛋白，其胞外区含有 α1、α2、α3 三个结构域，其中 α1 与 α2 结构域共同组成 HLA Ⅰ类分子抗原肽结合区；α3 结构域与人第 15 号染色体基因编码产物 β_2m 非共价结合共同组成 HLA Ⅰ类分子的 Ig 样区。

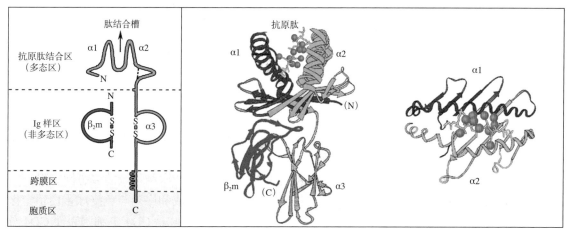

图 7-2　HLA Ⅰ类分子及其结构示意图

HLA Ⅰ类分子是由 α 链和 β_2m 组成的跨膜蛋白：α 链胞外区 α1 与 α2 结构域共同组成抗原肽结合区；α 链胞外区 α3 结构域与 β_2m 共同组成 Ig 样区

1. **抗原肽结合区**　位于 α 链氨基（N）端，包括由 α1 和 α2 结构域共同组成的抗原肽结合槽，其两端封闭可容纳 8~10 个氨基酸残基组成的抗原肽。该区是 HLA Ⅰ类分子与内源性抗原肽结合的区域，也是决定 HLA Ⅰ类分子多态性和同种异型抗原表位存在的部位。

2. **免疫球蛋白样区**　包括重链 α3 结构域和 β_2m，二者氨基酸组成和序列与免疫球蛋白恒定区具有高度同源性，故称免疫球蛋白样区（Ig 样区）。该区 α3 结构域是 CD8[+]T 细胞表面 CD8 分子识别结合的部位；β_2m 与 α3 结构域结合有助于 HLA Ⅰ类分子的表达和结构的稳定。

3. **跨膜和胞质区**　跨膜区所含疏水性氨基酸残基以 α 螺旋跨越脂质双层疏水区，可使 HLA Ⅰ类分子锚定在细胞膜上。HLA Ⅰ类分子 α 链羧基末端约 30 个氨基酸残基位于胞质中，内含磷酸化位点可参与细胞跨膜信号的传递。

二、HLA Ⅱ类分子的结构及其主要作用

HLA Ⅱ类分子是由人 HLA Ⅱ类基因编码的 α 链和 β 链以非共价键结合组成的异二聚体糖蛋白分子（图 7-3）。α 链和 β 链均为跨膜蛋白，由胞外区、跨膜区、胞内区三部分组成；其胞外区各含两个结构域，其中 α1 与 β1 结构域共同组成 HLA Ⅱ类分子的抗原肽结合区；α2 和 β2 结构域共同组成 HLA Ⅱ类分子的 Ig 样区。

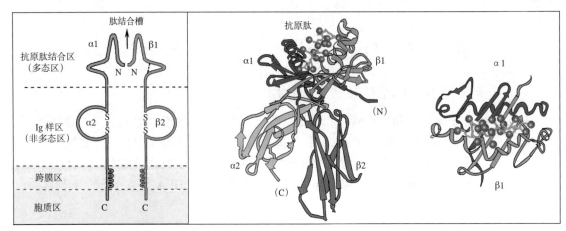

分子结构示意图　　　　　　　　　　　　立体结构示意图

图 7-3　HLA Ⅱ类分子及其结构示意图

HLA Ⅱ类分子是由 α 链和 β 链组成的跨膜蛋白；胞外区 α1 与 β1 结构域共同组成抗原肽结合区；胞外区 α2 与 β2 结构域共同组成 Ig 样区

1. **抗原肽结合区**　位于 α 链和 β 链氨基（N）端，包括 α1 和 β1 结构域共同组成的抗原肽结合槽。上述抗原肽结合槽两端开放可容纳 13~17 个氨基酸残基组成的抗原肽。该区是 HLA Ⅱ类分子与外源性抗原肽结合的区域，也是决定 HLA Ⅱ类分子多态性和同种异型抗原表位存在的部位。近来研究表明该区多态性主要表现在 β1 结构域，α1 结构域的多态性有限。

2. **免疫球蛋白样区**　包括 α2 和 β2 结构域，二者氨基酸组成和序列与免疫球蛋白恒定区具有高度同源性，故称免疫球蛋白样区（Ig 样区）。该区 β2 结构域是 CD4+T 细胞表面 CD4 分子识别结合的部位。

3. **跨膜区和胞质区**　HLA Ⅱ类分子 α 链和 β 链跨膜区氨基酸组成和功能与 Ⅰ类分子类似，但胞质区内氨基酸残基数明显少于 Ⅰ类分子。

第三节　HLA 分子表达特点及其分布和主要功能

一、HLA Ⅰ类和Ⅱ类分子的表达特点

HLA Ⅰ类和Ⅱ类各座位等位基因具有共显性表达特点，即一对同源染色体上 HLA 对应基因座位上的两个等位基因均能得到表达。因此，在只表达经典 HLA Ⅰ类分子的组织细胞表面具有来自父母双方的三对（共计 6 种）HLA Ⅰ类抗原分子；在组成性表达经典 HLA Ⅰ类和Ⅱ类分子的抗原提呈细胞（APC）表面具有来自父母双方的六对（共计 12 种）HLA Ⅰ类和Ⅱ类分子。

二、HLA Ⅰ类和Ⅱ类分子的分布

经典 HLA Ⅰ类分子广泛分布于人体各种有核细胞及血小板和网织红细胞表面，而在成熟红细胞、神经细胞和成熟的滋养层细胞表面尚未检出。HLA Ⅱ类分子分布不够广泛，主要存在于专职抗原提呈细胞（树突状细胞、巨噬细胞、B 细胞）、胸腺上皮细胞和某些活化的 T 细胞表面。HLA Ⅰ类和Ⅱ类分子也可出现于血浆、尿液、唾液、精液和乳汁等体液中，称为分泌型或可溶型 HLA Ⅰ类和Ⅱ类分子。

三、HLA Ⅰ类和Ⅱ类分子的主要生物学功能

1. **提呈抗原启动适应性免疫应答**　抗原提呈细胞（APC）将内 / 外源性抗原加工为线性抗原肽后，可通过 HLA Ⅰ / Ⅱ类分子抗原肽结合槽分别与上述内 / 外源性抗原肽结合形成抗原肽 -HLA Ⅰ / Ⅱ类分子复合物，并将其转运到 APC 表面供 CD8+/CD4+T 细胞识别启动适应性免疫应答（详见第 10 章）。

2. **决定 T 细胞识别抗原的 MHC 限制性**　研究证实：① APC 与 CD8+T 细胞之间的相互作用受 MHC Ⅰ类分子限制，即 CD8+ 细胞表面 TCR 只能识别自身 APC 表面 MHC Ⅰ类分子提呈的抗原肽；② APC 与 CD4+T 细胞之间的相互作用受 MHC Ⅱ类分子限制，即 CD4+T 细胞表面 TCR 只能识别自身 APC 表面 MHC Ⅱ类分子提呈的抗原肽（详见第 10 章）。

3. **参与 T 细胞在胸腺中的发育**　始祖 T 细胞在胸腺内的分化发育与胸腺上皮细胞和树突状细胞表面的 MHC Ⅰ / Ⅱ类分子及其提呈的自身抗原肽密切相关（详见第 8 章）。

4. **引发移植排斥反应**　在同种异型基因组织器官移植时，HLA Ⅰ类和Ⅱ类分子作为同种异型抗原，可通过"直接识别"和"间接识别"模式诱导机体产生 CD8+ 效应 CTL 和 CD4+ 效应 Th 细胞，对供体组织细胞产生杀伤破坏作用引发移植排斥反应（详见第 18 章）。

第四节　HLA 复合体的遗传特征

一、单体型遗传

同一条染色体上 HLA 各基因座位上等位基因的组合称为 HLA 单体型（haplotype）。单体型遗传是指同一染色体上等位基因极少发生同源染色体交换，通常 HLA 单体型作为一个完整的遗传单位由亲代传给子代。体细胞中一对同源染色体上 HLA 单体型的组合称为 HLA 基因型（genotype）。人是二倍体生物，每个细胞均有来自父母双方的两个同源染色体组，第 6 号同源染色体中 HLA 单体型也是一个来自父系，一个来自母系。根据孟德尔遗传定律，若父亲第 6 号染色体 HLA 单体型为 a 和 b，母亲的 HLA 单体型是 c 和 d，则子女 HLA 单体型组合在理论上有 ac、ad、bc 和 bd 四种可能（图 7-4）。在同胞兄弟姐妹之间比较 HLA 单体型配位有下列三种可能性：①两个 HLA 单体型完全相同的概率为 25%；②两个 HLA 单体型完全不同的概率为 25%；③一个 HLA 单体型相同的概率为 50%。在亲代与子代之间通常只能有一个单倍体型相同。上述 HLA 遗传特性在器官移植供体选择和法医亲子鉴定中已得到应用。

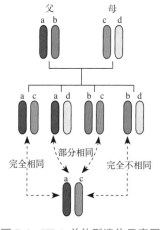

图 7-4　HLA 单体型遗传示意图
同胞之间两个 HLA 单体型完全相同和完全不同的概率均为 25%；一个 HLA 单体型相同的概率为 50%

二、多态性

HLA 多态性（polymorphism）是指在一随机婚配群体中，染色体同一基因座位有两种以上等位基因，可编码两种以上基因产物的现象。HLA 复合体是迄今已知人体最复杂的基因复合体，其多态性主要取决于经典 HLA 复合体等位基因数和共显性表达等遗传特性。

1. **复等位基因（multiple allele）** 是指在一个群体中，位于一对同源染色体上同一对应基因座位上出现多个等位基因的遗传特征。复等位基因来源于一个基因座位所发生的多种突变，对个体而言只能具有其中的任意两个等位基因。HLA 复合体中每个基因座位均存在为数众多的等位基因（表 7-1）是其具有高度多态性的主要原因。

2. **共显性（codominance）** 是指某些常染色体上的等位基因彼此间没有显性和隐性的区别，在杂合状态时两种基因均可同时表达产生相应基因产物的遗传方式。HLA 复合体中每个等位基因均为共显性，从而大大增加了人群中 HLA 表型的多样性。

表7-1　HLA复合体经典 I / II 类基因座位等位基因数（2018.3）

基因座	经典 I 类基因			经典 II 类基因						
	A	B	C	DRA	DRB1	DRB3	DQA1	DQB1	DPA1	DPB1
基因数	4200	5091	3854	7	2165	157	94	1196	65	975

资料来源：http://hla.alleles.org/nomenclature/stats.html

三、连锁不平衡

连锁不平衡（linkage disequilibrium）是指某一群体中分属不同基因座位上的等位基因在同一条染色体上出现的概率大于随机组合预期值的现象。例如，在北方汉族人中，理论上 HLA-DRB1*0901 和 DQB1*0701 同时出现在同一条染色体上的概率为 3.4%，但实际上两者同时出现的概率是 11.3%，为理论值的 3.3 倍。

第五节　HLA 与临床医学的关系

一、HLA 与同种异体器官移植的关系

同种异体器官移植物存活率的高低主要取决于供体与受体之间 HLA 型别匹配的程度。同卵双生个体（HLA 完全相同）间进行器官和骨髓移植不发生移植排斥反应，移植物可长期存活。同胞间出现 HLA 基因完全相同的概率为 25%，器官移植时应首先从兄弟姐妹中寻找相同配型。在一个单体型相同的同胞间或父母与子女间进行器官移植，其存活率高于无亲缘关系供 - 受体间器官移植的存活率。通常器官移植物存活率由高到低的顺序是：同卵双生＞同胞＞亲属＞无亲缘关系。此外，研究发现在肾移植中，HLA 各位点基因匹配的重要性依次为 HLA-DR、HLA-B、HLA-A；在骨髓移植中，只有在供体和受体 HLA 单体型完全相同的情况下才容易获得成功。

二、HLA 与输血反应的关系

临床多次接受输血的患者会发生非溶血性输血反应。患者主要表现为发热、白细胞减少和荨麻疹等临床症状。此类输血反应主要与患者血液中产生供体 HLA I 类抗原特异性抗体有关。患者在多次输血过程中，若再次接受同一供体血液或具有某些相同 HLA I 类抗原的血

液，其体内相应 HLA 特异性抗体即能与供体白细胞 / 血小板表面 HLA Ⅰ 类分子结合，进而激活补体使上述细胞溶解破坏发生非溶血性输血反应。因此，对多次接受输血者应注意避免反复选择同一供血者的血液。

三、HLA 与疾病的相关性

研究发现，携带某些特定 HLA 等位基因或单体型的个体与某些疾病的发生相关联，例如强直性脊柱炎患者 HLA-B27 抗原阳性率高达 58%~97%，而正常人 HLA-B27 抗原阳性率仅为 1%~8%；胰岛素依赖性糖尿病发生与 HLA-DR3、HLA-DR4 抗原相关联；寻常型天疱疮发生与 HLA-DR4 抗原相关联；乳糜泻发生与 HLA-DR3 抗原相关联。HLA 与疾病相关性的深入研究将有助于对某些疾病的诊断、预测、分类和预后判断。

四、HLA 异常表达与疾病的关系

HLA Ⅰ / Ⅱ 类分子表达异常与某些疾病的发生相关联，例如：①许多肿瘤细胞因其表面 HLA Ⅰ 类分子表达缺失或显著减少，不能被相应 CD8[+]CTL 有效识别结合而得以逃逸形成肿瘤；②某些器官特异性自身免疫病患者，如胰岛素依赖性糖尿病患者可因胰岛 β 细胞异常表达 HLA Ⅱ 类分子，而将上述器官特异性自身抗原提呈给自身反应性 T 细胞，使之活化引发相关疾病。

五、HLA 在法医学中的应用

HLA 系统具有高度多态性，在无血缘关系人群中 HLA 表型完全相同的概率极为罕见。HLA 为单体型遗传，子代 HLA 基因型是由双亲 HLA 单体型组成，即亲代与子代之间必然有一个单体型相同，且每个人所拥有的 HLA 等位基因型别一般终身不变。据此建立的 HLA 基因分型技术已在法医学中得到广泛应用。

小　结

主要组织相容性复合体（MHC）是一组紧密连锁的基因群；位于第 6 号染色体上的人类 MHC 称为 HLA 复合体，由 Ⅰ 类、Ⅱ 类和 Ⅲ 类基因组成。经典 HLA Ⅰ 类基因具有高度多态性，其编码产物 α 链（重链）与人第 15 号染色体基因编码产物 $\beta_2 m$（轻链）非共价结合共同组成 HLA Ⅰ 类分子；经典 HLA Ⅱ 类基因具有高度多样性，其编码产物 α 链与 β 链非共价结合共同组成 HLA Ⅱ 类分子；Ⅲ 类基因主要编码某些细胞因子和补体组分。非经典免疫功能相关基因编码产物主要包括参与抗原加工提呈的 DM 分子、PSMB 8/9、TAP 异二聚体。HLA Ⅰ / Ⅱ 类分子为跨膜糖蛋白，其抗原肽结合槽是识别结合抗原肽的部位；其 Ig 样区 α3/β2 结构域是 CD8[+] CTL/CD4[+] T 细胞表面 CD8/CD4 分子识别结合的部位。HLA Ⅰ 类分子广泛表达于人体各组织有核细胞及病毒感染或肿瘤细胞表面，HLA Ⅱ 类分子主要表达于专职抗原提呈细胞表面。病毒感染或肿瘤细胞作为非专职 APC 通过其 MHC Ⅰ 类分子可将病毒或肿瘤抗原加工产物（抗原肽）转运到细胞表面，供相应 CD8[+] CTL 识别启动适应性细胞免疫应答。抗原提呈细胞通过其 MHC Ⅱ 类分子可将抗原加工产物（抗原肽）转运到细胞表面，供相应 CD4[+]T 细胞识别启动适应性免疫应答。HLA 主要通过单体型和共显性方式进行遗传，它们与同种异体器官移植排斥反应、非溶血性输血反应和某些自身免疫病的发生密切相关。

复习思考题

1. 简述 HLA 复合体及其分类和相关编码产物。
2. 简述 HLA Ⅰ 类和 Ⅱ 类分子结构及相关结构域的主要作用。
3. 简述 HLA Ⅰ 类和 Ⅱ 类分子的表达、分布和主要生物学功能。
4. 简述 HLA 在临床医学中的应用和意义。

（初　明　王月丹）

免疫器官和组织及其主要作用

免疫系统（immune system）由免疫器官、组织屏障、免疫细胞和免疫分子组成。免疫器官包括中枢免疫器官和外周免疫器官，二者通过血液循环和淋巴循环相互联系构成免疫网络系统。

第一节 中枢免疫器官

中枢免疫器官（central immune organ）包括骨髓和胸腺，它们是人和其他灵长目动物或小鼠等啮齿目动物免疫细胞发生、发育、分化和成熟的主要场所，又称中枢淋巴器官或组织（central lymphoid organs/tissues）。骨髓是始祖 B 细胞分化发育成熟的中枢免疫器官，而来源于骨髓的始祖 T 细胞在胸腺中分化发育成熟。禽类中枢免疫器官由骨髓、腔上囊和胸腺组成：来源于骨髓的始祖 B 细胞在腔上囊中分化发育成熟；来源于骨髓的始祖 T 细胞在胸腺中分化发育成熟。

一、骨髓及其主要功能

骨髓（bone marrow）是造血器官，可产生多能造血干细胞和各种血细胞；也是人或小鼠 B 细胞发育成熟的中枢免疫器官。

1. **骨髓的结构和细胞组成** 骨髓位于骨髓腔内，其中红髓是由骨髓基质细胞、多能造血干细胞和毛细血管网络构成的海绵状组织，具有活跃的造血功能。骨髓基质细胞（stromal cell）包括网状细胞、成纤维细胞、血窦内皮细胞、巨噬细胞和脂肪细胞等。由上述基质细胞及其分泌的细胞因子（IL-3、IL-6、IL-7、SCF 及 GM-CSF 等）和细胞外基质共同构成的微环境，称为造血诱导微环境（hemopoietic inductive microenvironment, HIM）。多能造血干细胞（pluripotent hematopoietic stem cell）最早产生于胚胎卵黄囊，妊娠第 4 周出现于胚肝，妊娠 5 个月至出生后主要由骨髓产生，简称造血干细胞（hematopoietic stem cell, HSC）。造血干细胞是具有自我更新和多向分化潜能的造血前体细胞，在骨髓造血诱导微环境中可增殖分化为各种功能不同的血细胞。CD34 和 CD117 是人类造血干细胞的重要表面标志和功能分子：应用抗 CD34 单克隆抗体可从骨髓、胚肝或脐血中分离获得造血干细胞，用于临床相关疾病的治疗；CD117（c-kit）是存在于不同分化阶段造血干细胞表面的干细胞因子受体（stem cell factor receptor，SCFR），能与干细胞因子（stem cell factor, SCF）结合诱导不同分化阶段造血干细胞分化发育。

2. **骨髓的主要功能** 骨髓是诱导多能造血干细胞分化发育的场所，也是诱导 B 细胞发育成熟和发生再次体液免疫应答的免疫器官。

（1）诱导多能造血干细胞分化发育：多能造血干细胞分化发育过程如图 8-1 所示，它们在骨髓中首先分化为共同髓样前体（common myeloid progenitor）和共同淋巴样前体（common lymphoid progenitor）。上述共同髓样前体在骨髓中又可分化发育为巨核细胞 / 红细胞前体（megakaryocyte/erythrocyte progenitor）和粒细胞 / 巨噬细胞前体（granulocyte/macrophage progenitor）：前者可进一步分化发育为巨核细胞和成红细胞，最终成熟为血小板和红细胞后释放入血；后者可进一步分化为中性粒细胞、嗜酸性粒细胞、嗜碱性粒细胞、单核细胞和肥大细胞前体后释放入血。单核细胞进入外周组织后分化为巨噬细胞或未成熟髓样树突状细胞（myeloid dendritic cell, mDC），后者进入淋巴结可分化发育为成熟树突状细胞；肥大细胞前体进入组织后可分化发育为肥大细胞。共同淋巴样干细胞前体在骨髓中首先分化为始祖 B 细胞（pro-B cell）、始祖 T 细胞（pro-T cell）、NK 前体、固有淋巴样细胞（innate lymphoid cell, ILC）前体，其中始祖 B 细胞、NK 前体、ILC 前体在骨髓中进一步分化发育成熟后释放入血，而始祖 T 细胞则通过血液循环进入胸腺发育成熟后释放入血。树突状细胞包括上述单核细胞进入组织后衍生的未成熟髓样 DC（mDC）及来源于共同髓样前体的未成熟髓样 DC（mDC）和来源于共同淋巴样前体的未成熟浆细胞样 DC（plasmacytoid DC, pDC）。上述未成熟 DC 进入淋巴结后分化发育为成熟 DC。

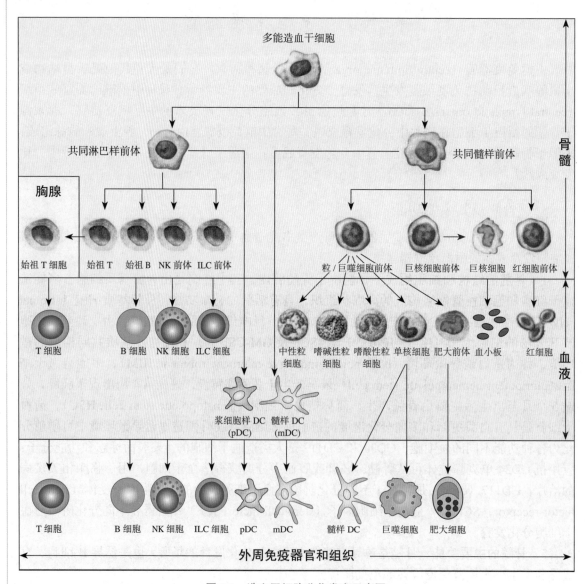

图 8-1　造血干细胞分化发育示意图

造血干细胞首先分化为共同淋巴样前体和共同髓样前体：来源于共同淋巴样前体的免疫细胞主要包括 T 细胞、B 细胞、NK 细胞、固有淋巴样细胞（ILCs）和浆细胞样 DC；来源于共同髓样前体的免疫细胞主要包括中性粒细胞、嗜酸 / 嗜碱性粒细胞、单核细胞、巨噬细胞、肥大细胞和髓样 DC

（2）诱导 B 细胞分化成熟：人和其他灵长目动物的 B 细胞在骨髓中以抗原非依赖的方式分化发育，经历始祖 B 细胞、前 B 细胞、未成熟 B 细胞、成熟 B 细胞四个阶段。CD19 膜分子在 B 细胞分化发育各阶段均可表达，是 B 细胞特征性表面标志。B 细胞发育成熟过程如图 8-2 所示，简述如下：①始祖 B 细胞（pro-B cell）不表达 B 细胞受体（BCR），它们通过表面黏附分子迟现抗原 -4（VLA-4）和干细胞因子受体（SCFR）与骨髓基质细胞表面血管细胞黏附分子 -1（VCAM-1）和膜表面干细胞因子（mSCF）结合相互作用后，可通过表达 IL-7R 并与骨髓基质细胞分泌的 IL-7 结合而使其编码 Ig 重链（μ 链）的基因发生重排分化发育为前 B 细胞；②前 B 细胞（pre-B cell）胞质中出现 μ 链（IgM 重链），膜表面出现由 μ 链与替代性轻链组成的前 B 细胞受体。前 B 细胞受体没有抗原识别结合能力，表达后可诱导前 B 细胞编码 Ig 轻链的基因发生重排使之分化发育为未成熟 B 细胞；③未成熟 B 细胞（immature B cell）表面出现功能性 B 细胞抗原受体，即由膜表面单体 IgM（BCR）与 Igα/Igβ 异二聚体结合组成的 BCR-Igα/Igβ 复合体，未成熟 B 细胞通过表面 BCR-Igα/Igβ 复合体与骨髓基质细胞表面相应自身抗原高亲和力结合，可导致相关自身反应性 B 细胞克隆清除；与相应可溶性自身抗原结合可使其 BCR 表达下调，导致相关自身反应性 B 细胞克隆失能形成中枢免疫耐受；在那些未与骨髓基质细胞表面自身抗原结合或低亲和力结合的未成熟 B 细胞中，有些在骨髓中分化发育为成熟 B 细胞，有些进入脾后分化发育为成熟 B 细胞；④成熟 B 细胞（mature B cell）同时表达由 mIgM 和 mIgD 分别与 Igα/Igβ 异二聚体结合组成的 BCR-Igα/Igβ 复合体和 CD21-CD19-CD81 复合体。成熟 B 细胞是具有免疫应答能力的 B 细胞，它们在外周免疫器官定居参与免疫应答。进入外周免疫器官后未与相应抗原接触的成熟 B 细胞称为初始 B 细胞（naïve B cell）。初始 B 细胞接受相应抗原刺激后可增殖分化为能够产生抗体的浆细胞，在其增殖分化过程中可产生记忆 B 细胞参与再次体液免疫应答。

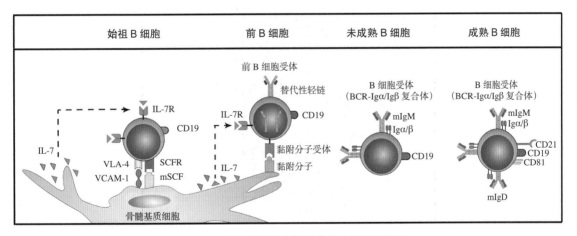

图 8-2　B 细胞在骨髓中的分化发育过程示意图

①始祖 B 细胞通过 Ig 重链基因重排分化发育为前 B 细胞；②前 B 细胞通过 Ig 轻链基因重排分化发育为未成熟 B 细胞；③未成熟 B 细胞表达功能性 BCR-Igα/Igβ 复合体；④成熟 B 细胞同时表达由 mIgM 和 mIgD 分别与 Igα/Igβ 异二聚体结合组成的 BCR-Igα/Igβ 复合体及其共受体，即 CD21-CD19-CD81 复合体

（3）诱导产生再次体液免疫应答：记忆 B 细胞参与淋巴细胞再循环，它们接受相同抗原刺激后，可返回骨髓增殖分化为浆细胞持续合成分泌抗体。因此，骨髓不仅是各种血细胞发生和 B 细胞分化发育成熟的场所，也是引发再次体液免疫应答的主要场所之一。

二、胸腺及其主要功能

胸腺（thymus）是 T 细胞分化发育成熟的场所。胸腺最早出现于胚胎第 9 周，在胚胎第 20 周发育成熟；新生儿期胸腺 15～20 克，幼年期后迅速增大，青春期达到高峰（30～40 克）；青春期后胸腺随年龄增长而逐渐萎缩退化；老年期胸腺被脂肪组织取代明显萎缩，其功能衰退导致机体免疫功能下降。

1. 胸腺的结构和细胞组成　胸腺是由结缔组织被膜包裹的实质性器官，其结构和细胞组成如图 8-3 所示，简述如下：胸腺表面被膜伸入实质形成的小梁可将胸腺分为若干小叶。胸腺小叶分为皮质和髓质，在皮质与髓质交界处富含血管；胸腺小叶内含胸腺上皮细胞、树突状细胞、巨噬细胞、成纤维细胞等胸腺基质细胞，以及分布于胸腺基质细胞中的胸腺细胞（T 细胞）。

（1）皮质：胸腺皮质内含呈网状分布的胸腺皮质上皮细胞和胸腺细胞，其中体积较大的胸腺细胞主要存在于浅皮质区，体积较小的胸腺细胞主要存在于深皮质区。在胸腺皮质上皮细胞、树突状细胞等基质细胞及其分泌的细胞因子（如 SCF、IL-7、GM-CSF 等）和胸腺肽类物质（如胸腺素、胸腺肽、胸腺生成素等）诱导作用下，胸腺细胞分化发育并进入胸腺髓质。

（2）髓质：胸腺髓质内含呈网状分布的胸腺髓质上皮细胞、中等大小逐步发育成熟的髓质胸腺细胞（成熟 T 细胞）、树突状细胞和巨噬细胞等。哈索尔小体（Hassall's corpuscle）由胸腺上皮细胞呈同心圆状排列组成，是胸腺髓质的特征性结构；其主要作用是通过合成分泌胸腺基质淋巴细胞生成素（thymic stromal lymphopoietin, TSLP）诱导胸腺树突状细胞成熟和参与调节性 T 细胞在胸腺内的分化发育。

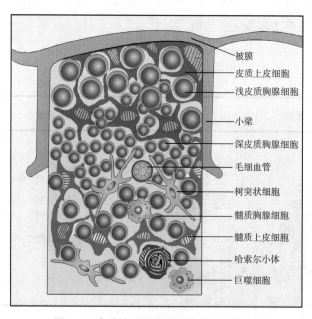

被膜
皮质上皮细胞
浅皮质胸腺细胞
小梁
深皮质胸腺细胞
毛细血管
树突状细胞
髓质胸腺细胞
髓质上皮细胞
哈索尔小体
巨噬细胞

图 8-3　胸腺的结构及其细胞组成示意图

胸腺皮质内含胸腺上皮细胞、树突状细胞和大量胸腺细胞；胸腺髓质内含胸腺上皮细胞、巨噬细胞、树突状细胞和成熟胸腺细胞（成熟 T 细胞）

2. 胸腺的主要功能　胸腺是诱导始祖 T 细胞分化发育成熟的场所，始祖 T 细胞随血液进入胸腺后经过早期发育、阳性选择、阴性选择三个阶段（图 8-4），可分化发育为具有免疫活性的成熟 T 细胞，即初始 T 细胞。

（1）早期发育阶段：始祖 T 细胞（pro-T cell）来源于骨髓共同淋巴样前体，进入胸腺后可表达黏附分子 CD44 而不表达 CD4 和 CD8 分子，称为 CD44$^+$CD4$^-$CD8$^-$ 双阴性细胞（double-negative cell），简称 DN 细胞。上述 CD44⁺DN 细胞不表达 T 细胞抗原受体（TCR），它们通过表面黏附分子 CD44 与胸腺细胞外基质中的透明质酸（hyaluroate, HA）结合相互作用后可分化发育为 CD44⁻ CD25⁺DN 细胞。此种 CD25⁺DN 细胞编码 TCR β 链的基因发生重排成功表达 β 链，并与一条称之为前 T 细胞 α 链（pre-T cell α, pTα）的替代链配对组成前 T 细胞受体（pTα: βTCR）后可分化发育为 CD44⁻ CD25⁻ DN 细胞，此即 CD4⁻ CD8⁻ 双阴性前 T 细胞（pre-T cell）。CD4⁻ CD8⁻ 双阴性前 T 细胞增殖活跃可同时表达 CD4 和 CD8 分子，但只有少数（约 5%）发生 TCR α 链基因重排成功表达 α 链；当上述 α 链与 β 链配对组成功能性 T 细胞受体（α: βTCR）并与 CD3 分子结合组成 TCR-CD3 复合体后，上述双阴性前 T 细胞可分化发育为具有抗原识别和信号转导功能的 CD4⁺CD8⁺ 双阳性细胞（double-positive cell），此即未成熟双阳性 T 细胞，简称 DP 细胞。

（2）阳性选择（positive selection）阶段：发生于胸腺皮质区，未成熟双阳性 T 细胞表面 TCR 可变区是识别结合胸腺上皮细胞表面自身抗原肽 -MHC 分子复合物的区域，包括互补决定区 1（CDR1）、CDR2、CDR3 三个区域：其中 CDR1、CDR2 主要识别抗原肽 -MHC Ⅱ / Ⅰ 类分子复合物中 MHC Ⅱ类或 Ⅰ类分子的抗原肽结合槽（弱识别）；CDR3 主要识别抗原肽 -MHC Ⅱ / Ⅰ 类分子复合物中的抗原肽；CDR1、CDR2、CDR3 共同识别抗原肽 -MHC Ⅱ / Ⅰ 类分子复合物（强识别）。上述未成熟双阳性 T 细胞：①通过表面 TCR 中 CDR1、CDR2 及 CD4/CD8 分子与胸腺上皮细胞表面自身抗原肽 -MHC 分子复合物中 MHC Ⅱ / Ⅰ 类分子抗原肽结合槽结合（弱识别），可分化发育为具有抗原识别功能的 CD4⁺ 或 CD8⁺ 单阳性细胞（single positive cell），此即未成熟单阳性 T 细胞，简称 SP 细胞；②通过表面 TCR 中 CDR1、CDR2 和 CDR3 及 CD4/CD8 分子与上述自身抗原肽 -MHC Ⅱ / Ⅰ 类分子复合物结合（强识别）或未与上述复合物结合的双阳性 T 细胞则发生凋亡。通过阳性选择可产生以下两种作用：①使部分自身反应性 T 细胞从体内清除；②可获得发挥作用受 MHC 限制的 CD4⁺ 或 CD8⁺ 未成熟单阳性 T 细胞。

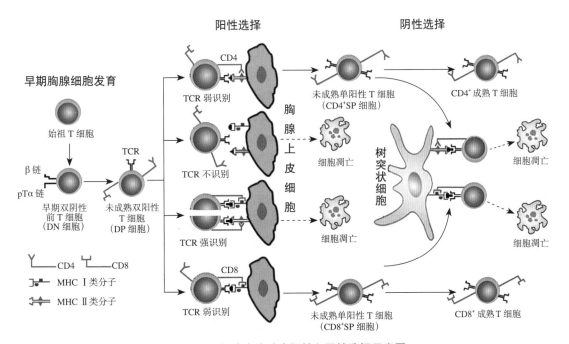

图 8-4　T 细胞在胸腺内阳性和阴性选择示意图

①阳性选择：未成熟双阳性 T 细胞通过表面 TCR 及 CD4/CD8 分子与胸腺上皮细胞表面自身抗原肽 -MHC Ⅱ / Ⅰ 类分子复合物中 MHC Ⅱ / Ⅰ 类分子抗原肽结合槽结合（弱识别），可分化发育为表达功能性 TCR 的 CD4⁺/CD8⁺ 未成熟单阳性 T 细胞；②阴性选择：上述未成熟单阳性 T 细胞通过表面 TCR 及 CD4/CD8 分子与胸腺树突状细胞表面自身抗原肽 -MHC Ⅱ / Ⅰ 类分子复合物高亲和力结合（强识别）可发生凋亡；而以低亲和力或未能与胸腺树突状细胞表面自身抗原肽 -MHC Ⅱ / Ⅰ 类分子复合物结合的未成熟单阳性 T 细胞则分化发育为 CD4⁺/CD8⁺ 成熟 T 细胞（初始 T 细胞）

（3）阴性选择（negative selection）阶段：主要发生于胸腺皮质与髓质交界处，位于该处的胸腺树突状细胞和巨噬细胞高表达自身抗原肽 -MHC Ⅱ / Ⅰ类分子复合物。上述未成熟单阳性 T 细胞通过表面 TCR 及 CD4/CD8 分子与胸腺树突状细胞或巨噬细胞表面相应自身抗原肽 -MHC Ⅱ / Ⅰ类分子复合物高亲和力结合可发生凋亡，导致体内高亲和力自身反应性 T 细胞被清除，即对自身抗原形成中枢免疫耐受；而那些以低亲和力或未能与树突状细胞或巨噬细胞表面自身抗原肽 -MHC Ⅱ / Ⅰ类分子复合物结合的未成熟单阳性 T 细胞则得以存活，进而分化发育为 CD4$^+$ 或 CD8$^+$ 成熟 T 细胞后离开胸腺迁入外周免疫器官定居。离开胸腺后尚未接受相应抗原刺激的 CD4$^+$/CD8$^+$ 成熟 T 细胞称为初始 T 细胞（naïve T cell），它们通过血液循环进入外周免疫器官接受外源性非已抗原或某些自身抗原刺激后，可介导产生适应性免疫应答。

第二节　外周免疫器官

外周免疫器官（peripheral immune organ）包括淋巴结、脾和黏膜相关淋巴组织，它们是成熟 T、B 淋巴细胞定居和接受抗原刺激后产生免疫应答的主要场所，也是滤过清除淋巴和血液中病原微生物等有害物质的重要免疫器官。

一、淋巴结及其主要功能

淋巴结（lymph node）广泛分布于全身非黏膜部位淋巴通道交汇处，身体浅表部位如颈部、腋窝、腹股沟等处和内脏器官门部附近，如肺门淋巴结等。上述部位也是易受病原微生物和其他抗原性异物侵入的部位。

1. 淋巴结的结构和细胞组成　淋巴结作为结构完整的外周免疫器官，其结构和细胞组成如图 8-5 所示：它们具有动脉、静脉及输入和输出淋巴管；内有富含 B 细胞及一定量滤泡树突状细胞的浅皮质区和富含 T 细胞及一定量树突状细胞 / 巨噬细胞的深皮质区。淋巴结是由结缔组织被膜包裹的实质性器官，位于淋巴结被膜和实质之间的被膜下窦与输入淋巴管相连；淋巴管中树突状细胞经输入淋巴管进入被膜下窦后，可定向迁移到淋巴结深皮质区与 T 细胞结合相互作用发挥抗原提呈作用。淋巴结实质分为皮质区和髓质区两部分。

（1）皮质：淋巴结皮质分为浅皮质区和深皮质区：靠近被膜的浅皮质区是 B 细胞主要存在的区域，又称胸腺非依赖区（thymus-independent area）；靠近髓质的深皮质区是 T 细胞主要存在的区域，又称胸腺依赖区（thymus-dependent area）。初级淋巴滤泡（primary lymphoid follicle）位于该浅皮质区，内含初始 B 细胞、滤泡树突状细胞（follicle dendritic cell, FDC）和少量辅助性 T 细胞（helper T cell, Th）。上述淋巴滤泡可因其内 B 细胞增殖分化而出现生发中心，此种淋巴滤泡称为次级淋巴滤泡（secondary lymphoid follicle）。在次级淋巴滤泡内增殖分化的 B 细胞中，有些转移到髓质分化发育为浆细胞后合成分泌抗体；有些则作为记忆 B 细胞参与淋巴细胞再循环，它们接受相同抗原刺激后可返回骨髓增殖分化为浆细胞、合成分泌抗体介导再次体液免疫应答。

深皮质区内含大量 T 细胞和摄取抗原后通过输入淋巴管迁移而至的成熟树突状细胞及少量巨噬细胞。位于深皮质区的高内皮小静脉（high endothelial venule, HEV）是血管内 T、B 细胞进入淋巴结的重要"门户"。研究证实：HEV 内皮细胞表面特有的黏附分子以及微环境中某些特定趋化因子与 T、B 细胞表面相应黏附分子和趋化因子受体之间的相互作用，是血管内 T、B 细胞能够定向迁移到淋巴结内相应区域的重要原因。T、B 细胞在淋巴结内有不同的迁移"路线"，但二者最终汇入髓窦并通过输出淋巴管进入淋巴循环系统，再经胸导管返回血液完成淋巴细胞再循环。

（2）髓质：淋巴结髓质由髓索和髓窦组成，髓索含有大量 B 细胞、浆细胞及 T 细胞和巨噬细胞；髓窦内含 T、B 细胞，富含巨噬细胞；髓窦与输出淋巴管相连，其内 T、B 细胞可经输出淋巴管进入淋巴循环系统。

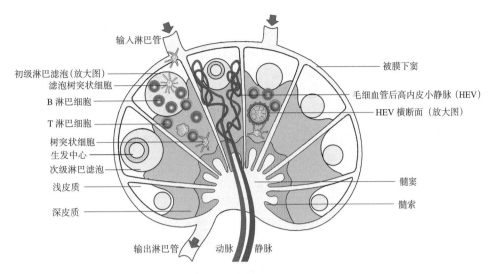

图 8-5　淋巴结结构示意图

淋巴结实质分为皮质区和髓质区：浅皮质区是 B 细胞定居的部位；深皮质区是 T 细胞定居和高内皮小静脉存在的部位；髓质区内含 B 细胞、浆细胞、T 细胞和大量巨噬细胞

2．淋巴结的主要功能

（1）适应性免疫应答发生的主要场所：淋巴结是成熟 T、B 淋巴细胞主要定居场所之一，其中 T 细胞约占淋巴结内淋巴细胞总数的 75%，B 细胞约占 25%。淋巴结深皮质区富含 T 细胞和摄取抗原后通过输入淋巴管迁移而至的成熟树突状细胞；上述成熟树突状细胞高表达抗原肽 -MHC 分子复合物和 B7 等共刺激分子，可有效激活相应初始 T 细胞介导产生适应性免疫应答（详见第 10 章）。浅皮质区淋巴滤泡内含滤泡树突状细胞、B 细胞和少量 Th 细胞；滤泡树突状细胞可有效捕获抗原供 B 细胞识别摄取；B 细胞具有抗原加工提呈能力，可将其加工产物以抗原肽 -MHC 分子复合物形式表达于细胞表面供相应 Th 细胞识别结合，使之活化介导产生适应性体液免疫应答（详见第 10 章）。

（2）淋巴细胞再循环的关键部位：血液中 T、B 淋巴细胞通过高内皮小静脉进入淋巴结相应区域后，可通过各自的迁移"路线"汇入髓窦；髓窦内 T、B 淋巴细胞再经输出淋巴管进入淋巴循环系统，最终汇入胸导管并经左锁骨下静脉返回血液完成淋巴细胞再循环。

（3）滤过清除病原体等有害物质：淋巴结髓窦内富含巨噬细胞，它们能够有效吞噬清除淋巴液中的病原微生物及其代谢产物或其他有害物质，具有净化淋巴液防止病原体扩散的作用。

二、脾及其主要功能

脾（spleen）是人体最大的外周免疫器官，也是产生抗体的主要器官之一，同时具有贮血和滤过除菌作用。

1．脾的结构和细胞组成　脾为实质性器官，其结构和细胞组成如图 8-6 所示，简述如下：脾表面由结缔组织构成的被膜包裹，被膜向实质内延伸形成的脾小梁可将脾分为若干小叶；脾不与淋巴管相连，但有脾动脉入脾，其分支伴随脾小梁延伸形成小梁动脉后继续分支深入脾实质形成中央动脉；中央动脉侧支末端位于边缘区，血管内 T、B 细胞可从该区进入白髓；血窦靠近边缘区，白髓内 T、B 细胞可从边缘区进入血窦，再经髓微静脉汇入小梁静脉后通过脾静脉离开脾参与淋巴细胞再循环。

（1）白髓：由围绕中央动脉密集分布的淋巴细胞和组织构成，主要包括富含 T 细胞、少量树突状细胞和巨噬细胞的中央动脉周围淋巴鞘（periarteriolar lymphoid sheath, PALS）和内含大量 B 细胞及少量滤泡树突状细胞和巨噬细胞的淋巴滤泡。上述淋巴滤泡可因其内 B 细胞接受抗原刺激后增殖分化而出现生发中心。

（2）红髓：分布于被膜下、小梁周围及白髓边缘区外侧区域，由脾索和脾血窦组成。脾索为索条状组织，内含 B 细胞、浆细胞、巨噬细胞、少量树突状细胞和 T 细胞；血窦位于脾索之间，其内 T、B 淋巴细胞经髓微静脉注入小梁静脉后可通过脾静脉出脾进入血液循环。

（3）边缘区：白髓与红髓交界处狭窄区域称为边缘区（marginal zone）。中央动脉侧支末端在该处膨大形成边缘窦（marginal sinus），血管内 T、B 细胞可从边缘窦进入白髓相应部位；白髓内 T、B 细胞也可从边缘区进入血窦，再经髓微静脉汇入小梁静脉后通过脾静脉出脾参与淋巴细胞再循环。

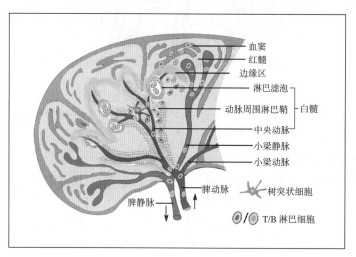

图 8-6　脾结构示意图

脾实质包括白髓、红髓、边缘区：白髓富含 T/B 淋巴细胞，是免疫应答发生的主要场所；红髓分为脾索和血窦，内含 B 细胞、浆细胞、T 细胞、巨噬细胞、树突状细胞；边缘区是 T、B 淋巴细胞进入白髓或血窦的区域

2. 脾的主要功能

（1）适应性免疫应答发生的主要场所：脾是成熟 T、B 淋巴细胞主要定居场所之一，其中 B 细胞约占脾淋巴细胞总数的 60%，T 细胞约占 40%。脾和淋巴结均为适应性免疫应答发生的场所，但前者是血液循环抗原诱导产生免疫应答的主要场所，而后者是淋巴循环抗原诱导产生免疫应答的主要场所。

（2）滤过清除病原体等抗原性异物：脾富含巨噬细胞，可通过有效吞噬清除血液中的病原体、循环免疫复合物、衰老死亡血细胞和其他异物而使体内约 90% 的循环血液得到净化。

三、黏膜相关淋巴组织

黏膜相关淋巴组织（mucosa-associated lymphoid tissue, MALT）是发生黏膜免疫应答的主要场所，在黏膜抗感染免疫防御中具有重要作用。MALT 又称黏膜免疫系统（mucosal immune system, MIS），主要由呼吸道、肠道、泌尿生殖道黏膜层上皮细胞及固有层中弥散淋巴组织或免疫细胞，以及含有淋巴滤泡或生发中心的淋巴聚集体（lymphoid aggregates），如扁桃体、派尔集合淋巴结和阑尾等组成。黏膜相关淋巴组织分布广泛，可分为肠相关淋巴组织（gut-associated lymphoid tissue，GALT）、鼻相关淋巴组织（nasal-associated lymphoid tissue，NALT）

和支气管相关淋巴组织（bronchus-associated lymphoid tissue, BALT），其中肠相关淋巴组织（GALT）主要由扁桃体、小肠派尔集合淋巴结、大肠孤立淋巴滤泡、阑尾、上皮内淋巴细胞和固有层中弥散的免疫细胞组成。

小肠派尔集合淋巴结（Peyer's patches）位于肠黏膜固有层中，其结构和细胞组成如图 8-7 所示，简述如下：小肠派尔集合淋巴结内含由大量 B 细胞组成的淋巴滤泡和位于淋巴滤泡周围的 T 细胞及少量树突状细胞和巨噬细胞；其上方为肠黏膜上皮细胞和少量散布于肠上皮细胞之间的微皱褶细胞（microfold cell, M 细胞），其下方与黏膜固有层中输出淋巴管相连。外周淋巴细胞经高内皮小静脉从血液进入派尔集合淋巴结后，可通过输出淋巴管将淋巴细胞输送到外周淋巴组织参与淋巴细胞再循环。M 细胞是一种特化的抗原转运细胞（specialized antigen transporting cell），可通过内吞或吞噬作用将小肠内病原体等抗原性物质以囊泡形式摄入胞内，继而通过转胞吞作用（transcytosis）将病原体等抗原性异物输送到 M 细胞基底膜下凹陷处后，被局部树突状细胞摄取并将抗原加工产物以抗原肽 -MHC 分子复合物形式表达于细胞表面，供相关 T 细胞识别启动适应性免疫应答。

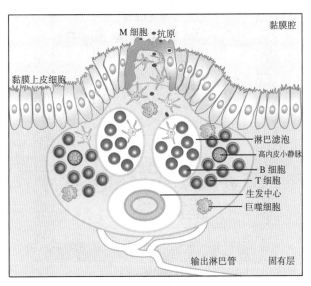

图 8-7　派尔集合淋巴结结构和细胞组成示意图

派尔集合淋巴结由内含 B 细胞的淋巴滤泡、位于淋巴滤泡周围的 T 细胞及少量树突状细胞和巨噬细胞组成；位于肠黏膜上皮细胞间的 M 细胞具有摄取和转运抗原的功能

四、淋巴细胞归巢与再循环

1. 淋巴细胞归巢（lymphocyte homing）　是指 T、B 等淋巴细胞离开中枢免疫器官后，经血液循环定向迁移到外周免疫器官或组织某些特定区域的过程。T、B 淋巴细胞归巢是通过其表面 L- 选择素等归巢受体和 CCR7 等趋化因子受体与外周免疫器官或组织中血管内皮细胞表面相应配体，即 GlyCAM-1 或 CD34 等血管地址素及膜型 / 分泌型趋化因子 CCL21（SLC）结合相互作用实现的（详见第 6 章）。

2. 淋巴细胞再循环（lymphocyte recirculation）　是指淋巴细胞离开中枢免疫器官后，在血液、淋巴液、外周免疫器官或组织间反复循环的过程。T、B 淋巴细胞再循环如图 8-8 所示，简述如下：① T、B 淋巴细胞通过高内皮小静脉进入淋巴结相应区域与 APC 相互作用后，经输出淋巴管依次进入淋巴循环、胸导管后汇入左锁骨下静脉返回心脏，再通过主动脉进入血液循环，并经高内皮小静脉返回淋巴结相应区域完成淋巴细胞的再循环；② T、B 淋巴细胞通过脾动脉入脾，经中央动脉侧支末端边缘窦进入白髓相应区域与 APC 相互作用后，返回白髓边缘区沿脾索进入血窦，通过髓微静脉汇入小梁静脉后经脾静脉入血进入血液循环，再经脾动脉入脾完成淋巴细胞的再循环。淋巴细胞再循环的主要生物学意义简述如下：① 可使体内 T、B 等淋巴细胞在外周免疫器官和组织中的分布合理有序；② 有助于上述淋巴细胞对病原体等抗原性异物的识别和相关免疫应答的启动；③ 可使全身免疫器官和组织形成一个有机的整体，并将免疫信息传递至全身各处的淋巴细胞和其他免疫细胞，有利于动员各种免疫细胞和效应细胞迁移至病原体、肿瘤或其他抗原性异物所在部位发挥免疫效应。

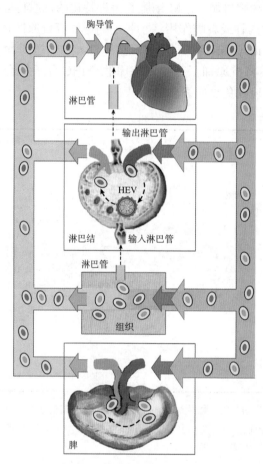

图 8-8　淋巴细胞再循环示意图

淋巴细胞经 HEV 离开血液循环进入淋巴结相应区域后，通过输出淋巴管、胸导管进入血液循环，再经 HEV 返回淋巴结相应区域完成一次再循环；淋巴细胞经脾动脉入脾，经白髓边缘区沿脾索进入血窦后经脾静脉返回血液循环，再经脾动脉入脾完成一次再循环

 小 结 ....

　　免疫系统由免疫器官、免疫细胞和免疫分子组成，免疫器官包括中枢免疫器官和外周免疫器官，人和其他灵长目动物的中枢免疫器官由骨髓和胸腺组成。骨髓是造血器官，可产生多能造血干细胞及其分化而成的共同髓样前体和共同淋巴样前体：前者可进一步分化发育为中性粒细胞、嗜酸 / 嗜碱性粒细胞、单核 - 巨噬细胞、肥大细胞和髓样 DC；后者可进一步分化发育为 T 细胞、B 细胞、NK 细胞、固有淋巴样细胞和浆细胞样 DC。骨髓也是 B 细胞分化、发育、成熟和机体发生再次体液免疫应答的主要场所。胸腺是 T

细胞分化、发育、成熟的场所，来源于骨髓的始祖 T 细胞在胸腺中经过早期发育、阳性选择、阴性选择三个阶段，可分化发育为具有免疫活性的 CD4$^+$/CD8$^+$ 成熟 T 细胞（即初始 T 细胞），同时可将体内与自身抗原高亲和力结合的自身反应性 T 细胞清除产生中枢免疫耐受。外周免疫器官主要包括淋巴结、脾和黏膜相关淋巴组织，它们是成熟 T、B 淋巴细胞定居和接受抗原刺激后产生免疫应答的主要场所。淋巴细胞再循环可使体内 T、B 等淋巴细胞分布合理有序，有助于上述淋巴细胞对病原体等抗原性异物的识别和相关免疫应答的启动。

复习思考题

1. 简述多能造血干细胞的分化发育过程。
2. 简述始祖 T 细胞在胸腺中的分化发育过程及其意义。
3. 简述中枢免疫器官和外周免疫器官的组成和功能。
4. 简述淋巴细胞再循环及其生物学意义。

（庞　慧　官　杰　安云庆）

第9章 固有免疫

固有免疫（innate immunity）是生物体在长期种系进化过程中逐渐形成的一种天然免疫防御功能，具有可稳定遗传和对各种病原体等"非己"抗原性异物产生抵御或清除效应等特性，又称非特异性免疫（nonspecific immunity）。固有免疫系统（innate immune system）是机体执行固有免疫功能的物质基础，主要包括组织屏障、固有免疫细胞和固有免疫分子。

第一节　固有免疫系统概述

一、组织屏障及其主要作用

1. 皮肤黏膜屏障　皮肤黏膜及其附属成分组成的物理、化学和微生物屏障是机体阻挡和抗御外来病原体入侵的第一道防线。

（1）物理屏障：由致密上皮细胞组成的皮肤和黏膜组织具有机械屏障作用，可有效阻挡病原体侵入体内。呼吸道黏膜上皮细胞纤毛的定向摆动及黏膜表面分泌液的黏附或冲洗作用，均有助于清除黏膜表面的病原体。

（2）化学屏障：皮肤和黏膜分泌物中含多种杀菌或抑菌物质，如皮肤黏膜上皮细胞分泌的抗菌肽、皮脂腺分泌物中的不饱和脂肪酸、汗液中的乳酸、胃液中的胃酸、多种分泌物中的溶菌酶和乳铁蛋白等，可形成抗御病原体感染的化学屏障。

（3）微生物屏障：寄居在皮肤和黏膜表面的正常菌群可通过竞争结合上皮细胞、竞争吸收营养物质和分泌杀菌或抑菌物质等方式抗御病原体的感染。例如：唾液链球菌产生的 H_2O_2 可杀伤白喉杆菌和脑膜炎球菌；大肠埃希菌产生的细菌素对某些厌氧菌和 G^+ 菌具有抑杀作用。临床长期大量应用广谱抗生素可抑制和杀伤消化道正常菌群，导致耐药性葡萄球菌或白念珠菌大量生长，引发葡萄球菌性或白念珠菌性肠炎。

2. 体内屏障　病原体突破皮肤黏膜屏障及局部固有免疫细胞和分子防御体系进入血液循环时，体内血脑屏障或血胎屏障可阻止病原体进入中枢神经系统或胎儿体内，从而使机体重要器官或胎儿得到保护。

（1）血脑屏障：由软脑膜、脉络丛毛细血管壁和毛细血管壁外覆盖的星形胶质细胞所组成，能够阻挡血液中病原体和其他大分子物质进入脑组织及脑室。婴幼儿血脑屏障发育不完善，易发生中枢神经系统感染。

（2）血胎屏障：由母体子宫内膜的基蜕膜和胎儿绒毛膜滋养层细胞共同组成。此结构不妨碍母子间营养物质交换，但可防止母体内的病原体和有害物质进入胎儿体内。妊娠早期（3个月内）血胎屏障发育尚未完善，此时孕妇若感染风疹病毒或巨细胞病毒就可能导致胎儿畸形或流产。

二、固有免疫细胞种类

固有免疫细胞存在于血液和组织中，主要包括：①来源于骨髓共同髓样前体的经典固有免疫细胞，如单核细胞、巨噬细胞、经典树突状细胞、中性粒细胞、嗜酸性粒细胞、嗜碱性粒细胞和肥大细胞等；②来源于骨髓共同淋巴样前体的固有淋巴样细胞（innate lymphoid cell，ILCs），即 ILC1、ILC2、ILC3 和 NK 细胞；③来源于骨髓共同淋巴样前体的固有淋巴细胞（innate-like lymphocytes，ILLs），如 NKT 细胞、γδT 细胞和 B1 细胞。

三、固有免疫细胞表达的模式识别受体及其识别结合的相关配体

固有免疫细胞不表达特异性抗原识别受体，可通过模式识别受体对病原体及其产物或体内凋亡 / 畸变等细胞表面相关配体的识别结合，介导产生非特异性抗感染、抗肿瘤、免疫调节及参与适应性免疫应答的启动和效应全过程。

1. **模式识别受体（pattern recognition receptor，PRR）**　是指广泛存在于固有免疫细胞表面、胞内器室膜上、胞质和血液中的一类能够直接识别外来病原体及其产物或宿主畸变 / 凋亡细胞某些共有特定模式分子结构的受体。根据模式识别受体（PRR）的分布，可将其分为胞膜型 PRR、内体膜型 PRR、胞质型 PRR、分泌型 PRR。Toll 样受体（Toll-like receptor，TLR）是表达于固有免疫细胞胞膜和内体膜上的模式识别受体，分为胞膜型 TLR 和内体膜型 TLR（图 9-1）。

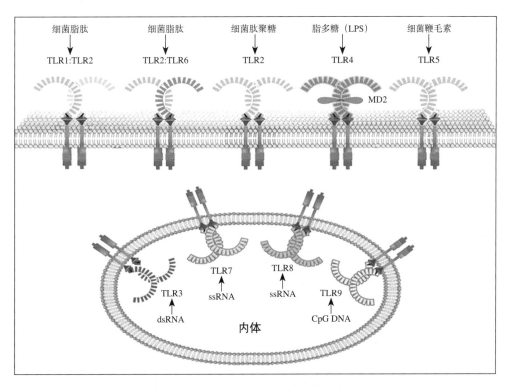

图 9-1　Toll 样受体的分布及其分类

Toll 样受体为模式识别受体（PRR）家族成员：胞膜型 PRR 包括 TLR1:TLR2、TLR2:TLR6 异二聚体及 TLR2、TLR4、TLR5 同源二聚体；内体膜型 PRR 包括 TLR3、TLR7、TLR8、TLR9 同源二聚体

损伤相关模式分子

2. **病原体相关模式分子**（pathogen associated molecular pattern，PAMP） 是指某些病原体或其产物所共有的高度保守且对病原体生存和致病性不可或缺的特定分子结构。病原体相关模式分子是模式识别受体识别结合的配体分子，主要包括 G⁻ 菌脂多糖和鞭毛蛋白，G⁺ 菌脂磷壁酸和肽聚糖，病原体表面甘露糖、岩藻糖或酵母多糖，病毒双链 RNA（dsRNA）和单链 RNA（ssRNA），细菌或病毒非甲基化 CpG DNA 基序等。损伤相关模式分子详见二维码内容。

3. **不同类型模式识别受体识别结合的病原体相关模式分子**

（1）胞膜型 PRR：主要包括甘露糖受体、清道夫受体和 Toll 样受体家族某些成员，其中甘露糖受体和清道夫受体为内吞型 PRR，Toll 样受体为信号转导型 PRR。

1）甘露糖受体（mannose receptor, MR）：主要表达于树突状细胞和巨噬细胞表面，可直接识别结合表达于细菌或真菌细胞壁糖蛋白 / 糖脂分子末端的甘露糖和岩藻糖残基（表 9-1），并通过受体介导的内吞作用将病原体等抗原性异物摄入胞内，经加工处理后以抗原肽 -MHC 分子复合物形式表达于细胞表面，供 T 细胞识别启动 / 引发适应性免疫应答；巨噬细胞还具有杀伤清除病原体的作用。

2）清道夫受体（scavenger receptor, SR）：主要表达于巨噬细胞表面，可直接识别结合 G⁻ 菌脂多糖（lipopolysaccnaride, LPS）、G⁺ 菌脂磷壁酸（lipoteicchoic acid, LTA）或体内衰老 / 凋亡细胞表面磷脂酰丝氨酸等相关配体（表 9-1），并通过受体介导的内吞作用将病原菌或衰老 / 凋亡细胞摄入胞内有效杀伤清除；同时可将相关抗原加工产物提呈给 T 细胞引发适应性免疫应答。

3）胞膜型 Toll 样受体：包括表达于经典固有免疫细胞表面的 TLR1:TLR2、TLR2:TLR6 异二聚体及 TLR2、TLR4、TLR5 同源二聚体。上述胞膜型 TLR 为信号转导型 PRR，可直接识别结合 G⁺ 菌肽聚糖 / 脂磷壁酸、G⁻ 菌脂多糖、分枝杆菌或支原体的脂蛋白 / 脂肽、真菌酵母多糖（表 9-1），并通过激活干扰素调节因子（interferon regulatory factor, IRF）和 NF-κB 信号通路诱导产生 Ⅰ 型干扰素（IFN-α/β）和 IL-1 等促炎细胞因子，发挥抗病毒作用和引发炎症反应。

（2）内体膜型 PRR：包括广泛分布于经典固有免疫细胞、内皮细胞、上皮细胞胞质内体膜上的 TLR3、TLR7、TLR8、TLR9 同源二聚体。上述内体膜型 TLR 为信号转导型 PRR，可直接识别结合病毒双链 RNA（dsRNA）、病毒单链 RNA（ssRNA）或病毒 / 细菌非甲基化 CpG DNA 基序（表 9-1），并通过激活 IRF 和 NF-κB 信号通路诱导产生 IFN-α/β 和 IL-1 等促炎细胞因子，发挥抗病毒作用和引发炎症反应。

（3）胞质型 PRR：一类广泛分布于固有免疫细胞和正常组织细胞胞质内的信号转导型 PRR，主要包括 NOD 样受体和 RIG 样受体。

1）NOD 样受体（NOD-like receptor, NLR）：是一类含核苷酸结合寡聚域（nucleotide-binding oligo-merization domain, NOD）的胞质型 PRR。NLR 家族包括 A、B、C、P、X 5 个亚家族，其中 NLRC 和 NLRP 亚家族是该家族中两个主要类型：NOD1 和 NOD2 是 NLRC 亚家族中研究较多的两个成员，主要分布于黏膜上皮细胞、巨噬细胞、中性粒细胞和树突状细胞胞质中，可分别识别结合 G⁻ 菌细胞壁成分内消旋二氨基庚二酸（meso-di-aminopimelic acid, meso-DAP）和细菌胞壁酰二肽（muramyl depeptide, MDP）（表 9-1）；NLRP3 是 NLRP 亚家族中研究较多的成员，可识别李斯特菌或链球菌溶血素。上述 NLR 与相应配体结合后，可通过激活 NF-κB 和 NLRP3 炎性小体信号通路诱导产生 IL-1 和 IL-18 等促炎细胞因子引发炎症反应（详见二维码）。

NOD2和NLRP3介导的信号转导

2）RIG 样受体（RIG-like receptor, RLR）：是视黄酸诱导基因样受体（retinoic acid inducible gene-like recptor）的简称，广泛分布于固有免疫细胞和组织细胞胞质内。RLR 可直接识别胞质中病毒双链 RNA（表 9-1），并通过激活 IRF 和 NF-κB 信号通路诱导产生 IFN-α/β 和 IL-1 等促炎细胞因子，发挥抗病毒作用和引发炎症反应（详见二维码内容）。

（4）分泌型 PRR：是机体被病原体感染或组织细胞损伤时血浆浓度急剧升高的一种急性期蛋白，主要包括脂多糖结合蛋白、C 反应蛋白和甘露糖结合凝集素（表 9-1）。

1）脂多糖结合蛋白（lipopolysaccharide binding protein，LBP）：是肝细胞产生的一种分泌型 PRR，因其能与细菌脂多糖结合故名。LBP 与细菌脂多糖（LPS）结合形成的 LBP-LPS 复合物能与巨噬细胞表面 CD14 分子结合形成 LBP-LPS-CD14 三联复合物；上述复合物中 LPS 能与 TLR4-MD2 复合体结合而使 TLR4 同源二聚体活化，并通过激活 IRF 和 NK-κB 信号通路诱导产生 IFN-α/β 和 IL-1 等促炎细胞因子，发挥抗病毒作用和引发炎症反应。

2）C 反应蛋白（C-reactive protein，CRP）：是肝细胞产生的一种分泌型 PRR，因最初发现此蛋白能与肺炎球菌 C 多糖结合形成复合物故名。C 反应蛋白能与某些细菌或凋亡/坏死组织细胞表面磷脂酰胆碱结合而使其补体 C1q 结合点暴露，并与 C1 大分子中 C1q "桥联" 结合启动补体经典途径活化，介导产生溶菌、调理吞噬和炎症反应等多种生物学效应。

3）甘露糖结合凝集素（mannose-binding lectin，MBL）：是肝细胞产生的一种结构与 C1q 类似的分泌型 PRR。MBL 可通过其 C 端糖类识别功能区直接识别结合病原体表面甘露糖/岩藻糖残基，并因其构象改变而使与之相连的 MBL 相关丝氨酸蛋白酶（MASP）活化，从而导致补体凝集素途径活化介导产生溶菌、调理吞噬和炎症反应等多种生物学效应（详见第 4 章）。

表9-1　模式识别受体及其识别结合的病原体相关模式分子

模式识别受体（PRR）	病原体相关模式分子（PAMP）
胞膜型 PRR	
甘露糖受体（MR）	细菌甘露糖/岩藻糖残基
清道夫受体（SR）	G⁺ 菌脂磷壁酸、G⁻ 菌脂多糖
TLR2:TLR6 异二聚体	G⁺ 菌肽聚糖/磷壁酸，细菌或支原体脂蛋白/脂肽、酵母菌的酵母多糖
TLR1:TLR2 异二聚体	G⁺ 菌肽聚糖/磷壁酸，细菌或支原体脂蛋白/脂肽、酵母菌的酵母多糖
TLR4 同源二聚体	G⁻ 菌脂多糖
TLR5 同源二聚体	G⁻ 菌鞭毛蛋白
内体膜型 PRR	
TLR3 同源二聚体	病毒双链 RNA（dsRNA）
TLR7 或 TLR8 同源二聚体	病毒单链 RNA（ssRNA）
TLR9 同源二聚体	细菌或病毒非甲基化 CpG DNA
胞质型 PRR	
NLR（NOD1）	G⁻ 菌细胞壁成分内消旋二氨基庚二酸（meso-DAP）
NLR（NOD2）	细菌胞壁酰二肽（MDP）
RLR（RIG 样受体）	病毒双链 RNA（dsRNA）
分泌型 PRR	
脂多糖结合蛋白（LBP）	G⁻ 菌脂多糖
C 反应蛋白（CRP）	细菌胞壁磷脂酰胆碱
甘露糖结合凝集素（MBL）	病原体表面的甘露糖/岩藻糖/N-乙酰葡糖胺残基

四、固有免疫分子及其主要作用

（一）补体系统

补体系统是参与固有免疫应答的重要免疫效应分子。补体系统激活后可产生多种功能性裂解片段：其中 C3b/C4b 具有调理和免疫黏附作用，可促进吞噬细胞对病原体和抗原-抗体复合物的清除；过敏毒素 C3a/C5a 能与肥大细胞和嗜碱性粒细胞表面相应受体（C3aR/C5aR）结合，使上述靶细胞脱颗粒释放组胺和产生白三烯等生物活性介质引发过敏性炎症反应；C5a 可吸引中性粒细胞到达感染部位，并使之活化有效发挥抗感染免疫作用；补体 C5b6789 攻膜复合物可使病原体或肿瘤等靶细胞溶解破坏（详见第 4 章）。

（二）细胞因子

细胞因子是参与固有和适应性免疫应答的重要效应和调节分子，例如：IFN-α/β 可诱导组织细胞产生抗病毒蛋白抑制病毒复制或扩散；IFN-γ、IL-12、GM-CSF 可激活巨噬细胞和 NK 细胞有效杀伤肿瘤或病毒感染等靶细胞；IL-1、IL-6、TNF-α 等促炎细胞因子和 IL-10、TGF-β 等抗炎细胞因子可调节炎症反应；CXCL8（IL-8）、CCL2（MCP-1）、CCL3（MIP-1α）等趋化因子可募集 / 活化吞噬细胞，增强机体抗感染免疫应答能力；IFN-γ 或 IL-4 可分别诱导初始 T 细胞向 Th1 或 Th2 细胞分化，参与适应性细胞或体液免疫应答；IL-17 可刺激黏膜上皮细胞和角质细胞分泌防御素等抗菌物质，增强黏膜抗感染免疫作用（详见第 5 章和第 13 章）。

（三）其他抗菌物质

1. 抗菌肽（antibacterial peptide）　是可被诱导产生的一类能够杀伤多种细菌、某些真菌、病毒和原虫的小分子碱性多肽。α- 防御素（α-defensin）是存在于人和哺乳动物体内的一种阳离子抗菌肽，主要由黏膜上皮细胞、中性粒细胞和小肠帕内特细胞产生。α- 防御素能与病原体表面脂多糖 / 脂磷壁酸或病毒囊膜脂质结合形成跨膜离子通道而使病原体裂解破坏，也能诱导病原体产生自溶酶使病原体溶解破坏或通过干扰病毒 DNA 和蛋白质合成抑制病毒复制。

2. 溶菌酶（lysozyme）　是体液、外分泌液和吞噬细胞溶酶体中的一种不耐热碱性蛋白质，能使 G^+ 菌细胞壁肽聚糖破坏导致细菌裂解死亡。

3. 乙型溶素（β-lysin）　是血浆中一种对热较稳定的碱性多肽，可作用于 G^+ 菌细胞膜产生非酶性破坏效应，而不能杀伤破坏 G^- 菌。

第二节　固有免疫细胞及其主要作用

固有免疫细胞主要包括来源于骨髓共同髓样前体的经典固有免疫细胞及来源于骨髓共同淋巴样前体的固有淋巴样细胞（ILCs）和固有淋巴细胞（ILLs）。上述固有免疫细胞不表达特异性抗原识别受体，可通过模式识别受体 / 泛特异性抗原受体或某些细胞因子受体对病原体及体内感染、畸变、凋亡等组织细胞某些共有特定分子或相关细胞因子的识别结合而被激活，并通过产生适度的免疫应答发挥抗感染、抗肿瘤和免疫调节等对机体有益的保护作用。固有免疫细胞也参与适应性免疫应答的启动和效应全过程。

一、经典固有免疫细胞

经典固有免疫细胞主要包括单核细胞、巨噬细胞、经典树突状细胞、中性粒细胞、嗜酸性粒细胞、嗜碱性粒细胞和肥大细胞。

1. 单核细胞（monocyte）　由骨髓中粒细胞 - 巨噬细胞前体（granulocyte-macrophage progenitor）分化而成，占外周血白细胞总数的 3%～8%。单核细胞通常在血液中停留 12～24 小时后，在 MCP-1 等趋化因子作用下迁移至全身组织器官分化发育为巨噬细胞。在局部微环境中病原体或不同类型细胞因子刺激诱导下，单核细胞可分化发育为功能特性各不相同的两个巨噬细胞亚群（图 9-2）：其中 1 型巨噬细胞（type-1 macrophage，M1）是在局部微环境中病原体及其产物与单核细胞表面 TLRs 结合介导产生的信号或在 IFN-γ、GM-CSF 等细胞因子刺激诱导下分化而成，又称经典活化的巨噬细胞（classical activated macrophage）。该型巨噬细胞富含溶酶体颗粒，可通过产生反应性氧中间物（ROI）、一氧化氮（NO）和释放溶酶体酶杀伤清除病原体；通过合成分泌 CCL2（MCP-1）、CXCL8（IL-8）等趋化因子和 IL-1、IL-6、TNF-α 等促炎细胞因子引发炎症反应；通过合成分泌 IL-12 和 IL-18 等细胞因子参与或促进免疫应答。2 型巨噬细胞（type-2 macrophage, M2）是在局部微环境中 IL-4、IL-13 等 Th2 型细胞因子刺激诱导下分化而成，又称旁路活化的巨噬细胞（alternative activated macrophage）。该型巨噬细胞可通过合成分泌 IL-10 和 TGF-β 介导产生抑制炎症反应和下调免疫应答等负向调节作用（详见第 12 章）；通过分泌 TGF-β、PDGF 和 FGF 参与损伤组织的修复和纤维化。书中未说明型别的巨噬细胞即指 1 型巨噬细胞。

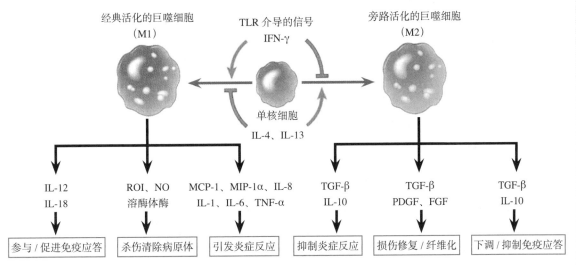

图 9-2　1 型巨噬细胞和 2 型巨噬细胞的形成及其主要作用

① TLR 介导的信号或 IFN-γ 可诱导单核细胞向 M1 分化，而抑制单核细胞向 M2 分化；② IL-4、IL-13 可诱导单核细胞向 M2 分化，而抑制单核细胞向 M1 分化；③ M1 具有强大的吞噬杀菌能力，可通过释放趋化和促炎细胞因子引发炎症反应，通过分泌 IL-12、IL-18 等细胞因子参与或促进免疫应答；④ M2 细胞可通过合成分泌 IL-10、TGF-β、PDGF、FGF 等细胞因子抑制炎症反应、下调免疫应答或参与损伤组织的修复和纤维化；⑤ 转化生长因子 β（transforming growth factor β,TGF-β），血小板衍生生长因子（platelet-derived growth factor，PDGF），成纤维细胞生长因子（fibroblast growth factor，FGF）

2. 巨噬细胞（macrophage）　由定居和游走两类细胞组成：定居在不同组织中的巨噬细胞有不同的命名，如肝中的库普弗细胞、中枢神经系统中的小胶质细胞、骨组织中的破骨细胞等；游走巨噬细胞广泛分布于结缔组织中，具有很强的变形运动及识别吞噬和杀伤清除病原体等抗原性异物的能力；作为专职抗原提呈细胞，还具有摄取、加工提呈抗原启动适应性免疫应答的能力。

（1）巨噬细胞表面受体 / 分子：巨噬细胞表达多种模式识别受体、调理性受体、趋化 / 活化相关的细胞因子受体、抗原加工提呈和诱导共刺激信号产生相关的分子及特征性表面标志 CD14 分子。

1）模式识别受体：主要包括甘露糖受体、清道夫受体和 Toll 样受体，其中甘露糖受体和清道夫受体可通过对细菌或真菌表面甘露糖 / 岩藻糖残基和对细菌脂多糖 / 脂磷壁酸或凋亡细胞表面磷脂酰丝氨酸的识别结合，介导巨噬细胞有效吞噬、杀伤、清除病原菌或体内凋亡组织细胞；TLR1:TLR2、TLR2:TLR6 异二聚体和 TLR4-MD2 同源二聚体可通过对 G$^+$ 菌肽聚糖 / 脂磷壁酸、细菌或支原体的脂蛋白 / 脂肽、真菌酵母多糖和细菌脂多糖的识别结合，使巨噬细胞活化产生 IFN-α/β 和 IL-1 等促炎细胞因子发挥抗病毒作用和引发炎症反应。

2）调理性受体：主要包括 IgG Fc 受体（FcγR）和补体 C3b/C4b 受体（CR1/CR2），巨噬细胞可通过病原体 - 抗体 -FcγR 或病原体 -C3b/C4b-CR1/CR2 结合方式，介导产生促进吞噬杀伤作用的特异性或非特异性调理作用（详见第 3 章和第 4 章）。

　　3）趋化 / 活化相关的细胞因子受体：巨噬细胞表达多种与其趋化和活化相关的细胞因子受体，如巨噬细胞炎症蛋白 -1α 受体（MIP-1αR，即 CCR1, 5）、巨噬细胞炎症蛋白 -1β 受体（MIP-1βR，即 CCR5）和 IFN-γ、GM-CSF 等细胞因子受体。在上述趋化 / 活化性细胞因子作用下，游走巨噬细胞被趋化募集到感染炎症部位并使其活化，有效杀伤病原体和产生一系列细胞因子，发挥抗感染和免疫调节作用。

　　4）抗原加工提呈和诱导产生共刺激信号的分子：巨噬细胞作为专职 APC，可通过表达 MHC Ⅱ / Ⅰ 类分子参与外源 / 内源性抗原的加工和提呈；可通过表达 CD80/CD86（B7-1/B7-2）和 CD40 等共刺激分子诱导 T 细胞产生共刺激信号（详见第 10 章）。

　　（2）巨噬细胞的主要生物学功能：巨噬细胞具有吞噬杀菌、参与炎症反应、加工提呈抗原和免疫调节等多种功能。

　　1）吞噬杀伤病原体：巨噬细胞通过表面模式识别受体和调理性受体可有效识别结合病原体等抗原性异物，并通过受体介导的内吞作用将病原体等抗原性异物摄入胞内。巨噬细胞还可通过一种非受体介导的巨胞饮作用将病原体等抗原性异物摄入胞内；巨胞饮（macropinocytosis）是指巨噬细胞和树突状细胞在某些因素刺激下，从胞膜皱褶部位向外伸展将大量细胞外液包裹形成较大胞饮体的过程。上述抗原提呈细胞通过巨胞饮作用可将细胞外液中营养物质、病原体、可溶性抗原和大分子物质摄入胞内。巨噬细胞可通过两种杀菌系统杀伤破坏病原体：①氧依赖性杀菌系统包括反应性氧中间物（reactive oxygen intermediate，ROI）和反应性氮中间物（reactive nitrogen intermediate，RNI）杀菌系统：前者是指在吞噬作用激发下，使细胞膜上还原型辅酶 Ⅰ / Ⅱ 及分子氧活化，生成超氧阴离子，游离羟基、过氧化氢和单态氧产生杀菌作用的系统；后者是指巨噬细胞活化后产生的诱导型一氧化氮合酶，在还原型辅酶Ⅱ或四氢生物蝶呤存在条件下，催化 L- 精氨酸与氧分子反应生成一氧化氮（nitric oxide，NO）产生杀菌和细胞毒作用的系统。②氧非依赖杀菌系统包括胞内乳酸累积对病原体的抑杀作用，溶酶体内溶菌酶破坏细菌肽聚糖产生的杀菌作用，α- 防御素等抗菌肽对病原体的裂解破坏作用。

　　2）杀伤胞内寄生菌和肿瘤等靶细胞：静息巨噬细胞不能有效杀伤胞内寄生菌和肿瘤等靶细胞。它们与 CD4⁺Th 细胞相互作用或被细菌脂多糖、IFN-γ、GM-CSF 等细胞因子激活后，可有效杀伤胞内寄生菌和某些肿瘤细胞（详见第 10 章和第 13 章）。巨噬细胞表面具有 IgG Fc 受体，也可通过抗体依赖细胞介导的细胞毒作用（ADCC）杀伤肿瘤和病毒感染的靶细胞。

　　3）参与炎症反应：感染部位产生的 CCL3（MIP-1α）、CCL4（MIP-1β）等趋化因子和 IFN-γ、GM-CSF 等细胞因子可募集并使巨噬细胞活化；活化巨噬细胞又可通过合成分泌 CCL2（MCP-1）、CCL3（MIP-1α）、CXCL-8（IL-8）等趋化因子及 IL-1、IL-6、TNF-α 等促炎细胞因子或其他炎性介质参与和促进炎症反应（详见第 13 章）。

　　4）加工提呈抗原启动适应性免疫应答：巨噬细胞可将外源性抗原加工物以抗原肽 -MHC Ⅱ类分子复合物形式表达于细胞表面，供抗原特异性 CD4⁺Th 细胞识别引发适应性免疫应答。巨噬细胞也可通过抗原交叉提呈途径将外源性抗原加工物以抗原肽 -MHC Ⅰ 类分子复合物形式表达于细胞表面，供相应 CD8⁺CTL 识别使其活化产生细胞毒作用（详见第 10 章）。

　　5）免疫调节作用：巨噬细胞通过合成分泌 IL-12 和 IL-18，可产生如下主要作用：①诱导 NK 细胞活化，使其抗肿瘤 / 抗病毒作用显著增强；活化 NK 细胞产生的 IFN-γ 与 IL-12 协同作用，可诱导初始 T 细胞增殖分化为 Th1 细胞参与适应性细胞免疫应答；② IL-12 和 IL-18 协同作用，可诱导初始 CTL 活化引发适应性细胞免疫应答；③ IL-18 可诱导中性粒细胞活化产生促炎细胞因子，引发或促进炎症反应增强机体抗感染免疫能力。2 型巨噬细胞通过合成分泌 IL-10 和 TGF-β，可产生如下主要作用：①使抗原提呈细胞表面 MHC 分子和 B7 等共刺激分子表达下调，导致机体适应性免疫应答启动能力降低；②抑制 T/B 淋巴细胞增殖分化和效应细胞形成，使机体适应性免疫应答能力降低；③抑制 NK 细胞活化，使其抗肿瘤 / 抗病毒作用显著降低（详见第 12 章）。

3．树突状细胞（dendritic cell, DC）　包括来源于骨髓共同髓样前体的髓样 DC、来源于骨髓共同淋巴样前体的浆细胞样 DC 和来源于间充质祖细胞的滤泡树突状 DC。

（1）髓样 DC（myeloid DC, mDC）：现称经典 DC（conventional DC, cDC），可经血液和淋巴循环迁移至全身组织和器官。根据组织分布和功能特性，经典 DC 有以下不同的命名：①位于胸腺皮质与髓质交界处，参与未成熟单阳性 T 细胞阴性选择的胸腺树突状细胞；②位于皮肤表皮基底层和棘细胞之间，具有较强摄取加工抗原和迁徙能力的朗格汉斯细胞；③分布于次级淋巴组织胸腺依赖区内，具有抗原提呈作用可有效激活初始 T 细胞的并指状树突状细胞；④分布于非淋巴样实体器官和组织内的间质性树突状细胞；⑤分布于血液和淋巴液中的隐蔽细胞。经典 DC 包括未成熟 DC 和成熟 DC：其中朗格汉斯细胞等未成熟 DC 高表达 Toll 样受体（TLR）、甘露糖受体（MR）、调理性受体、趋化因子受体（CCR），而低表达 MHC Ⅱ 类分子和共刺激分子，它们摄取加工抗原能力强而提呈抗原启动适应性免疫应答能力弱；成熟并指状 DC 低表达 Toll 样受体、甘露糖受体、调理性受体，而高表达 MHC Ⅱ 类分子和共刺激分子，可有效提呈抗原激活初始 T 细胞启动适应性免疫应答。

1）未成熟 DC 的迁徙 / 成熟及其对初始 T 细胞的激活作用：朗格汉斯细胞作为未成熟 DC，其迁徙 / 成熟及其对初始 T 细胞的激活作用包括：趋化募集、吞噬活化、迁徙和抗原加工、发育成熟、初始 T 细胞募集活化五个阶段。

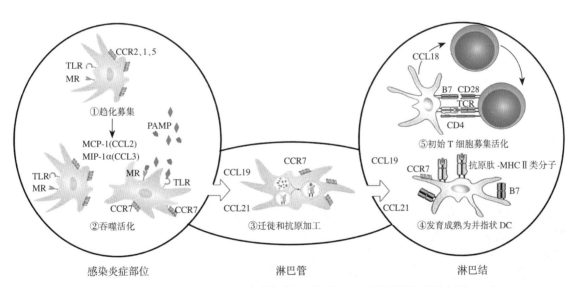

图 9-3　未成熟 DC 的迁徙 / 成熟及其对初始 T 细胞的激活作用示意图

①未成熟 DC 在 CCL2 等趋化因子作用下募集到感染部位，通过表面 PRR 对相关 PAMP 的识别结合而被激活高表达 CCR7；②上述未成熟 DC 在 CCL19/CCL21 诱导下，进入淋巴管开始向淋巴结迁移并对抗原进行加工处理；③未成熟 DC 进入淋巴结后发育成熟为高表达抗原肽 -MHC Ⅱ 类分子复合物和 B7 分子的并指状 DC；④上述成熟 DC 通过分泌 CCL18 招募初始 T 细胞，并使其活化启动适应性免疫应答

各阶段主要作用如图 9-3 所示，简述所下：①趋化募集阶段：在感染炎症部位产生的 CCL2（MCP-1）、CCL3（MIP-1α）和 CCL4（MIP-1β）等趋化因子作用下，表面具有相应受体 CCR2、CCR1、CCR5 的未成熟 DC 被趋化募集到病原体等抗原性异物存在部位；②吞噬活化阶段：上述未成熟 DC 通过表面 Toll 样受体（TLR）、甘露糖受体（MR）等模式识别受

体识别结合，并通过受体介导的内吞作用将病原体及其产物（PAMP）或抗原性异物摄入胞内后，可诱导未成熟 DC 活化表达 CCR7 等趋化性受体为其向淋巴组织迁移奠定了基础；③迁徙和抗原加工阶段：在 CCL19 和 CCL21 等趋化因子诱导作用下，高表达 CCR7 的未成熟DC 从炎症或抗原性异物存在部位进入淋巴管，开始向淋巴结迁徙和对抗原进行加工处理；④发育成熟阶段：在局部高浓度趋化因子 CCL19、CCL21 招募作用下，CCR7 引导上述 DC 进入淋巴结发育成熟为高表达抗原肽 -MHC Ⅱ类分子复合物和 B7 等共刺激分子的并指状 DC；⑤初始 T 细胞募集活化阶段：成熟并指状 DC 可通过合成分泌趋化因子 CCL18，即树突状细胞来源的趋化因子（DC-CK1）招募初始 T 细胞；初始 T 细胞通过表面 TCR-CD3 复合体及其共受体 CD4 分子和 CD28 等共刺激分子与成熟 DC 表面抗原肽 -MHC Ⅱ类分子复合物和 B7 等共刺激分子结合相互作用后，可被激活引发适应性免疫应答（详见第 10 章）。

2）经典 DC 的主要生物学作用：①摄取加工和提呈抗原：经典 DC 作为专职抗原提呈细胞可激活初始 T 细胞，使其分化为不同类型的 T 细胞亚群启动和参与适应性免疫应答（详见第 10 章）；②免疫调节作用：经典 DC 接受病毒或某些胞内寄生菌刺激后可通过分泌以 IL-12为主的细胞因子，诱导初始 T 细胞向 Th1 细胞分化，参与和增强 Th1 细胞介导的细胞免疫应答；③诱导中枢和外周免疫耐受：胸腺 DC 参与 T 细胞阴性选择，可通过清除自身反应性 T细胞诱导机体对自身抗原产生中枢免疫耐受；未成熟 DC 可通过低表达或不表达 B7 等共刺激分子，参与诱导 T 细胞外周免疫耐受。

（2）浆细胞样 DC（plasmacytoid DC, pDC）：主要分布于骨髓、外周血和富含 T 细胞的淋巴组织和器官。此类 DC 在静息状态下形态与浆细胞类似，在 IL-3 和 CD40L 共同刺激下可分化成熟呈现树状突起故称浆细胞样 DC。静息 pDC 低表达 Toll 样受体（TLR1、TLR2）、调理性受体（FcγR、C3dR）、MHC Ⅱ类分子和 B7 等共刺激分子，故其摄取加工和提呈抗原能力低下，不能有效激活初始 T 细胞启动适应性免疫应答。pDC 胞质内体膜上高表达 TLR7 和TLR9，可接受病毒 ssRNA 和细菌 / 病毒 CpG DNA 基序刺激而被激活，并通过 MyD88 依赖的干扰素调节因子 7（IRF7）信号通路合成分泌大量 IFN-α/β，在机体抗病毒等固有免疫应答中发挥重要作用。

（3）滤泡树突状细胞（follicular DC, FDC）：是来源于间充质祖细胞的一种特殊的树突状细胞（图 9-4），主要定居于淋巴结、脾、黏膜相关淋巴组织等外周免疫器官初级淋巴滤泡

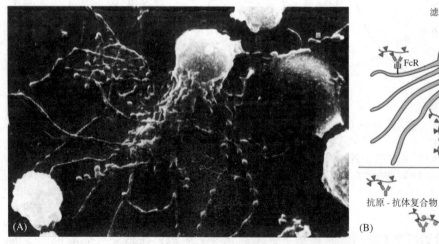
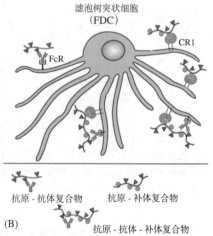

图 9-4　FDC 树状分支上免疫复合物包被小体电镜扫描图和示意图

(A) 滞留于 FDC 表面的免疫复合物包被小体在电镜下呈现"串珠"状结构；此种"串珠"状结构可被淋巴滤泡中的 B 细胞识别结合，有些也可从 FDC 上脱落被 B 细胞识别结合；(B) FDC 树状分支表面 FcγR 和 C3bR（CR1）识别捕获抗原 - 抗体复合物、抗原 - 补体复合物、抗原 - 抗体 - 补体复合物，并将其浓缩滞留于表面供 B 细胞识别

内。滤泡树突状细胞（FDC）不表达 MHC Ⅱ 类分子和 B7 等共刺激分子，没有抗原加工提呈作用；但高表达 Toll 样受体（TLR2、TLR4）、IgG Fc 受体（FcγR）和补体 C3b/C3d 受体，可有效识别捕获细菌及其裂解产物、抗原 - 抗体复合物、抗原 - 补体复合物、抗原 - 抗体 - 补体复合物，并以免疫复合物包被小体（iccosome）形式长期滞留或浓缩于细胞表面供 B 细胞识别（图 9-4）；同时合成分泌 B 淋巴细胞趋化因子（BLC），即 CXCL13 而使表面具有相应受体 CXCR5 的 B 细胞趋化募集至 FDC 周围识别、摄取、加工提呈抗原，同时在滤泡辅助性 T 细胞（follicular helper T cell，Tfh）或 Th2 细胞协同作用下介导产生适应性体液免疫应答。

4. 粒细胞（granulocyte）　来源于骨髓中的粒细胞 - 巨噬细胞前体，主要分布于血液和黏膜结缔组织中，包括中性粒细胞、嗜酸性粒细胞、嗜碱性粒细胞。粒细胞是参与感染或过敏性炎症反应的重要效应细胞。

（1）中性粒细胞（neutrophil）：又称多形核白细胞（polymorphonuclear leukocyte，PMN），主要分布于骨髓和血液，占外周血白细胞总数的 60%～70%。中性粒细胞产生速率高（1×10^7/min），但存活期短（2～3 天）；其表面具有趋化性受体 CXCR1（IL-8R）和过敏毒素 C5a 受体（C5aR），可被趋化因子 CXCL8（IL-8）和过敏毒素 C5a 从血液中招募至感染炎症部位发挥作用。中性粒细胞表面具有甘露糖受体、清道夫受体、TLR4、FcγR、C3bR/C4bR 等多种与其识别和活化相关的受体；其胞质颗粒中含有髓过氧化物酶（myeloperoxidase，MPO）、酸性磷酸酶、碱性磷酸酶、溶菌酶和防御素等多种与其杀菌作用相关的物质。中性粒细胞对病原体的杀伤作用与巨噬细胞大致相同，也是通过氧依赖和氧非依赖杀伤系统共同完成。在中性粒细胞内还含有一种由 MPO 与过氧化氢和氯化物组成的具有强大杀菌作用的 MPO 杀菌系统，而巨噬细胞内无此类杀菌系统。中性粒细胞具有很强的趋化运动和吞噬杀菌能力，在病原体感染部位产生的 CXCL8（IL-8）或过敏毒素 C5a 作用下，中性粒细胞可迅速穿越血管内皮细胞进入感染部位，并通过表面相关模式识别受体（PRR）对病原体的识别结合产生吞噬杀伤作用；也可通过表面 FcγR 或 C3bR/C4bR 介导的调理作用，促进和增强中性粒细胞对病原体的吞噬杀伤作用；还可通过 ADCC 效应对某些病原体感染的组织细胞产生杀伤破坏作用。

（2）嗜酸性粒细胞（eosinophil）：因其胞质内含嗜酸性颗粒而得名，其生长发育依赖于 IL-3、IL-5 和 GM-CSF 等细胞因子。嗜酸性粒细胞占外周血白细胞总数的 5%～6%，主要分布于呼吸道、消化道和泌尿生殖道黏膜结缔组织中，其表面具有可被 CCL11 等趋化因子识别结合的受体 CCR3、血小板活化因子受体（platelet-activating factor receptor, PAF-R）、IL-5R 等多种与其趋化 / 活化相关的受体。在寄生虫感染或过敏性炎症反应部位黏膜上皮细胞、血管内皮细胞或固有淋巴样细胞 ILC2 产生的 CCL11（eotaxin）等趋化因子及 PAF 和 IL-5 作用下，血液和周围组织中的嗜酸性粒细胞可被招募到上述感染或过敏性炎症部位，并使之活化产生如下主要作用：①通过脱颗粒释放主要碱性蛋白、嗜酸性粒细胞阳离子蛋白等一系列毒性蛋白和嗜酸性粒细胞过氧化物酶等酶类物质杀伤寄生虫等病原体；②通过合成分泌白三烯（leukotriene，LTs）、血小板活化因子（PAF）等脂类介质及趋化因子 CXCL8（IL-8）和 IL-3、IL-5、GM-CSF 等细胞因子，参与和促进局部炎症或过敏性炎症反应。嗜酸性粒细胞脱颗粒释放和产生的生物活性介质及其主要生物学作用如表 9-2 所示。

表9-2　嗜酸性粒细胞产生的生物活性介质及其主要作用

产物分类		主要产物	主要生物学作用
颗粒内储存的介质	毒性蛋白	主要碱性蛋白	毒杀寄生虫；激发肥大细胞释放组胺，参与过敏性炎症反应或毒杀寄生虫
		嗜酸性粒细胞阳离子蛋白	毒杀寄生虫
		嗜酸性粒细胞神经毒素	神经毒作用
	酶类物质	嗜酸性粒细胞过氧化物酶	催化产生氯化物毒杀寄生虫；激发肥大细胞释放组胺参与过敏性炎症反应或毒杀寄生虫
		嗜酸性粒细胞胶原酶	重塑结缔组织基质
		基质金属蛋白酶9	降解基质蛋白导致组织裂解破坏
合成分泌的介质	脂类介质	白三烯（LTs）	使支气管平滑肌强烈收缩；使毛细血管扩张通透性增加；促进黏膜杯状细胞分泌
		血小板活化因子（PAF）	激活血小板使之释放组胺参与过敏性炎症反应；募集活化中性粒细胞和嗜酸性粒细胞参与炎症或过敏性炎症反应
	趋化因子	CXCL8（IL-8）	募集活化中性粒细胞、嗜碱性粒细胞、CD8$^+$T细胞
	细胞因子	IL-3、IL-5、GM-CSF	促进骨髓产生嗜酸性粒细胞；IL-5可募集活化嗜酸性粒细胞

（3）嗜碱性粒细胞（basophil）：因其胞质内富含嗜碱性颗粒而得名，其生长发育依赖于 IL-3、TGF-β 和 GM-CSF 等细胞因子。嗜碱性粒细胞主要存在于血液中，仅占外周血白细胞总数的 0.2%；其表面具有趋化性受体 CCR3，可被 CCL11 等相关趋化因子从血液中招募到炎症或过敏性炎症反应部位发挥作用。嗜碱性粒细胞表面具有高亲和力 IgE Fc 受体Ⅰ（FcεRⅠ），其碱性颗粒内含多种酶类物质和组胺等血管活性物质。嗜碱性粒细胞通过表面 FcεRⅠ与变应原特异性 IgE 抗体结合而被致敏；致敏嗜碱性粒细胞通过表面 IgE 抗体与变应原"桥联"结合后可使其脱颗粒释放组胺和酶类物质，同时合成分泌前列腺素 D$_2$（prostaglandius D$_2$，PGD$_2$）、LTs、PAF 等脂类介质及 IL-4、IL-13 等细胞因子参与或促进局部过敏性炎症反应。

（4）肥大细胞（mast cell）：来源于骨髓共同髓样前体，进入血液后作为肥大细胞前体（precursor of mast cell）迁移至黏膜组织及皮肤和黏膜下层血管周围结缔组织中，在局部微环境中干细胞因子（stem cell factor, SCF）、IL-3、IL-4、IL-9 等细胞因子诱导下，发育成熟为黏膜肥大细胞（mucosal mast cell）和结缔组织肥大细胞（connective tissue mast cell）。上述肥大细胞表面具有趋化性受体 CCR3、过敏毒素受体（C3aR、C5aR）、Toll 样受体（TLR2、TLR4）和高亲和力 IgE Fc 受体（FcεRⅠ）。在病原体感染或变应原入侵部位黏膜上皮或血管内皮细胞产生的 CCL11 等趋化因子、过敏毒素 C3a/C5a 或病原体相关模式分子（PAMP）作用刺激下：①肥大细胞被招募到病原体感染部位并使之活化，通过合成分泌 CCL3（MIP-1α）等趋化因子、PAF 等脂类介质和 TNF-α 等细胞因子参与或促进局部炎症反应（表9-3）；②肥大细胞被招募到变应原入侵部位，通过表面 FcεRⅠ与变应原特异性 IgE 抗体结合而被致敏；致敏肥大细胞通过表面 IgE 抗体与变应原"桥联"结合可被激活，通过脱颗粒释放组胺、酶类物质，合成分泌 LTs、PGD$_2$、PAF 等脂类介质及 TNF-α、IL-3、IL-4、IL-5、IL-13、GM-CSF 等细胞因子和 CCL3 等趋化因子引发过敏性炎症反应。肥大细胞脱颗粒释放和分泌的生物活性介质及其介导产生的主要生物学作用如表9-3 所示。

表9-3　肥大细胞产生的生物活性介质及其主要作用

产物分类		主要产物	主要生物学作用
颗粒内储存的介质	血管活性胺类物质	组胺、肝素	使小静脉 / 毛细血管扩张通透性增强；使支气管平滑肌收缩；促进黏膜杯状细胞分泌；毒杀寄生虫
	蛋白酶类物质	类胰蛋白酶、糜蛋白酶、组织蛋白酶 G、羧肽酶	激活基质金属蛋白酶，使细胞间基质蛋白分解导致组织裂解和破坏
	细胞因子	TNF-α（部分颗粒内储存）	激活血管内皮细胞参与或促进炎症反应；刺激多种免疫细胞活化产生细胞因子
合成分泌的介质	脂类介质	前列腺素 D_2（PGD_2）	使支气管平滑肌强烈收缩；使小静脉 / 毛细血管扩张通透性增强；促进黏膜杯状细胞分泌；募集嗜酸性粒细胞参与过敏性炎症反应
		白三烯（LTs）	作用同前列腺素 D_2
		血小板活化因子（PAF）	激活血小板使之释放组胺参与过敏性炎症反应；募集活化嗜酸性粒细胞参与过敏性炎症反应；募集活化中性粒细胞参与炎症反应
	趋化因子	CCL3（MIP-1α）	趋化募集单核 / 巨噬细胞、中性粒细胞、嗜酸性和嗜碱性粒细胞参与炎症或过敏性炎症反应
		TNF-α（部分合成分泌）	激活血管内皮细胞参与或促进炎症反应；刺激多种免疫细胞活化产生细胞因子
	细胞因子	IL-4、IL-13	放大 Th2 细胞介导的体液免疫应答
		IL-3、IL-5、GM-CSF	刺激骨髓产生嗜酸性粒细胞；IL-5 可募集活化嗜酸性粒细胞参与过敏性炎症反应

二、固有淋巴样细胞

固有淋巴样细胞（innate lymphoid cells, ILCs）不表达特异性 / 泛特异性抗原受体，故其活化不依赖于对抗原的识别。此类淋巴细胞表达一系列与其活化或抑制相关的受体，可被感染部位组织细胞产生的某些细胞因子或被某些病毒感染 / 肿瘤靶细胞表面相关配体激活，并通过分泌不同类型的细胞因子参与抗感染免疫、过敏性炎症反应或通过释放细胞毒性介质使相关靶细胞裂解破坏。固有淋巴样细胞来源于骨髓共同淋巴样前体，由转录因子 ID2+ 固有淋巴样前体发育分化而成，包括 ILC1、ILC2、ILC3 三个亚群，NK 细胞也归属为固有淋巴样细胞。

ILC1 亚群发育分化依赖于 IL-7、IL-15 和转录因子 T-bet，可通过表面活化相关受体接受胞内寄生菌感染巨噬细胞或病毒感染经典 DC 产生的 IL-12 和 IL-18 刺激而被激活，并通过分泌 IFN-γ 介导产生抗胞内病原菌感染或抗病毒感染的免疫作用。

ILC2 亚群发育分化依赖于 IL-7 和转录因子 GATA3，可通过表面活化相关受体接受寄生虫感染或过敏性炎症部位上皮细胞分泌的胸腺基质淋巴细胞生成素（thymic stromal lymphopoietin, TSLP）、IL-25、IL-33 刺激而被激活，并通过分泌 CCL11 等趋化因子和 IL-4、IL-5、IL-9、IL-13 等 Th2 型细胞因子招募活化嗜酸性粒细胞和肥大细胞，产生抗胞外寄生虫感染的免疫作用或过敏性炎症反应。

ILC3 亚群发育分化依赖于 IL-7 和转录因子 RORγt，可通过表面活化相关受体接受胞外病原菌刺激巨噬细胞或经典 DC 产生的 IL-1 和 IL-23 刺激而被激活，并通过分泌 IL-22 和 IL-17 构筑黏膜上皮物理 / 化学屏障，产生抗胞外菌 / 真菌感染的免疫作用。固有淋巴样细胞亚群形成及其活化产生的细胞因子和主要作用如图 9-5 所示。

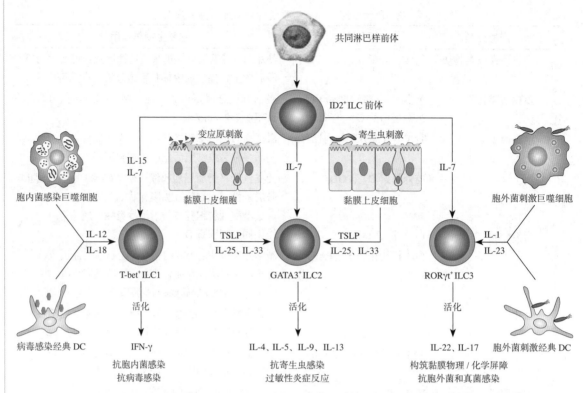

图 9-5　固有淋巴样细胞亚群形成及其活化产生的细胞因子和主要作用示意图

(1) ILC1 产生的 IFN-γ 可诱导巨噬细胞活化杀伤破坏胞内感染的病原菌；可诱导病毒易感细胞产生抗病毒蛋白抑制病毒复制；(2) ILC2 产生的 IL-5 和 IL-9 可募集活化嗜酸性粒细胞和肥大细胞产生主要碱性蛋白和组胺毒杀寄生虫；IL-4 和 IL-13 可诱导 B 细胞增殖分化产生变应原特异性 IgE 抗体，使肥大细胞致敏参与过敏性免疫反应；(3) ILC3 产生的 IL-17 和 IL-22 可刺激黏膜上皮细胞产生抗菌肽抵御胞外菌或真菌入侵；IL-22 可促进黏膜上皮细胞脱落更新干扰胞外菌或真菌定植

1.　**固有淋巴样 2 型细胞**（type 2 innate lymphoid cell，ILC2）　广泛分布于黏膜结缔组织和外周免疫器官中，目前尚未发现特征性表面标志，为谱系阴性细胞（lineage negative cell）。ILC2 表达一系列与其活化或抑制相关的受体：其中活化相关受体主要包括 IL-25R、IL-33R、TSLPR，抑制性受体主要包括 IFN-α/βR、IFN-γR、IL-27R。ILC2 在感染或变应原入侵部位黏膜上皮细胞产生的 IL-25、IL-33 和 TSLP 刺激诱导下，可通过合成分泌 CCL11 等趋化因子招募嗜酸 / 嗜碱性粒细胞和肥大细胞参与抗寄生虫感染或过敏性炎症反应；通过合成分泌 IL-4、IL-5、IL-9、IL-13 等 Th2 型细胞因子介导产生如下主要作用：① IL-4 可诱导初始 T 细胞向 Th2 细胞分化参与适应性体液免疫应答；② IL-4 和 IL-13 可诱导 B 细胞增殖分化为浆母细胞；IL-4 可诱导浆母细胞发生 Ig 类别转换发育成熟为浆细胞后产生 IgE 类抗体，参与过敏性炎症反应或抗寄生虫感染的免疫作用；③ IL-5 和 IL-9 可分别募集活化嗜酸性粒细胞和肥大细胞，参与过敏性炎症反应或抗寄生虫感染的免疫作用；④ IL-13 可促进黏膜杯状细胞分泌和使支气管平滑肌收缩，导致支气管痉挛引发气道高反应性。

2.　**自然杀伤细胞**（natural killer，NK）　是一类表面标志为 CD3⁻CD19⁻CD56⁺CD16⁺ 和胞内转录因子 E4BP4⁺ 的固有淋巴样细胞，广泛分布于血液、外周淋巴组织、肝、脾等脏器中。NK 细胞不表达特异性 / 泛特异性抗原识别受体，可表达一系列与其活化和抑制相关的调节性受体，并通过上述调节性受体对机体"自身"与"非己"成分的识别，选择性杀伤病毒感染或肿瘤等靶细胞。NK 细胞表面具有 IgG Fc 受体（FcγRIIIA/CD16），也可通过 ADCC 效应杀伤病毒感染或肿瘤靶细胞。NK 细胞表达多种与其趋化和活化相关的细胞因子受体，可被招募到肿瘤或病原体感染部位，并在局部微环境中 IL-12 和 IL-18 协同作用下活化，通过合成分泌大量 IFN-γ 发挥抗感染和免疫调节作用；还可通过产生 CCL3（MIP-1α）、CCL4（MIP-1β）和 GM-CSF 等细胞因子招募单核 / 巨噬细胞，并使巨噬细胞活化增强机体抗感染免疫作用。

（1）NK 细胞表面杀伤活化受体和杀伤抑制受体：NK 细胞表面具有两类功能截然不同的调节性受体，一类受体与靶细胞表面相应配体结合后可激发 NK 细胞产生杀伤作用，称为活化性杀伤细胞受体（activatory killer receptor, AKR），简称杀伤活化受体；另一类受体与靶细胞表面相应配体结合可抑制 NK 细胞产生杀伤作用，称为抑制性杀伤细胞受体（inhibitory killer receptor, IKR），简称杀伤抑制受体。

1）NK 细胞表面识别 MHC Ⅰ类分子的调节性受体：NK 细胞表达多种以经典 / 非经典 MHC Ⅰ类分子为配体的杀伤活化或杀伤抑制受体，包括以下两种结构不同的分子家族。

杀伤细胞免疫球蛋白样受体（killer immunoglobulin-like receptors, KIR）是免疫球蛋白超家族成员，其胞外区含有 2 个或 3 个能与 MHC Ⅰ类分子结合的 Ig 样结构域：①其中胞质区氨基酸序列较长 / 内含免疫受体酪氨酸抑制基序（immunoreceptor tyrosine-based inhibitory motif, ITIM）的 KIR 称为 KIR2DL 和 KIR3DL，它们可转导活化抑制信号、是 NK 细胞表面的杀伤抑制受体（图 9-6A）；②胞质区氨基酸序列较短、没有信号转导功能的 KIR 称为 KIR2DS 和 KIR3DS，上述 KIR 能与胞质区内含免疫受体酪氨酸活化基序（immunoreceptor tyrosine-based activation motif, ITAM）的 DAP-12 同源二聚体非共价结合而获得转导活化信号的能力，即 KIR2DS 或 KIR3DS 与 DAP-12 结合组成的复合体是 NK 细胞表面的杀伤活化受体（图 9-6B）。

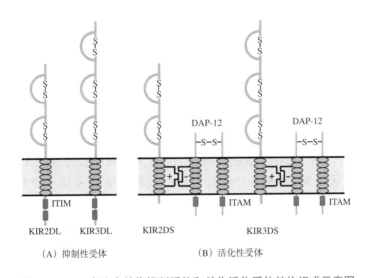

（A）抑制性受体　　　　（B）活化性受体

图 9-6　KIR 家族中杀伤抑制受体和杀伤活化受体结构组成示意图

(A) KIR2DL/KIR3DL 是 NK 细胞表面的杀伤抑制受体；(B)　KIR2DS/KIR3DS 与 DAP-12 结合组成的复合体是 NK 细胞表面的杀伤活化受体

杀伤细胞凝集素样受体（killer lectin-like receptors, KLR）是由 C 型凝集素家族成员 CD94 分别与 C 型凝集素 NKG2 家族不同成员通过二硫键共价结合组成的异二聚体。NKG2A 胞质区氨基酸序列较长 / 内含 ITIM 基序，它们与 CD94 结合组成的 CD94/NKG2A 异二聚体是 NK 细胞表面的杀伤抑制受体（图 9-7A）。NKG2C 与 CD94 结合组成的 CD94/NKG2C 异二聚体本身不具备信号转导功能，它们能与胞质区内含 ITAM 的 DAP-12 同源二聚体非共价结合而获得转导活化信号的能力，即 CD94/NKG2C 异二聚体与 DAP-12 结合组成的复合体是 NK 细胞表面的杀伤活化受体（图 9-7B）。

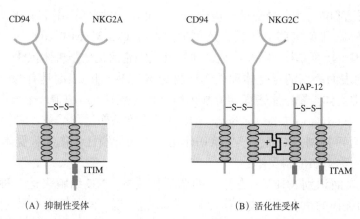

图 9-7 KLR 家族中杀伤抑制受体和杀伤活化受体结构组成示意图

（A）NKG2A 与 CD94 结合组成的复合体是 NK 细胞表面的杀伤抑制受体；（B）CD94/NKG2C 与 DAP-12 结合组成的复合体是 NK 细胞表面的杀伤活化受体

2）NK 细胞表面识别非 MHC Ⅰ类配体分子的杀伤活化受体：包括 NKG2D 同源二聚体和自然细胞毒性受体（NCR），上述杀伤活化受体识别结合的配体通常是在某些肿瘤和病毒感染细胞表面异常表达或高表达、而在正常组织细胞表面缺失或表达低下的膜分子。NK 细胞通过此类杀伤活化受体可选择性攻击杀伤某些肿瘤和病毒感染的靶细胞。NKG2D 是 NKG2 家族中唯一不与 CD94 结合、而以同源二聚体形式表达的杀伤活化受体。NKG2D 胞质区不含 ITAM，但它们能与胞质区内含传递活化信号基序（YxxM）的 DAP-10 同源二聚体结合而获得转导活化信号的能力（图 9-8A）。MHC Ⅰ类链相关 A/B 分子（MICA 和 MICB）是人类 NKG2D 同源二聚体识别结合的配体。MICA/B 在乳腺癌、卵巢癌、结肠癌、胃癌、肺癌等上皮来源的肿瘤细胞表面异常表达或高表达，而在正常组织细胞表面缺失或表达低下，因此 NK 细胞可通过表面 NKG2D 同源二聚体识别攻击杀伤来源于上皮的肿瘤细胞。

自然细胞毒性受体（natural cytotoxicity receptor, NCR）是人类 NK 细胞表面杀伤活化受体，主要包括 NKp30、NKp46 和 NKp44。其中 NKp30 和 NKp46 表达于所有 NK 细胞（成熟 / 未成熟 / 静息 / 活化 NK 细胞）表面，可作为 NK 细胞的特征性标志；NKp44 仅表达于活化 NK 细胞表面，是活化 NK 细胞的特征性标志。上述 NCR 胞质区不含 ITAM，其中 NKp30 和 NKp46 能与胞质区内含 ITAM 的 CD3-ζζ 非共价结合而获得转导活化信号的能力（图 9-8B）；NKp44 能与胞质区内含 ITAM 的 DAP-12 同源二聚体非共价结合而获得转导活化信号的能力（图 9-8C）。NCR 所识别的配体尚未完全清楚，近来研究发现：① NKp30 可通过与人巨细胞病毒蛋白 pp65 结合，介导 NK 细胞对上述病毒感染细胞产生杀伤破坏作用；② NKp46 和 NKp44 可通过与流感病毒血凝素结合，介导 NK 细胞对上述病毒感染细胞产生杀伤破坏作用；③ NKp30、NKp44 和 NKp46 均可通过对某些肿瘤细胞表面硫酸肝素的识别，介导 NK 细胞对相关肿瘤细胞产生细胞毒作用。

（2）NK 细胞对肿瘤或病毒感染靶细胞的识别及其活化机制：通常杀伤活化受体和杀伤抑制受体共表达于 NK 细胞表面，二者均可识别结合表达于自身组织细胞表面的 MHC Ⅰ类分子。在自身组织细胞表面 MHC Ⅰ类分子正常表达情况下，NK 细胞可因表面杀伤抑制受体的作用占主导地位而不能杀伤自身组织细胞（图 9-9）。在病毒感染或细胞癌变时，可因上述靶细胞表面 MHC Ⅰ类分子缺失或表达低下，即通过"迷失自己"（missing-self）识别模式而使 NK 细胞表面杀伤抑制受体功能丧失；同时可因上述靶细胞异常或上调表达某些非 MHC Ⅰ类配体分子，即通过"诱导自己"（induced-self）识别模式为 NK 细胞表面 NKG2D/NCR 等杀伤活化受体提供了新的或数量充足的靶标。NK 细胞通过上述"迷失自己"和"诱导自己"识别

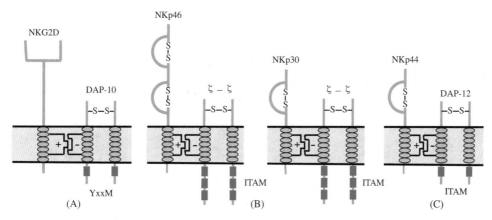

图 9-8 杀伤活化受体 NKG2D 和 NCR 结构组成示意图

（A）DAP-10 与 NKG2D 结合组成的复合体是 NK 细胞表面的杀伤活化受体；（B）NKp30 或 NKp46 与 CD3-ζζ 结合组成的复合体是 NK 细胞表面的杀伤活化受体；（C）NKp44 与 DAP-12 结合组成的复合体是 NK 细胞表面的杀伤活化受体

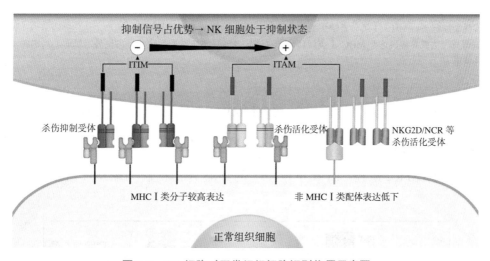

图 9-9 NK 细胞对正常组织细胞识别作用示意图

生理条件下自身组织细胞表面 MHC I 类分子正常表达，NK 细胞表面杀伤抑制受体作用占主导地位不能杀伤正常组织细胞

模式而被激活，并通过脱颗粒释放穿孔素、颗粒酶、LT-α 和表达 FasL 等作用方式杀伤病毒感染和肿瘤靶细胞（图 9-10）。

（3）NK 细胞对肿瘤/病毒感染靶细胞的杀伤破坏作用机制：NK 细胞与肿瘤或病毒感染靶细胞密切接触活化后，可通过释放穿孔素、颗粒酶、LT-α 和高表达 FasL 等细胞毒性介质使上述靶细胞溶解破坏和发生凋亡。

1）穿孔素/颗粒酶途径：穿孔素储存于胞质颗粒内，其生物学效应与补体攻膜复合物类似。NK 细胞释放的穿孔素可在靶细胞膜上形成内径约为 16 nm 的多聚穿孔素"孔道"，而使水和电解质迅速进入胞内导致靶细胞裂解破坏。颗粒酶可直接损伤细胞膜而使靶细胞溶解破坏，也可循多聚穿孔素在靶细胞膜上所形成的"孔道"进入胞内激活凋亡相关酶系统导致靶细胞凋亡。

2）Fas 与 FasL 途径：FasL 介导产生的细胞凋亡机制如图 9-11 所示，简述如下：① FasL 三聚体与靶细胞表面相应受体（Fas 三聚体）结合而使其活化；②活化 Fas 三聚体胞质区死亡结构域（death domain, DD）相聚成簇可招募并与 Fas 相关死亡结构域蛋白（Fas-associated

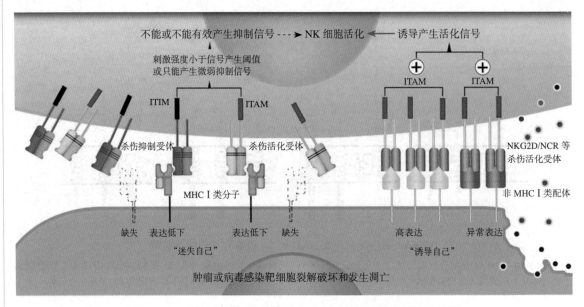

图 9-10　NK 细胞对肿瘤 / 病毒感染靶细胞的识别及其活化示意图

肿瘤和病毒感染细胞表面 MHC Ⅰ类分子缺失或表达低下（迷失自己），不能诱导 NK 细胞产生活化抑制信号；肿瘤和病毒感染细胞表面高表达或异常表达非 MHC Ⅰ类配体分子（诱导自己），NK 细胞活化信号占优势对肿瘤或病毒感染靶细胞产生杀伤破坏作用

death domain protein, FADD）结合，继而通过 FADD 死亡效应结构域（death effecter domain，DED）募集并与胱天蛋白酶原 8（pro-Caspase 8）结合；③后者通过自我剪接产生活化 Caspase 8 从而引发 Caspase 3 级联反应导致细胞凋亡。

　　3）LT-α 与 TNFR-I 途径：LT-α 介导产生的细胞凋亡机制如图 9-11 所示，简述如下：

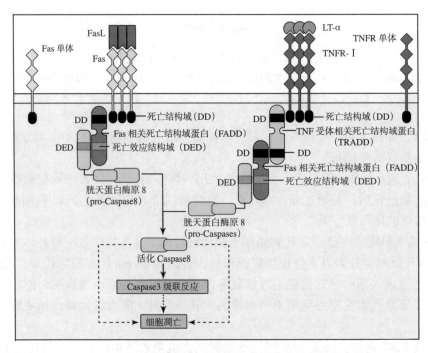

图 9-11　Fas 和 TNF 受体介导的细胞凋亡作用机制示意图

FasL/LT-α 三聚体与细胞表面 Fas/TNFR-I 结合→使 Fas/TNFR-I 活化→招募并与 FADD/TRADD 结合→募集活化 pro-Caspase 8 →自我剪接产生活化 Caspase 8 →引发 Caspase 3 级联反应导致细胞凋亡

① LT-α 三聚体与靶细胞表面相应受体，即 TNF 受体 -I（TNFR-I）三聚体结合而使其活化；②活化 TNFR-I 胞质区死亡结构域（DD）相聚成簇可募集并与 TNF 受体相关死亡结构域蛋白（TNF receptor-associated death domain protein，TRADD）结合；③ TRADD 通过其死亡结构域（DD）与 Fas 相关死亡结构域蛋白（FADD）结合后，再通过其死亡效应结构域（DED）募集并与胱天蛋白酶原 8（pro-Caspase 8）结合；④后者通过自我剪接产生活化 Caspase 8 从而引发 Caspase 3 级联反应导致细胞凋亡。

三、固有淋巴细胞

Innate-like lymphocytes（ILLs）英文直译应为"固有样淋巴细胞"，为避免读者将其与"固有淋巴样细胞"混淆，同时根据此类细胞表面标志和功能特性将其简称为"固有淋巴细胞"。固有淋巴细胞包括 NKT 细胞、γδT 细胞和 B1 细胞，可通过表面有限多样性抗原识别受体直接识别结合病原体感染或肿瘤靶细胞表面某些特定表位分子或某些病原体等抗原性异物而被激活，释放一系列细胞毒性介质使相关靶细胞裂解破坏或产生以 IgM 为主的抗菌抗体发挥抗感染免疫作用。

1. **自然杀伤 T 细胞**（natural killer T cell，NKT）　是指既表达 NK 细胞表面标志 CD56（小鼠 NK1.1），又表达 T 细胞表面标志 TCRαβ-CD3 复合体的固有淋巴细胞。NKT 细胞在胸腺或胚肝分化发育，主要分布于骨髓、胸腺、肝，在脾、淋巴结和外周血中也有少量存在。NKT 细胞可直接识别某些病原体感染或肿瘤靶细胞表面 CD1 分子提呈的磷脂和糖脂类抗原而被激活产生应答；也可被 IL-12 和 IFN-γ 等细胞因子激活迅速产生应答。活化 NKT 细胞可通过分泌穿孔素 / 颗粒酶或 Fas/FasL 途径杀伤某些肿瘤或病原体感染的靶细胞；也可在不同微环境中通过分泌 IL-4 或 IFN-γ 诱导初始 T 细胞向 Th2 细胞或 Th1 细胞分化，参与适应性体液或细胞免疫应答。

2. **γδT 细胞**　在胸腺中分化发育成熟，主要分布于肠道、呼吸道、泌尿生殖道等黏膜和皮下组织，是参与皮肤黏膜组织早期抗感染和抗肿瘤免疫的主要效应细胞。γδT 细胞不识别 MHC 分子提呈的抗原肽，可通过直接识别结合以下分子而被激活：①某些肿瘤细胞表面的 MICA/B 分子；②某些病毒蛋白或感染细胞表面的病毒蛋白；③感染细胞表达的热休克蛋白；④感染或肿瘤细胞表面 CD1 分子提呈的磷脂或糖脂类抗原。活化 γδT 细胞可通过释放穿孔素、颗粒酶和表达 FasL 等方式杀伤病毒感染和肿瘤靶细胞，还可通过分泌 IL-17、IFN-γ 和 TNF-α 等细胞因子介导炎症反应或参与免疫调节。

3. **B1 细胞**　是具有自我更新能力的 CD5⁺mIgM⁺ B 细胞，主要分布于胸膜腔、腹膜腔和肠道固有层中；B1 细胞分化发育与胚肝密切相关，也可由成人骨髓产生。B1 细胞表面 BCR 缺乏多样性，可直接识别结合某些病原体或变性自身成分所共有的抗原表位分子，而被激活产生体液免疫应答。B1 细胞识别的抗原主要包括：①某些细菌表面共有的多糖类 TI 抗原，如细菌脂多糖、细菌荚膜多糖、葡聚糖等；②某些变性的自身抗原，如变性 Ig 和变性单股 DNA 等。B1 细胞接受细菌多糖或变性自身抗原刺激后 48 小时内，即可产生以 IgM 为主的低亲和力抗体；在其增殖分化过程中一般不发生 Ig 类别转换、也不产生免疫记忆细胞。

TI 抗原分为 TI-1 和 TI-2 两种类型：TI-1 抗原，如细菌脂多糖作为丝裂原具有两种不同的构象分子，一种是可被 B 细胞表面抗原受体（BCR）识别结合的抗原表位；另一种是可被 B 细胞表面丝裂原受体（TLR）识别结合的丝裂原（PAMP）。研究证实：①高剂量 TI-1 抗原通过表面丝裂原与 B 细胞表面相关丝裂原受体（TLR）结合，可诱导多克隆 B 细胞增殖分化产生非特异性体液免疫应答；②低剂量 TI-1 抗原可被 B 细胞表面相应抗原受体（BCR）竞争结合，诱导产生特异性体液免疫应答（图 9-12）。

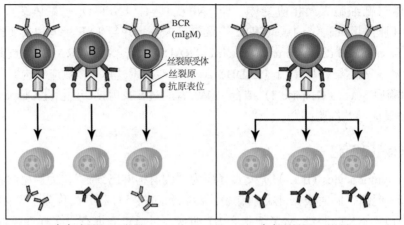

（A）高剂量 TI-1 抗原　　　　　　　　　　（B）低剂量 TI-1 抗原

图 9-12　B 细胞对不同浓度 TI-1 抗原的识别和应答

（A）高剂量 TI-1 抗原可激活多克隆 B 细胞产生非特异性体液免疫应答；（B）低剂量 TI-1 抗原可被 B 细胞表面 BCR 竞争结合，诱导产生特异性体液免疫应答

　　TI-2 抗原是由众多相同抗原表位构成的抗原分子，主要包括葡聚糖、聚合鞭毛素和细菌荚膜多糖。上述 TI-2 抗原可通过表面多个重复抗原表位与 B1 细胞表面数个相应抗原受体（mIgM）"交联"结合而使 B1 细胞活化，进而增殖分化为浆细胞后产生某种 IgM 类泛特异性抗体（图 9-13）。

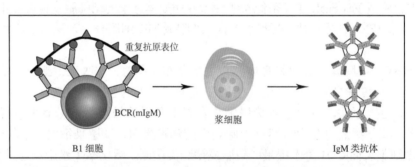

图 9-13　B1 细胞对 TI-2 抗原的识别和应答

B1 细胞通过表面数个抗原受体（BCR）与 TI-2 抗原表位交联结合可产生某种 IgM 类泛特异性抗体

第三节　固有免疫应答

　　固有免疫应答（innate immune response）是指机体固有免疫细胞和分子在识别病原体及其产物或体内凋亡 / 畸变细胞等"非己"抗原性异物后迅速活化，将上述病原体等抗原性物质有效杀伤清除产生非特异性免疫防御、监视、自稳等保护作用的生理过程。固有免疫应答适度可产生对机体有益的抗感染 / 抗肿瘤和免疫自稳等保护作用，固有免疫应答超强引发的"细胞因子风暴"则可产生对机体有害的病理损伤作用。

一、固有免疫应答的作用时相

　　1. 即刻固有免疫应答（immediate innate immunity response）**阶段**　发生于感染后 4 小时内，主要作用包括：①皮肤黏膜及其附属成分的屏障作用；②某些病原体可直接激活补体旁路途径，介导产生抗感染免疫作用；③病原体刺激感染部位上皮细胞产生的 CXCL8（IL-8）和 IL-1 可募集活化中性粒细胞，有效吞噬杀伤病原体和引发局部炎症反应；④活化中性粒细胞和病原体刺激角质细胞释放的 α/β- 防御素、阳离子抗菌蛋白、CCL2（MCP-1）、CCL3（MIP-1α）等趋化因子，可直接抑杀某些病原体或趋化募集单核 / 巨噬细胞和朗格汉斯细胞，参与扩大局部炎症反应和对病原体等抗原性异物的摄取加工。中性粒细胞是机体抗胞外病原体感染的主要效应细胞，通常绝大多数病原体感染终止于此时相。

2. **早期诱导固有免疫应答**（early induced innate immune response）**阶段**　发生于感染后 4 ~ 96 小时，主要作用包括：①在上述感染部位上皮 / 角质细胞产生的 CCL2（MCP-1）、CCL3（MIP-1α）等趋化因子和活化中性粒细胞产生的 IL-1、IL-6、TNF-α 等促炎细胞因子作用下，周围组织中的巨噬细胞和肥大细胞被招募至感染炎症部位并使之活化；②上述活化免疫细胞又可产生 CCL2、CCL3、CXCL8 等趋化因子及 IL-1、TNF-α 等促炎细胞因子和白三烯、前列腺素 D$_2$ 等其他炎性介质，并由此导致局部血管扩张、通透性增强，使血液中大量单核细胞、中性粒细胞进入感染部位增强局部炎症反应；其中活化巨噬细胞对胞内病原菌具有更强的杀伤破坏作用；③病毒感染细胞产生的 IFN-α/β 或活化巨噬细胞产生的 IL-12 可诱导 NK 细胞活化，使其对病毒感染或肿瘤等靶细胞的杀伤破坏作用显著增强；活化 NK 细胞产生的 IFN-γ 又可诱导巨噬细胞活化，使其对胞内病原菌的杀伤作用显著增强；④肝细胞接受 IL-1 等促炎细胞因子刺激后可产生一系列急性期蛋白，其中甘露聚糖结合凝集素能与某些病原体结合，导致补体凝集素途径活化产生抗感染免疫作用；⑤ NKT 细胞和 γδT 细胞可通过表面有限多样性抗原受体对某些病毒感染或肿瘤靶细胞表面相应特定表位的识别而被激活，并通过释放穿孔素、颗粒酶、分泌 LT-α 或表达 FasL 等作用方式杀伤破坏病毒感染或肿瘤靶细胞；⑥ B1 细胞接受细菌多糖抗原刺激后 48 小时内可产生以 IgM 为主的泛特异性抗菌抗体，在机体早期抗感染免疫过程中发挥重要作用。

3. **适应性免疫应答启动和效应阶段**　发生于感染 96 小时后，此时接受病原体等抗原性异物刺激的未成熟 DC 通过血液和淋巴液迁移至外周免疫器官发育成熟为并指状 DC。上述成熟 DC 高表达病原体等非己抗原肽 -MHC 分子复合物和 B7 等共刺激分子，可有效激活抗原特异性初始 T 细胞启动适应性细胞免疫应答。外周免疫器官中滤泡 DC 捕获病原体等抗原性异物后可将其滞留在细胞表面，供抗原特异性初始 B 细胞识别摄取、并将抗原加工产物提呈给 Tfh 细胞或 Th2 细胞启动适应性体液免疫应答（详见第 10 章）。

在适应性免疫应答效应阶段：①病原体特异性 IgG/IgM 类抗体与相应病原体结合后，可通过激活补体经典途径产生抗感染免疫作用；②病原体特异性 IgG 类抗体与表面具有相应 FcγR 的吞噬细胞结合后，可通过调理吞噬作用有效杀伤清除病原体；③效应 Th1 细胞与胞内病原菌感染的巨噬细胞结合相互作用后，可通过产生 IFN-γ 使上述巨噬细胞活化将胞内病原菌彻底杀伤清除；④病毒感染或肿瘤靶细胞特异性 IgG 类抗体与表面具有相应 FcγR 的 NK 细胞结合后，可通过 ADCC 效应使上述靶细胞裂解破坏发挥抗病毒或抗肿瘤免疫作用。

二、固有免疫应答的作用特点

固有免疫细胞与适应性免疫细胞相比，具有以下主要特点：①固有免疫细胞不表达特异性抗原识别受体，可通过模式识别受体或有限多样性抗原识别受体直接识别病原体及其产物、病毒感染或肿瘤靶细胞、损伤或凋亡细胞表面某些共有特定模式或表位分子而被激活产生应答；②固有免疫细胞可通过趋化募集，即"集中优势兵力"之方式迅速发挥免疫效应，而不是通过克隆选择、增殖分化为效应细胞后产生免疫效应；③固有免疫细胞参与适应性免疫应答的全过程，可通过产生不同种类的细胞因子影响适应性免疫应答的类型；④固有免疫细胞寿命较短，在其增殖分化过程中通常不能产生免疫记忆细胞，因此固有免疫应答维持时间较短，也不会发生再次应答。固有免疫应答和适应性免疫应答的主要特征如表9-4所示。

表9-4   固有免疫应答和适应性免疫应答的主要特征

	固有免疫应答	适应性免疫应答
参与细胞	皮肤黏膜上皮细胞、单核/巨噬细胞、中性粒细胞、肥大细胞、树突状细胞、NK细胞、ILCs、NKT细胞、γδT细胞、B1细胞	CD4$^+$Th1细胞、Th2细胞、Th17细胞、Tfh细胞、Treg细胞、CD8$^+$CTL、B2细胞（B细胞）
效应分子	补体、细胞因子、抗菌蛋白、酶类物质、穿孔素、颗粒酶、FasL	特异性抗体、细胞因子、穿孔素、颗粒酶、FasL
作用时相	即刻~96小时	96小时后
识别受体	模式识别受体/有限多样性抗原识别受体（胚系基因直接编码），较少多样性	特异性抗原识别受体（胚系基因重排后产生），具有高度多样性
识别特点	直接识别PAMP/DAMP及靶细胞表面某些特定表位分子或CD1分子提呈的脂类/糖脂类抗原，具有非特异或泛特异性	识别APC表面MHC分子提呈的抗原肽或FDC表面捕获的抗原分子，具有高度特异性
作用特点	募集活化后迅速产生免疫效应；通常没有免疫记忆功能，不发生再次应答	经克隆选择、增殖分化为效应细胞后发挥免疫作用；具有免疫记忆功能，可发生再次应答
维持时间	较短	较长

三、固有免疫应答与适应性免疫应答的关系

固有免疫细胞参与适应性免疫应答的全过程，并能影响适应性免疫应答的类型。生理条件下固有免疫应答与适应性免疫应答密切配合共同完成宿主免疫防御、免疫监视和免疫自稳功能，产生对机体有益的免疫保护作用。

1. **启动适应性免疫应答**   经典DC是体内诱导初始T细胞活化能力最强的抗原提呈细胞，也是机体适应性免疫应答的启动者。巨噬细胞和B细胞与经典DC不同，它们只能向抗原作用过的T细胞或记忆T细胞提呈抗原，使之活化引发或增强适应性免疫应答。

2. **调节适应性免疫应答的类型和强度**   固有免疫细胞在不同微环境中，可通过产生不同种类的细胞因子，影响初始T细胞的分化和适应性免疫应答的类型，例如：①经典DC和巨噬细胞在胞内病原体感染或肿瘤微环境中，可通过分泌以IL-12为主的细胞因子诱导初始T细胞分化为CD4$^+$Th1细胞或CD8$^+$CTL，启动和参与适应性细胞免疫应答；②ILC2和肥大细胞在某些病原体或蛋白质抗原刺激下，可通过分泌IL-4诱导初始T细胞分化为Th2细胞参与适应性体液免疫应答；③活化NK细胞/NKT细胞/γδT细胞可通过分泌IFN-γ促进APC表达MHC分子和B7等共刺激分子，而使机体适应性免疫应答能力增强。

3. **协助效应T细胞进入感染或肿瘤发生部位**   T细胞在外周免疫器官增殖分化为效应T细胞后，可因其表面黏附分子和趋化性受体发生改变而为其离开外周免疫器官和进入感染/肿瘤发生部位提供必要条件。感染/肿瘤发生部位固有免疫细胞和补体活化产生的趋化因子、促炎细胞因子或其他炎性介质可诱导局部血管内皮细胞活化表达多种黏附分子和趋化因子，并通过与效应T细胞表面相应黏附分子和趋化因子受体的结合而使上述T细胞与局部血管内皮细胞黏附，继而穿过血管内皮细胞间隙进入感染/肿瘤发生部位。

4. **协同效应T细胞和抗体发挥免疫效应**   效应T细胞与胞内病原体感染巨噬细胞结合相互作用后可表达CD40L和产生IFN-γ等细胞因子，同时诱导巨噬细胞高表达CD40分子和IFN-γR；上述巨噬细胞通过表面CD40和IFN-γR与效应T细胞表面CD40L及其分泌的IFN-γ

结合而被激活，使其杀菌能力显著增强将胞内病原体彻底杀伤清除。抗体本身没有杀菌和清除病原体的作用，只有在吞噬细胞、NK 细胞、补体等固有免疫细胞和分子参与下，通过调理吞噬、ADCC 和 CDC 等作用才能将病原体杀伤清除。

小 结

固有免疫是生物体在长期种系进化过程中逐渐形成的一种天然免疫防御功能，具有可稳定遗传和对各种病原体等非己抗原性异物产生抵御或清除效应等特性。固有免疫系统主要包括组织屏障、固有免疫细胞、固有免疫分子。组织屏障由皮肤黏膜和体内屏障组成；固有免疫细胞主要包括经典固有免疫细胞、固有淋巴样细胞（ILCs）和固有淋巴细胞（ILLs）。固有免疫细胞可通过模式识别受体／泛特异性抗原受体或某些活化相关细胞因子受体对病原体及体内感染、畸变、损伤、凋亡组织细胞某些共有特定分子或相关细胞因子的识别而被激活，产生适度免疫应答发挥抗感染、抗肿瘤和免疫调节作用。巨噬细胞表达多种模式识别受体、调理性和趋化性受体，具有识别、吞噬杀伤病原体和抗原加工提呈作用；亦可通过分泌细胞因子发挥免疫调节作用或引发炎症反应。经典 DC 能诱导初始 T 细胞活化启动适应性免疫应答；浆细胞样 DC 可产生大量 I 型干扰素发挥抗病毒作用。NK 细胞可通过表面杀伤活化／抑制受体识别"自身"与"非己"成分，选择性杀伤某些病毒感染或肿瘤等靶细胞。ILCs 在感染早期通过分泌不同类型细胞因子发挥抗感染免疫作用。中性粒细胞、嗜酸性粒细胞、肥大细胞是参与抗感染免疫和过敏性炎症反应的重要效应细胞。NKT 细胞和 γδT 细胞通过表面泛特异性抗原受体对病毒感染或肿瘤靶细胞表面某些特定表位的识别，可介导产生细胞毒作用发挥抗病毒／抗肿瘤免疫效应；B1 细胞接受某些病原体或变性自身成分所共有抗原表位刺激后，可在 48 小时内产生以 IgM 为主的泛特异性抗体发挥抗感染免疫作用。固有免疫分子包括补体系统、细胞因子、抗菌肽和某些酶类物质。固有免疫应答分为即刻、早期诱导的固有免疫应答和适应性免疫应答启动三个作用时相。固有免疫细胞和分子参与适应性免疫应答的启动和效应全过程。生理状态下固有免疫应答和适应性免疫应答密切配合，共同完成机体免疫防御、免疫监视和免疫自稳三大功能，产生对机体有益的保护作用。

复习思考题

1. 简述模式识别受体和病原体相关模式分子的概念，并举例说明二者间的对应关系。
2. 简述 M1 细胞和 M2 细胞的形成及其产生的细胞因子和主要生物学作用。
3. 试述巨噬细胞表面受体／分子及其介导产生的主要生物学作用。
4. 试述未成熟 DC 的迁徙／成熟及其对初始 T 细胞的激活作用。
5. 简述固有淋巴样细胞亚群形成及其活化产生的细胞因子和主要作用。
6. 试述 NK 细胞对肿瘤或病毒感染靶细胞的识别及其活化机制。
7. 简述固有免疫应答的作用时相及其主要作用。
8. 列表比较固有免疫应答和适应性免疫应答的主要特征。

（温铭杰 安云庆）

适应性免疫

适应性免疫（adaptive immunity）是个体在生命过程中接受病原体等抗原性异物刺激后产生，且专门针对相关特定抗原产生应答的生理反应，又称获得性免疫（acquired immunity）或特异性免疫（specific immunity）。参与和执行适应性免疫的淋巴细胞称为适应性免疫细胞（adaptive immune cell），包括在胸腺中发育成熟的 αβT 细胞和在骨髓中发育成熟的 B2 细胞，即通常所说的表面具有特异性抗原识别受体的 T、B 淋巴细胞。上述 T 细胞不能直接识别结合相关的游离抗原，只能识别结合经抗原提呈细胞（antigen presenting cell，APC）加工处理后、以抗原肽 -MHC 分子复合物形式表达于 APC 表面的抗原降解产物，并由此导致 T 细胞活化引发适应性免疫应答。上述 B 细胞是专职 APC，也是参与适应性体液免疫应答的免疫效应细胞。

第一节　适应性免疫细胞

适应性免疫细胞是一类表面具有特异性抗原受体和高度异质性的淋巴细胞群体，具有细胞群体及其表面抗原受体的高度多样性、自身耐受性和免疫记忆性。

（1）细胞群体及其表面抗原受体的高度多样性：体内适应性免疫细胞是由众多（$>10^{12}$ 个）表面具有不同特异性抗原识别受体的 T、B 淋巴细胞克隆组成，其中每个 T、B 淋巴细胞克隆只表达一种特异性抗原识别受体，通常只能识别结合一种与之相对应的抗原表位产生特异性免疫应答。此种特性赋予机体具有识别各种病原体等抗原性异物的潜能和能够接受相关特定抗原刺激产生特异性免疫应答的能力。

（2）自身耐受性：胚胎早期 T、B 淋巴细胞处于未成熟状态，在此阶段那些能够通过表面特异性抗原受体与相应自身抗原成分高亲和力结合的未成熟 T、B 淋巴细胞可被清除或处于"无能"状态，即出生后对自身组织细胞成分形成天然免疫耐受；而那些未与自身抗原成分结合或低亲和力结合的 T、B 淋巴细胞则发育成熟，成为能够特异性识别结合病原体等抗原性异物的细胞克隆。自身耐受性是适应性免疫细胞能够识别"自身"与"非己"，即对自身抗原成分产生免疫耐受，而对非己抗原性异物产生免疫应答的原因所在。

（3）免疫记忆性：适应性免疫细胞通过表面特异性抗原受体初次接受相应抗原刺激活化后，在其克隆扩增和分化过程中有部分 T、B 淋巴细胞停止分化，成为静息状态的长寿记忆淋巴细胞。当此种记忆淋巴细胞再次接受相同抗原刺激后可迅速增殖分化为效应淋巴细胞，通过合成分泌不同类型的细胞因子、细胞毒性介质或特异性抗体产生免疫效应。免疫记忆细胞及其作用特点是机体接种疫苗或隐性感染后能够产生特异性免疫保护作用的物质和理论基础。

一、T 淋巴细胞

T 淋巴细胞（T lymphocyte）在胸腺中发育成熟，故称胸腺依赖性淋巴细胞（thymus-dependent lymphocyte），简称 T 细胞。成熟 T 细胞定居于外周淋巴器官，在此接受抗原刺激后可产生免疫应答。根据 T 细胞表面标志和功能特性可将其分为 CD4$^+$Th1 细胞、CD4$^+$Th2 细胞、CD4$^+$Th17 细胞、CD4$^+$Tfh 细胞、CD8$^+$CTL 和 CD4$^+$Treg 细胞等若干亚群。上述 T 细胞亚群执行不同的功能，分别参与适应性细胞 / 体液免疫应答和适应性免疫应答的调节。

（一）T 细胞重要表面分子及其主要功能

1. TCR-CD3 复合体　是 T 细胞表面 T 细胞受体（T cell receptor, TCR）与 CD3 分子非共价结合组成的复合体，CD3 是传递细胞活化信号的免疫分子，也是 T 细胞的特征性表面标志。T 细胞受体（TCR）是由 α、β 两条肽链通过链间二硫键连结组成的异二聚体，由胞外、跨膜和胞内区三个部分组成（图 10-1A）。TCR 每条肽链胞外区均有两个结构域，即靠近氨基端的可变区（V 区）和靠近细胞膜的恒定区（C 区）；在 α 链和 β 链可变区内各有三个超变区（HVR），从而造就了 TCR 的高度多样性；TCR 超变区是与相应抗原肽 -MHC 分子复合物特异性识别结合的部位，又称互补决定区（CDR）。TCR 胞内区短小，没有传递细胞活化信号的作用；其疏水性跨膜区氨基酸残基带正电荷，借此能与跨膜区带负电荷氨基酸残基的 CD3 多肽链非共价结合组成 TCR-CD3 复合体（图 10-1A）。CD3 分子由 γ、δ、ε、ζ 和 η 五种肽链组成，其中 ε 链分别与 γ 链和 δ 链非共价结合组成 γε 和 δε 异二聚体；ζ 链多以 ζζ 同源二聚体形式存在，也能以 ζη 异二聚体形式存在。CD3 分子由三对二聚体，即 γε 异二聚体、δε 异二聚体和 ζζ 同源二聚体组成（图 10-1A），其每条肽链跨膜区均含有带负电荷的氨基酸残基，借此能与 TCR 跨膜区所带正电荷氨基酸残基非共价结合组成 TCR-CD3 复合体。CD3 分子每条肽链胞内区均含免疫受体酪氨酸激活基序 / 模体（ITAM），可传递细胞活化信号。ITAM 是免疫细胞活化受体分子胞内段所携带的结构，其内所含酪氨酸残基发生磷酸化后可招募并与含有 SH2 结构域的 ZAP-70 等蛋白激酶或衔接蛋白结合（图 10-1B），参与启动细胞活化信号的转导。

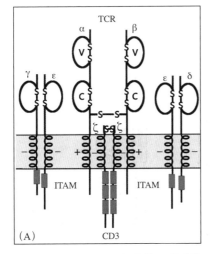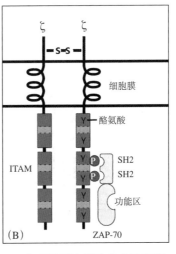

图 10-1　TCR-CD3 复合体及磷酸化 ITAM 与相关蛋白激酶结合示意图

（A）TCR 与 CD3 分子非共价结合组成 TCR-CD3 复合体；（B）CD3 分子胞质区 ITAM 磷酸化可招募并与 ZAP-70 蛋白激酶结合启动活化信号的转导

TCR-CD3 复合体介导的活化信号转导如图 10-2 所示：T 细胞通过表面 TCR-CD3 复合体与抗原提呈细胞（APC）表面相应抗原肽 -MHC 复合物结合相互作用，可使胞质内与 CD3 尾肽相关的蛋白酪氨酸激酶 Fyn 活化，从而导致 CD3 各条肽链胞质区 ITAM 磷酸化；上述磷酸化 ITAM 可招募并与蛋白酪氨酸激酶 ZAP-70 结合使其有限活化，参与 T 细胞后续活化信号的启动。

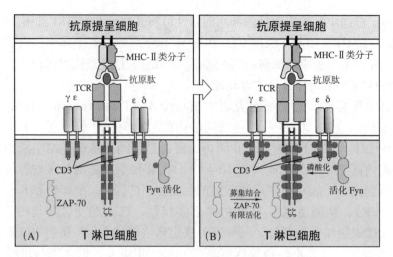

图 10-2　TCR-CD3 复合体介导的活化信号转导

（A）T 细胞表面 TCR-CD3 复合体与 APC 表面抗原肽 -MHC Ⅱ类分子复合物结合，可使其胞质区蛋白激酶 Fyn 活化；
（B）活化 Fyn 使 CD3 胞质区 ITAM 磷酸化后，可招募 ZAP-70 蛋白激酶并与之结合使其有限活化

2. **TCR 共受体**（TCR co-receptor）　CD4 分子和 CD8 分子分别是辅助性 T 细胞（helper T lymphocyte，Th）和细胞毒性 T 细胞（cytotoxic T lymphocyte，CTL）的重要表面标志，也是 T 细胞表面 TCR 识别结合抗原肽 -MHC Ⅱ / Ⅰ类分子复合物的共受体。CD4 分子为单链跨膜糖蛋白，胞外区有 4 个 Ig 样结构域，其中远膜端两个结构域能与 APC 表面抗原肽 -MHC Ⅱ类分子复合物中 MHC Ⅱ类分子 β 链的 β2 结构域结合；其胞内区尾肽与蛋白酪氨酸激酶 Lck 相关联，参与胞内活化信号的转导（图 10-3A）。CD4 分子也是人类免疫缺陷病毒（HIV）壳膜蛋白 gp120 的受体，因此 HIV 可选择性感染 CD4⁺T 细胞引发获得性免疫缺陷综合征。CD8 分子是由 α 链和 β 链通过二硫键连接组成的异二聚体跨膜糖蛋白，其胞外区 Ig 样结构域能与 APC 表面抗原肽 -MHC Ⅰ类分子复合物中 MHC Ⅰ类分子 α 链的 α3 结构域结合；其胞质区尾肽与蛋白酪氨酸激酶 Lck 相关联，参与胞内活化信号的转导（图 10-3B）。

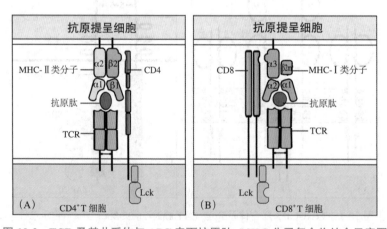

图 10-3　TCR 及其共受体与 APC 表面抗原肽 -MHC 分子复合物结合示意图

（A）T 细胞表面 CD4 分子能与 APC 表面抗原肽 -MHC Ⅱ类分子复合物中 MHC Ⅱ类分子 β 链的 β2 结构域结合；
（B）T 细胞表面 CD8 分子能与 APC 表面抗原肽 -MHC Ⅰ类分子复合物中 MHC Ⅰ类分子 α 链的 α3 结构域结合

现以 T 细胞表面 CD4 分子为例，简述其对 T 细胞表面 TCR-CD3 复合体信号转导的辅助作用（图 10-4）：CD4⁺T 细胞通过表面 TCR-CD3 复合体与 APC 表面相应抗原肽 -MHC Ⅱ类分子复合物结合后，可因其表面 CD4 分子与上述抗原肽 -MHC Ⅱ类分子复合物中 MHC Ⅱ类分子 β 链的 β2 结构域结合而显著增强 CD4⁺T 细胞与 APC 之间的相互作用，并因 CD4 分子聚集在 TCR-CD3 复合体周围而使胞质内与 CD4 分子尾肽相关的蛋白酪氨酸激酶 Lck 活化。活

化 Lck 激酶可使与 CD3 分子胞质区 ITAM 结合的 ZAP-70 充分活化，从而促进和增强 T 细胞后续活化信号的转导。

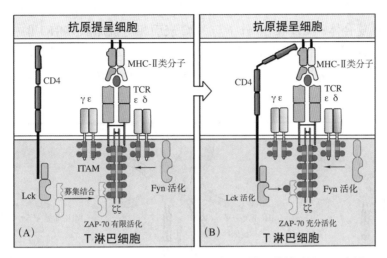

图 10-4　CD4 分子对 TCR-CD3 复合体信号转导的辅助作用示意图

（A）T 细胞通过表面 TCR-CD3 复合体与 APC 表面抗原肽-MHC 复合物结合可使胞质内 ZAP-70 有限活化；（B）通过 CD4 分子与上述复合物中 MHC II 类分子 β 链的 β2 结构域结合，可使胞质内 ZAP-70 充分活化（磷酸化）促进 / 增强后续活化信号的转导

3. 共刺激分子（co-stimulating molecule, CM）　是表达于 T、B 淋巴细胞和抗原提呈细胞（APC）表面，参与树突状细胞 - 初始 T 细胞、巨噬细胞 -Th 细胞、B 细胞 -Th 细胞间相互作用的一类黏附分子（图 10-5）。此类黏附分子包括表达于上述免疫细胞表面的分子及其相关配体，因其能够介导产生 T、B 细胞活化所需的共刺激信号（即活化第二信号）故称为共刺激分子。在活化 T 细胞表面还可表达一类具有负向调节作用的共抑制分子（co-inhibitory molecule）。

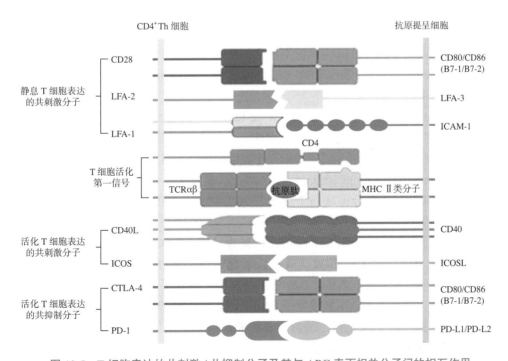

图 10-5　T 细胞表达的共刺激 / 共抑制分子及其与 APC 表面相关分子间的相互作用

T 细胞通过表面 TCR-CD3 复合体和 CD4 分子与 APC 表面抗原肽-MHC II 类分子复合物结合可诱导产生 T 细胞活化第一信号；T 细胞通过表面共刺激分子 CD28、LFA-1、LFA-2 与 APC 表面相应共刺激分子 CD80/CD86（B7-1/B7-2）、ICAM-1、LFA-3 结合可诱导产生 T 细胞活化第二信号；活化 T 细胞表达 CD40L、ICOS 等共刺激分子和 CTLA-4、PD-1 等共抑制分子

（1）CD28：是由两条相同肽链组成的同源二聚体，属 Ig 超家族成员。CD28 表达于 CD4⁺T 细胞和半数以上 CD8⁺T 细胞表面，其胞外区结构域识别结合的配体是表达于 APC 表面的 B7-1/B7-2（CD80/CD86）分子；其胞质区与多种信号分子相关联参与活化信号的传导。在 T 细胞通过表面 TCR-CD3 复合体和 CD4/CD8 分子与 APC 表面相应抗原肽 -MHC Ⅱ / Ⅰ类分子复合物结合产生 T 细胞活化第一信号基础上，T 细胞通过表面 CD28 分子与 APC 表面 B7-1/B7-2 分子互补结合，可诱导 T 细胞产生活化第二信号（共刺激信号）导致 T 细胞活化（图 10-6）。

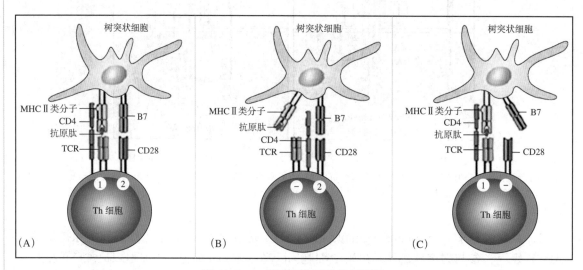

图 10-6　Th 细胞活化双信号示意图

（A）T 细胞产生活化双信号而被激活；（B）T 细胞缺少活化第一信号不能活化；（C）T 细胞缺少活化第二信号不能活化

（2）淋巴细胞功能相关抗原 2（lymphocyte function-associated antigen-2，LFA-2）：为单链跨膜糖蛋白，属 Ig 超家族成员。LFA-2（CD2）主要表达于成熟 T 细胞、50%～70% 胸腺细胞和部分 NK 细胞表面，其胞外区结构域识别结合的配体是表达于 APC 表面的 LFA-3（CD58）。T 细胞通过表面 LFA-2 与 APC 表面 LFA-3 结合可增强 T 细胞与 APC 之间的相互作用，参与诱导和促进 T 细胞共刺激信号的产生。

（3）淋巴细胞功能相关抗原 1（lymphocyte function associated antigen-1，LFA-1）：是由 α 链（CD11a）和 β 链（CD18）组成的异二聚体，为整合素家族成员。LFA-1（CD11a/CD18）主要表达于 T 细胞表面，其胞外区结构域识别结合的配体是表达于 APC 表面的细胞间黏附分子 -1（intercellular adhesion moleculer-1，ICAM-1）或 ICAM-2。T 细胞通过表面 LFA-1 与 APC 表面 ICAM-1/ICAM-2 结合可增强 T 细胞与 APC 之间的相互作用，参与诱导和促进 T 细胞共刺激信号的产生。

（4）CD40 配体（CD40 Ligand，CD40L）：是表达于活化 CD4⁺T 细胞和部分活化 CD8⁺T 细胞表面的共刺激分子，为 TNF 超家族成员。活化 T 细胞通过表面 CD40L 与 APC（包括树突状细胞、巨噬细胞、B 细胞）表面 CD40 分子结合可产生如下主要效应：①诱导树突状细胞或巨噬细胞活化使其表面 B7 等共刺激分子表达上调，同时合成分泌 IL-12 或 IFN-γ 等细胞因子参与和促进适应性细胞免疫应答；②诱导 B 细胞产生共刺激信号导致 B 细胞活化，同时参与 B 细胞的增殖分化和抗体类别转换。

（5）诱导性共刺激分子（inducible co-stimulator, ICOS）：是表达于活化 T 细胞表面的一种与 CD28 相关的共刺激分子，为 Ig 超家族成员。活化 T 细胞通过表面 ICOS 与 APC 表面相应配体 ICOSL（ICOS ligand）结合，可促进活化 T 细胞增殖分化和产生多种不同类型的细胞因子。

（6）细胞毒性 T 淋巴细胞抗原 -4（cytotoxic T lymphocyte antigen-4，CTLA-4）：是表达于活化 T 细胞和自然调节 T 细胞（nTreg）表面的共抑制分子。CTLA-4 同源二聚体与 CD28 有一定的同源性，其胞外区结构域识别结合的配体与 CD28 相同（均为表达于 APC 表面的 B7-1、B7-2 分子），且亲和力显著高于 CD28；其胞质区所含免疫受体酪氨酸抑制基序 / 模体（ITIM）可传递细胞活化抑制信号。CTLA-4 作用方式如图 10-7 所示：活化 T 细胞通过表面 CTLA-4 与树突状细胞等 APC 表面相应配体 B7 分子高亲和力结合，可竞争抑制其表面 CD28 与树突状细胞表面 B7 分子的结合，从而导致 T 细胞克隆无能，对 T 细胞介导的免疫应答产生负向调节作用。

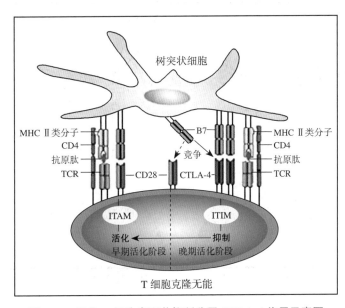

图 10-7　活化 T 细胞表面共抑制分子 CTLA-4 作用示意图

活化 T 细胞通过表达 CTLA-4 与其表面 CD28 竞争结合树突状细胞表面 B7 分子，可产生活化抑制信号导致 T 细胞克隆无能

（7）程序性死亡分子 -1（programmed death-1，PD-1）：是表达于活化 T 细胞表面的共抑制分子。PD-1 胞外区结构域识别结合的配体是表达于多种细胞表面的 PD-L1 和 PD-L2；上述配体胞质区尾肽所含 ITIM 可传递细胞活化抑制信号。例如，活化 T 细胞通过表面 PD-1 与树突状细胞表面 PD-L2 结合相互作用后，可因产生活化抑制信号而使 T 细胞介导的免疫功能下降。在慢性感染或肿瘤微环境中，T 细胞可因表面 PD-1 表达上调而使其活化受到抑制；用相应单抗阻断 PD-1 介导的抑制信号可使 T 细胞重新活化，发挥抗感染 / 抗肿瘤等免疫作用。

4. 丝裂原受体（mitogen receptor）　T 细胞表面具有植物血凝素（PHA）、刀豆蛋白 A（ConA）和与 B 细胞共有的美洲商陆（PWM）受体。T 细胞通过上述丝裂原受体接受相应丝裂原刺激后可发生有丝分裂产生多克隆淋巴母细胞。在体外用 PHA 刺激人外周血 T 细胞，通过观察其增殖分化程度可检测机体细胞免疫功能状态，此即淋巴细胞转化试验。

5. 细胞因子受体（cytokine receptor）　T 细胞可表达多种与其活化、增殖、分化和趋化密切相关的细胞因子受体，如 IL-2R、IL-4R、IL-6R、IL-12R、IFN-γR 和 CCL18R，即树突状细胞衍生的趋化因子 1 受体（dendritic cell-derived chemokine 1 receptor，DC-CK1R）等趋化因子受体。

（二）专职 APC 对 CD4⁺Th 细胞和 CD8⁺CTL 的激活

专职 APC 对 CD4⁺/CD8⁺T 细胞的激活作用如图 10-8 所示：CD4⁺Th 细胞 /CD8⁺CTL 通过表面 TCR-CD3 复合体与专职 APC 表面相应抗原肽 -MHC Ⅱ / Ⅰ类分子复合物特异性结合后，可通过 CD3 分子将抗原刺激信号传至胞内诱导产生 T 细胞活化第一信号；CD4/CD8 分子作为 TCR 共受体与上述 APC 表面提呈抗原肽的 MHC Ⅱ / Ⅰ类分子结合后，可使 CD4⁺Th 细胞 /

CD8⁺CTL 表面 TCR-CD3 复合体与 APC 表面相应抗原肽 -MHC Ⅱ / Ⅰ 类分子复合物的结合力度显著增强，并使 TCR-CD3 复合体及其共受体 CD4/CD8 分子胞质区尾肽相关的 Fyn 和 Lck 蛋白酪氨酸激酶活化促进 T 细胞产生活化第一信号。在 T 细胞与 APC 结合相互作用产生活化第一信号基础上，CD4⁺Th 细胞 /CD8⁺CTL 通过表面 CD28、LFA-2、LFA-1 等共刺激分子与 APC 细胞表面相应 B7、LFA-3、ICAM-1 等共刺激分子结合相互作用，可诱导产生 T 细胞活化第二信号（共刺激信号）导致 CD4⁺Th 细胞或 CD8⁺CTL 活化。

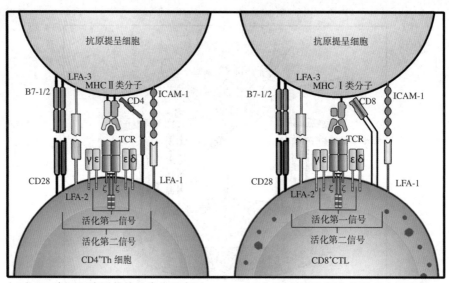

（A）CD4⁺Th 细胞活化信号产生示意图　　（B）CD8⁺CTL 活化信号产生示意图

图 10-8　T 细胞活化双信号示意图

T 细胞表面 TCR-CD3 复合体及其共受体 CD4/CD8 与 APC 表面抗原肽 -MHC Ⅱ / Ⅰ 类分子复合物结合，可诱导产生 T 细胞活化第一信号；T 细胞通过表面共刺激分子 CD28、LFA-2、LFA-1 与 APC 表面 B7、LFA-3、ICAM-1 结合，可诱导产生 T 细胞活化第二信号导致 CD4⁺Th 细胞和 CD8⁺CTL 活化

L10-1a
T细胞活化信号的转导

（三）T 细胞亚群及其功能

T 细胞是具有高度异质性的细胞群体，根据 T 细胞表面 TCR 组成及其接受抗原刺激前后的状态和功能特性，有以下三种不同的分类方法。

1. 根据细胞表面 TCR 肽链组成分类

（1）αβT 细胞：是执行适应性免疫应答的 T 细胞，其表面 TCR 具有高度多样性和识别结合抗原的高度特异性。αβT 细胞主要分布于外周淋巴组织和血液中，包括 CD4⁺Th 细胞、CD4⁺Treg 细胞和 CD8⁺CTL。上述 T 细胞只能识别结合表达于 APC 表面的抗原肽 -MHC Ⅱ / Ⅰ 类分子复合物，且具有自身 MHC 限制性。αβT 细胞的主要生物学功能是参与适应性细胞或体液免疫应答及免疫应答的调节。

（2）γδT 细胞：是执行固有免疫应答的 T 细胞，其表面 TCR 为有限多样性抗原识别受体。γδT 细胞主要分布于黏膜和皮下组织，可直接识别结合某些肿瘤和病毒感染细胞表面异常表达的膜分子或感染细胞表面 CD1 分子提呈的脂类抗原，产生如下主要作用：①通过释放穿孔素、颗粒酶和表达 FasL 等作用方式杀伤肿瘤和病毒感染等靶细胞；②通过合成分泌多种不同类型的细胞因子发挥免疫调节作用和介导炎症反应。αβT 细胞与 γδT 细胞主要特征及其分布和功能比较如表 10-1 所示。

表10-1　αβT细胞和γδT细胞主要特征及其分布和功能比较

	αβT 细胞	γδT 细胞
T 细胞受体	由 α 和 β 链组成，具有高度多样性	由 γ 和 δ 链组成，较少多样性
识别结合的抗原	经典 MHC Ⅱ / Ⅰ 类分子提呈的线性多肽，即抗原肽 -MHC Ⅱ / Ⅰ 类分子复合物	肿瘤细胞表达的 MIC A/B 分子；病毒感染细胞异常表达的膜分子；CD1 分子提呈的脂类抗原
抗原识别特异性	高（单一特异性）	较低（泛特异性）
MHC 限制性	有	无
免疫记忆	有	无
主要分布	外周免疫器官，外周血比例高	黏膜和皮下组织，外周血比例低
主要功能	介导产生适应性细胞免疫应答，特异性杀伤肿瘤或病毒感染细胞；辅助 B 细胞产生适应性体液免疫应答；参与免疫应答调节	对某些肿瘤细胞和病毒或胞内寄生菌感染的靶细胞具有泛特异性杀伤作用；参与免疫调节和介导炎症反应

2．根据细胞接受抗原刺激前后状态分类

（1）初始 T 细胞（naïve T cell，Tn）：是指离开胸腺进入外周淋巴组织后尚未接受相关抗原刺激的静息成熟 T 细胞。该种 T 细胞表达 CD45RA、CCR7 和高水平 L- 选择素（CD62L）及其他黏附分子，是参与淋巴细胞再循环的表型为 CD45RA$^+$CCR7$^+$CD62L$^+$T 细胞。初始 T 细胞能够识别结合树突状细胞提呈的抗原肽，而不能有效识别结合巨噬细胞和 B 细胞提呈的抗原肽。初始 T 细胞在不同微环境中被树突状细胞激活后，可增殖分化为功能不同的 T 细胞亚群参与适应性免疫应答。

（2）效应 T 细胞（effector T cell，Te）：指接受相应抗原刺激后经过克隆扩增和分化形成的能够产生免疫效应的终末 T 细胞。效应 T 细胞不表达 CD45RA、CCR7 和 L- 选择素，而表达 CD45RO 和高水平 IL-2R，是表型为 CD45RO$^+$CCR7$^-$CD62L$^-$ T 细胞。效应 T 细胞不参与淋巴细胞再循环，但能向外周炎症部位或某些器官组织迁移发挥免疫效应。CD4$^+$/CD8$^+$ 效应 T 细胞与专职 APC 或肿瘤 / 病毒感染等非专职 APC 细胞表面相应抗原肽 -MHC Ⅱ / Ⅰ 类分子复合物特异性结合后，可通过释放不同类型细胞因子或分泌细胞毒性物质介导产生免疫效应和发挥免疫调节作用。

（3）记忆 T 细胞（memory T cell，Tm）：是指接受相应抗原刺激后在增殖分化过程中停止分化形成的处于静息状态和具有免疫记忆功能的长寿 T 细胞。记忆 T 细胞与相应抗原再次相遇后可迅速活化、增殖分化为效应 T 细胞和产生新的记忆 T 细胞。记忆 T 细胞主要存在于血液和外周淋巴器官，也能向外周炎症组织等部位迁徙；其中参与淋巴细胞再循环的记忆 T 细胞为 CD45RO$^+$CCR7$^+$CD62L$^+$T 细胞，它们能与表型为 CD45RA$^+$CCR7$^+$CD62L$^+$ 的初始 T 细胞或表型为 CD45RO$^+$CCR7$^-$CD62L$^-$ 的效应 T 细胞相区别。

3．根据细胞表面标志和胞内转录因子以及功能特性分类

（1）辅助性 T 细胞（helper T cell，Th）：主要包括 CD4$^+$Th1 细胞、CD4$^+$Th2 细胞、CD4$^+$Th17 细胞和 CD4$^+$Tfh 细胞。CD4$^+$Th 细胞亚群形成及其产生的细胞因子和主要功能如图 10-9 所示：CD4$^+$ 初始 T 细胞通过表面 TCR-CD3 复合体及其共受体 CD4 分子和 CD28 等共刺激分子与经典 DC 表面相应抗原肽 -MHC Ⅱ 类分子复合物和 B7 等分子结合而被激活；活化初始 T 细胞表达 IL-2R 和分泌以 IL-2 为主的细胞因子，它们通过自分泌作用接受 IL-2 刺激后可增殖分化为表达多种不同类型细胞因子受体的 Th0 细胞。CD4$^+$Th0 细胞在局部微环境中不同类型细胞因子诱导下，可发育分化为如下几种转录因子和功能特性各不相同的 CD4$^+$Th 细胞亚群（图 10-9）：①在活化经典 DC/ 巨噬细胞产生的 IL-12 和活化 NK 细胞产生的 IFN-γ 协同作用下，Th0 细胞可增殖分化为转录因子 T-bet$^+$ 的 Th1 细胞；②在活化肥大细胞和 ILC2 产生的 IL-4 作用下，Th0 细胞可增殖分化为转录因子 GATA3$^+$ 的 Th2 细胞；③在活化经典 DC/ 巨噬细胞产生的 IL-6、和多种细胞产生的 TGF-β 协同作用下，Th0 细胞可增殖分化为转录因子 RORγt⁺ 的 Th17 细胞；④在活化经典 DC/ 巨噬细胞产生的 IL-6 和局部微环境中 IL-21 协同作用下，Th0 细胞可增殖分化为转录因子 Bcl-6⁺ 的滤泡辅助性 T 细胞（follicular helper T cell），简称 Tfh 细胞。

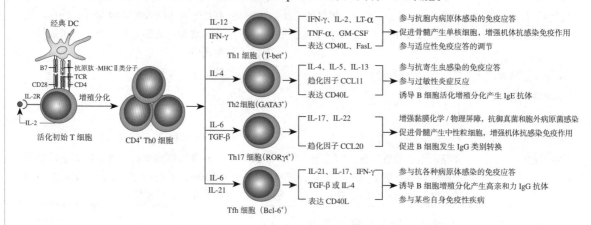

图 10-9　CD4⁺Th 细胞亚群形成及其产生的细胞因子和主要功能

CD4⁺ 初始 T 细胞被经典 DC 激活后表达 IL-2R，通过自分泌作用接受 IL-2 刺激可增殖分化为 Th0 细胞；CD4⁺Th0 细胞接受不同类型细胞因子刺激后，可增殖分化为 CD4⁺Th1、Th2、Th17 和 Tfh 细胞；上述 Th 细胞亚群通过合成分泌不同类型细胞因子，参与适应性免疫应答和炎症反应发挥抗感染等免疫作用

1）CD4⁺Th1 细胞及其主要功能：Th1 细胞通过表面 TCR 及其共受体 CD4 分子和 CD28 等共刺激分子与感染部位巨噬细胞表面相关抗原肽 -MHC Ⅱ类分子复合物和 B7 等分子结合相互作用活化后，可通过表达膜结合效应分子 CD40L、FasL 和分泌 IL-2、IFN-γ、TNF-α、LT-α、GM-CSF 等 Th1 型细胞因子，同时反馈刺激感染部位巨噬细胞高表达 CD40 等共刺激分子及 IFN-γR 和 TNFR- Ⅰ，介导产生如下主要生物学效应：

A．参与抗胞内病原体感染的免疫应答：根据感染部位巨噬细胞状况及其表面相关免疫分子表达情况的不同，效应 Th1 细胞可通过以下两种作用方式杀伤清除胞内感染的病原体（图 10-10）：①在急性感染巨噬细胞状况良好情况下，效应 Th1 细胞通过表面 TCR-CD3 复合体、CD4、CD40L 及其分泌的 IFN-γ 与感染部位巨噬细胞表面抗原肽 -MHC Ⅱ类分子复合物、CD40 和 IFN-γR 结合，可使巨噬细胞充分活化产生大量 ROI、NO、溶酶体酶将胞内感染的病原体杀伤清除；②在慢性感染所致巨噬细胞丧失胞内杀菌能力情况下，效应 Th1 细胞通过表面 TCR-CD3 复合体、FasL 及其分泌的 LT-α 与巨噬细胞表面抗原肽 -MHC Ⅱ类分子复合物、Fas 和 TNFR- Ⅰ结合可使巨噬细胞凋亡导致胞内病原体释放，被局部功能正常的吞噬细胞杀伤清除或在相应抗体和补体协同作用下通过激活补体经典途径将病原体杀伤破坏。

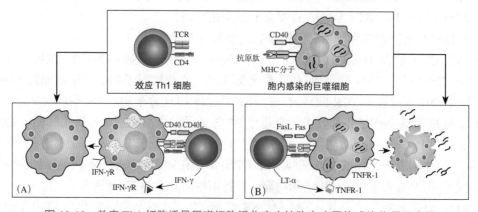

图 10-10　效应 Th1 细胞诱导巨噬细胞活化产生抗胞内病原体感染作用示意图

（A）效应 Th1 细胞激活巨噬细胞产生大量 ROI、NO、溶酶体酶将病原体杀伤清除；（B）效应 Th1 细胞诱导巨噬细胞凋亡使病原体释放，被相邻正常吞噬细胞杀伤清除或在相应抗体和补体作用下将病原体杀伤破坏

　　B．促进骨髓产生单核细胞增强机体抗感染免疫作用：效应 Th1 细胞增强局部抗感染免疫作用如图 10-11 所示，简述如下：①通过分泌 IL-3 和 GM-CSF 促进骨髓产生单核细胞，使外周血单核细胞数显著增高；②通过分泌 TNF-α 诱导局部血管内皮细胞活化，使其高表达与单核细胞黏附外渗相关的膜分子和细胞因子；③在感染部位活化巨噬细胞或成纤维细胞产生的趋化因子 CCL2（MCP-1）作用下，将单核细胞招募到感染部位使之发育分化为新的巨噬细胞；④通过分泌 IFN-γ 不仅能使上述巨噬细胞活化吞噬杀菌能力显著增强，还可诱导相邻组织细胞产生抗病毒蛋白或激活 NK 细胞增强机体抗病毒免疫保护作用。

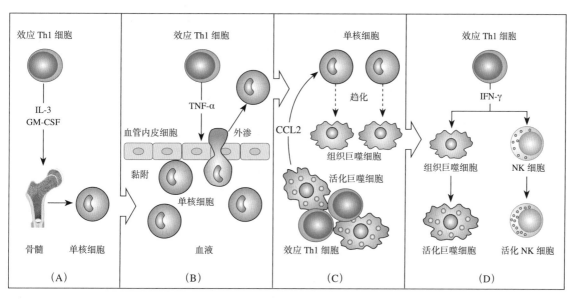

图 10-11　效应 Th1 细胞及其产生的细胞因子增强局部抗感染免疫作用示意图

（A）IL-3 和 GM-CSF 刺激骨髓产生单核细胞；（B）TNF-α 可激活血管内皮细胞促进单核细胞黏附外渗；（C）效应 Th1 细胞激活巨噬细胞产生的 CCL2 可招募单核细胞进入感染部位发育分化为组织巨噬细胞；（D）IFN-γ 可激活组织巨噬细胞和 NK 细胞增强机体抗感染免疫能力

　　C．参与适应性免疫应答的调节：效应 Th1 细胞通过分泌 IL-2 可介导产生如下主要作用：①诱导活化初始 T 细胞增殖分化为 Th0 细胞，参与适应性免疫应答的启动；②诱导 CD4⁺Th1/Th17 细胞或 CD8⁺CTL 增殖分化，参与上述适应性免疫细胞介导的细胞免疫应答。效应 Th1 细胞通过分泌 IFN-γ 可介导产生如下主要作用：①诱导病毒感染 / 肿瘤等非专职 APC 表达 B7 等共刺激分子，有效刺激 CD8⁺ 初始 T 细胞产生活化第二信号；②促进专职 / 非专职 APC 表达 MHC Ⅱ类分子，提高抗原加工提呈能力，有效启动适应性免疫应答；③诱导经典 DC/ 巨噬细胞分泌 IL-12，并与 IFN-γ 协同作用促使 Th0 细胞向 Th1 细胞分化，扩大 Th1 细胞介导的细胞免疫应答。

　　2）CD4⁺Th2 细胞及其主要功能：Th2 细胞通过表面 TCR 及其共受体 CD4 和 CD28 等共刺激分子与 B 细胞表面相关抗原肽 -MHC Ⅱ类分子复合物和 B7 等分子结合相互作用活化后，可通过表达膜结合效应分子 CD40L 和分泌 IL-4、IL-5、IL-9、IL-13 等 Th2 型细胞因子及 CCL11 等趋化因子，介导产生如下主要生物学效应。

　　A．参与抗寄生虫感染的免疫作用：抗寄生虫感染作用机制如图 10-12 所示：Th2 细胞通过①分泌 IL-13 可促进黏膜杯状细胞分泌、寄生虫感染上皮细胞脱落更新，还可刺激黏膜下平滑肌细胞收缩将寄生虫及其感染脱落上皮细胞从体内清除；②分泌 IL-5 可募集活化嗜酸性粒细胞，使其释放主要碱性蛋白等细胞毒性介质毒杀寄生虫；嗜酸性粒细胞还可通过 ADCC 效应杀伤 IgE 抗体特异性结合的寄生虫。

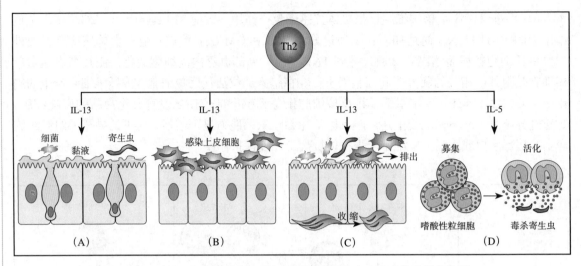

图 10-12　Th2 细胞及其产生的细胞因子参与抗寄生虫感染作用示意图

（A）促进黏膜杯状细胞分泌黏液阻止寄生虫对上皮细胞入侵；（B）促进寄生虫感染黏膜上皮细胞脱落更新影响寄生虫定植；
（C）刺激黏膜下平滑肌细胞收缩促进寄生虫排出；（D）IL-5 可募集活化嗜酸性粒细胞释放主要碱性蛋白毒杀寄生虫

　　B. 参与过敏性炎症反应：参与过敏性炎症反应的细胞及其作用机制如图 10-13 所示：Th2 细胞通过①分泌 CCL11 可招募嗜酸 / 嗜碱性粒细胞和肥大细胞参与过敏性炎症反应；②通过分泌 IL-5 可募集活化嗜酸性粒细胞参与过敏性炎症反应；③分泌 IL-9 可募集活化肥大细胞参与过敏性炎症反应。此外通过分泌 IL-13 还可促进黏膜杯状细胞分泌和使黏膜下平滑肌细胞收缩，从而导致支气管可逆性气流受限引发气道高反应性。

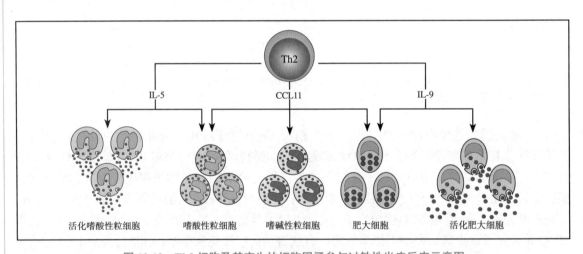

图 10-13　Th2 细胞及其产生的细胞因子参与过敏性炎症反应示意图

①CCL11 可招募嗜酸 / 嗜碱性粒细胞和肥大细胞参与过敏性炎症反应；②IL-5 和 IL-9 可分别募集活化嗜酸性粒细胞和肥大细胞参与过敏性炎症反应

　　C. 诱导 B 细胞活化增殖分化产生 IgE 抗体：Th2 细胞诱导 B 细胞活化增殖分化产生 IgE 抗体作用机制如图 10-14 所示：在 B 细胞接受抗原刺激产生活化第一信号基础上，① Th2 细胞通过表面 TCR 及其共受体 CD4 和 CD28 等共刺激分子与 B 细胞表面相应抗原肽 -MHC Ⅱ类分子复合物和 B7 等分子结合而被激活表达 CD40L 和 IL-2R；②活化 Th2 细胞通过表面 CD40L 与 B 细胞表面 CD40 结合，可诱导 B 细胞产生活化第二信号；③上述双信号导致 B 细胞活化表达 IL-4R 和 IL-13R；④活化 Th2 细胞通过表面 IL-2R 接受微环境中 IL-2 刺激后增殖分化为效应 Th2 细胞；⑤效应 Th2 细胞通过分泌 IL-4 和 IL-13 诱导活化 B 细胞增殖分化为浆细胞后产生 IgE 抗体。

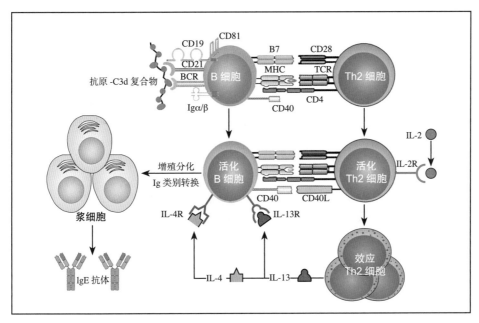

图 10-14　Th2 细胞诱导 B 细胞活化增殖分化产生 IgE 抗体示意图

Th2 细胞与 B 细胞结合相互作用活化后可通过分泌 IL-4 和 IL-13 诱导 B 细胞增殖分化产生 IgE 抗体

3）CD4⁺Th17 细胞及其主要功能：Th17 细胞通过表面 TCR 及其共受体 CD4 和 CD28 等共刺激分子与皮肤黏膜相关淋巴组织中经典 DC 或巨噬细胞表面相应抗原肽 -MHC Ⅱ类分子复合物和 B7 等分子结合相互作用活化后，可通过合成分泌 IL-17、IL-22 等细胞因子和 CCL20 等趋化因子，介导产生如下主要生物学作用。

A．增强黏膜化学 / 物理屏障作用：Th17 细胞通过分泌 IL-17 和 IL-22 可诱导局部黏膜上皮细胞活化产生抗菌肽，抵御真菌或胞外病原菌对机体的入侵（图 10-15A）；其中 IL-22 可促进黏膜上皮细胞脱落更新，干扰真菌或胞外病原体定植（图 10-15B）。

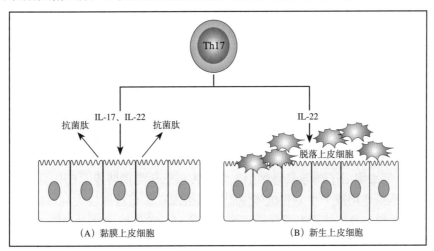

图 10-15　Th17 细胞及其产生的细胞因子抵御病原菌入侵和定植示意图

（A）诱导黏膜上皮细胞产生抗菌肽抵御病原菌入侵；（B）促进黏膜上皮细胞脱落更新干扰胞外病原体定植

B．促进骨髓产生中性粒细胞增强局部抗感染免疫作用：Th17 细胞通过分泌 IL-17 可诱导局部黏膜基质细胞和髓样细胞活化产生 G-CSF，后者通过促进骨髓产生中性粒细胞使外周血中性粒细胞数目增多（图 10-16A）；IL-17 还可诱导局部黏膜上皮细胞和基质细胞活化产生 CXCL8（IL-8），上述趋化因子可将血液中性粒细胞招募到感染部位参与或增强局部抗感染免疫作用（图 10-16B）。

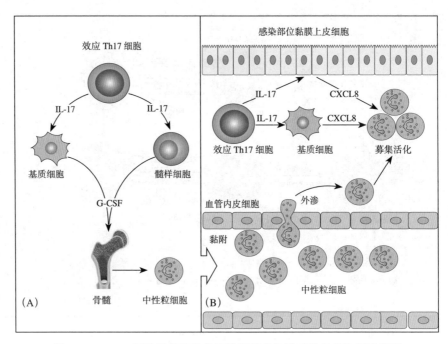

图 10-16   Th17 细胞及其产生的细胞因子参与抗感染免疫作用示意图

（A）诱导局部组织细胞产生 G-CSF 促进骨髓产生中性粒细胞；（B）诱导局部黏膜上皮细胞和组织细胞产生 CXCL8（IL-8）募集活化中性粒细胞

C．免疫调节作用：Th17 细胞通过①分泌趋化因子 CCL20 可将表面具有相应受体 CCR6 的单核细胞、未成熟 DC 和其他 Th17 细胞招募至感染部位，参与和扩大 Th17 细胞介导的免疫应答，增强局部抗感染免疫作用；②分泌 IL-17 可协助 IFN-γ 促进浆母细胞发生 IgG 类别转换，产生具有调理作用的高亲和力 IgG 抗体。Th17 细胞也参与某些炎症性疾病，如炎症性肠病、银屑病的发生发展和病理损伤过程。

4）CD4⁺Tfh 细胞及其主要功能：Tfh 细胞位于淋巴滤泡内，其主要功能是辅助 B 细胞产生具有调理作用的 IgG 抗体以清除各类病原体。Tfh 细胞通过表面 TCR 及其共受体 CD4 和 CD28 等共刺激分子与 B 细胞表面病原体相关抗原肽 -MHC Ⅱ类分子复合物和 B7 等分子结合相互作用活化后，可通过表达 CD40L 和分泌 IL-21、IFN-γ、IL-17 或 IL-4、TGF-β 等细胞因子介导产生如下主要生物学效应：①活化 Tfh 细胞通过表面 CD40L 与 B 细胞表面 CD40 结合，可诱导产生共刺激信号而使 B 细胞活化；②通过分泌 IL-21 可诱导活化 B 细胞增殖分化为浆母细胞；③通过分泌 IFN-γ 和 IL-17 可诱导和促进浆母细胞发生 Ig 类别转换，使其发育成熟为浆细胞后产生具有调理作用的高亲和力 IgG 抗体。活化 Tfh 细胞在不同微环境中，还可通过分泌 TGF-β 或 IL-4 等细胞因子诱导浆母细胞发生 IgA 或 IgE 类别转换，产生分泌型 IgA 抗体在黏膜局部发挥抗感染作用或产生 IgE 抗体使肥大细胞致敏参与过敏性炎症反应。Tfh 细胞功能异常增高可产生大量自身抗体引发系统性红斑狼疮等自身免疫性疾病；功能过低则可引发以抗体低下为特征的免疫缺陷病。

（2）细胞毒性 T 细胞（cytotoxic T lymphocyte，CTL 或 Tc）：是组成性表达 TCR 和 CD8 分子的 T 细胞，其主要作用是特异性杀伤某些病毒感染和肿瘤靶细胞。CD8⁺ 效应 CTL 作用机制如图 10-17 所示，通过表面 TCR-CD3 复合体和 CD8 分子与病毒感染或肿瘤靶细胞表面相应抗原肽 -MHC Ⅰ类分子复合物特异性结合后，可通过以下作用方式产生细胞毒作用：①脱颗粒释放穿孔素和颗粒酶使靶细胞溶解破坏；②高表达 FasL、分泌大量 LT-α 和 TNF-α 诱导靶细胞凋亡。活化效应 CTL 还可通过分泌 IL-2 和 IFN-γ 等细胞因子参与免疫调节作用。

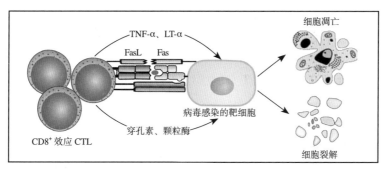

图 10-17　CD8⁺ 效应 CTL 及其产生的细胞毒性物质对病毒感染靶细胞杀伤破坏作用示意图

效应 CTL 与靶细胞特异性结合后可通过产生穿孔素、颗粒酶、LT-α 和表达 FasL 使靶细胞溶解破坏或发生凋亡

（3）调节性 T 细胞（regulatory T cell，Treg）：是一类具有负向调节作用的 CD4⁺T 细胞，包括自然调节 T 细胞和诱导性调节 T 细胞。调节性 T 细胞对抗原的识别具有特异性，且受 MHC Ⅱ类分子限制；但其活化后对相关免疫细胞的抑制作用是非特异性的。

1）自然调节 T 细胞（natural regulatory T cell，nTreg）：是指在胸腺中分化发育而成，可组成性表达抑制性膜分子 CTLA-4 的 CD4⁺CD25⁺FoxP3⁺ 调节 T 细胞。此类调节 T 细胞主要通过与经典 DC 密切接触作用方式，对包括自身反应性 T 细胞在内的 T 细胞产生负向调控作用。nTreg 作用机制如图 10-18 所示：通过表面 TCR-CD3 复合体和 CD4 分子与经典 DC 表面相关自身 / 非己抗原肽 -MHC Ⅱ类分子复合物结合后，可凭借表面高浓度共抑制分子 CTLA-4 与 T 细胞表面共刺激分子 CD28 竞争结合经典 DC 表面共用配体 B7 分子的作用方式，使包括自身反应性 T 细胞在内的 CD4⁺/CD8⁺T 细胞因不能获得有效共刺激信号（活化第二信号）而处于克隆无能状态。nTreg 也可通过合成分泌 IL-10 和 TGF-β 等抑制性细胞因子，对 T 细胞和 APC 产生免疫抑制作用。

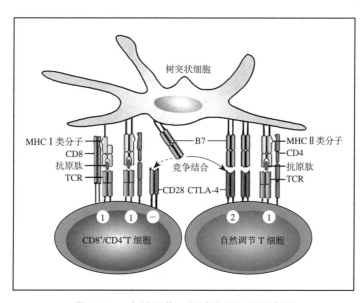

图 10-18　自然调节 T 细胞作用机制示意图

CTLA-4 与 B7 分子间的亲和力显著高于 CD28；nTreg 通过表面高浓度 CTLA-4 与经典 DC 表面 B7 分子高亲和力结合，可竞争抑制 CD4⁺/CD8⁺T 细胞表面 CD28 与经典 DC 表面 B7 分子结合导致 T 细胞克隆无能

2）诱导性调节 T 细胞（inducible regulatory T cells，iTreg）：是指外周免疫器官和感染组织部位 CD4⁺ 初始 T 细胞接受抗原刺激后，在 TGF-β 和 IL-2 作用下形成的 CD4⁺CD25⁺FoxP3⁺ 调节 T 细胞。iTreg 可通过分泌 TGF-β 抑制 CD4⁺ 初始 T 细胞活化，影响 CD4⁺Th 细胞亚群形

成而使机体适应性免疫应答能力降低；还可通过分泌 IL-10 介导产生如下主要作用：①抑制巨噬细胞表达 MHC Ⅱ类分子和 B7 等共刺激分子，使其不能有效激活 Th 细胞从而导致机体适应性免疫应答能力降低；②抑制巨噬细胞合成分泌 IL-12，下调 Th1 细胞介导产生的细胞免疫应答；③抑制 T 细胞分泌 IL-2，影响 T 细胞增殖分化导致机体适应性免疫应答能力降低。

二、B 淋巴细胞

B 淋巴细胞（B lymphocyte）是由灵长目动物骨髓或禽类法氏囊中始祖 B 细胞分化成熟而成，故称骨髓 / 囊依赖性淋巴细胞（bone marrow/bursa of fabricius dependent lymphocyte），简称 B 淋巴细胞或 B 细胞。根据分布、表面标志和功能特征可将 B 细胞分为 B1 和 B2 两个亚群：B1 细胞是执行非特异性体液免疫应答的固有淋巴细胞（详见第 9 章）；B2 细胞是执行特异性体液免疫应答的 B 淋巴细胞，也是启动适应性体液免疫应答的专职抗原提呈细胞。

（一）B 细胞表面分子及其功能

1. BCR- Igα/Igβ 复合体 是 B 细胞受体（B cell receptor, BCR）与 Igα/Igβ 异二聚体非共价结合组成的复合体，其中 BCR 是 B 细胞表面的特异性抗原识别受体，Igα/Igβ 异二聚体是传递细胞活化信号的免疫分子（图 10-19）。BCR 是由两条相同的重链和两条相同的轻链通过链间二硫键相连组成的一个四肽链膜分子：其胞外区肽链 N 端可变区内各有三个氨基酸组成和排列顺序高度易变的超变区，从而造就了 BCR 的高度多样性和与相应抗原表位结合的高度特异性；其胞内区短小，没有传递细胞活化信号的功能。BCR 与 Igα/Igβ 异二聚体非共价结合组成的 BCR-Igα/Igβ 复合体具有识别抗原和传递细胞活化信号的能力。Igα/Igβ 异二聚体是由 CD79a 和 CD79b 两条肽链通过链间二硫键连接组成的跨膜糖蛋白，其胞内区所含 ITAM 结构域具有传递细胞活化信号的功能。表达于 B 细胞表面的 BCR-Igα/Igβ 复合体可直接识别结合暴露于抗原分子表面的 B 细胞表位。当 B 细胞通过表面 BCR- Igα/Igβ 复合体中 BCR 识别结合相应抗原后，可使其 Igα/Igβ 异二聚体胞内区 ITAM 磷酸化（活化）引发一系列激酶级联反应产生 B 细胞活化第一信号。

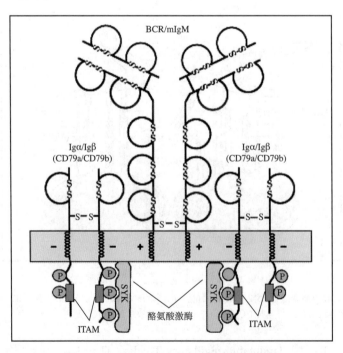

图 10-19 BCR-Igα/Igβ 复合体分子示意图

膜表面 BCR（单体 IgM）与 Igα/Igβ 异二聚体非共价结合组成 BCR-Igα/Igβ 复合体；其中 BCR 可识别结合抗原，Igα/Igβ 异二聚体可传递活化信号

2. BCR 共受体　CD19-CD21-CD81 复合体是 B 细胞表面的 BCR 共受体，其中 CD19 在 B 细胞谱系发育的各个阶段和活化 B 细胞表面均可表达，是 B 细胞特征性表面标志。CD21 分子是补体 C3 裂解产物 C3d 的受体（C3dR），也是 EB 病毒受体。病原体等抗原性异物进入机体后可激活补体系统，并使补体裂解产物 C3d 与抗原结合形成抗原 -C3d 复合物。

BCR-Igα/Igβ 复合体及其共受体作用如图 10-20 所示：B 细胞作为适应性免疫细胞，通过表面 BCR-Igα/Igβ 复合体及其共受体（CD19-CD21-CD81 复合物）与抗原 -C3d 复合物交联结合，可使其胞质区与 BCR 相关的蛋白酪氨酸激酶 Fyn 和 Lyn 活化，并由此导致 Igα/Igβ 异二聚体胞质区 ITAM 磷酸化。上述磷酸化 ITAM 可募集活化蛋白激酶 Syk，后者可使 CD19 胞质功能区中的酪氨酸残基磷酸化从而产生以下两种作用：①促进蛋白激酶 Lyn 活化及其对 Igα/Igβ 异二聚体胞质区 ITAM 的磷酸化和对 Syk 的激活作用；②诱导磷脂酰肌醇 3 激酶（PI3k）活化，并通过裂解磷脂酰肌醇二磷酸（PIP2）启动下游信号转导对 B 细胞活化第一信号的产生起到促进和增强作用。

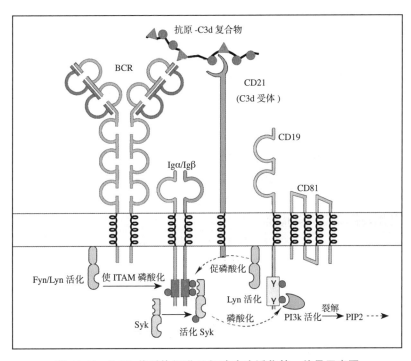

图 10-20　BCR 共受体促进 B 细胞产生活化第一信号示意图

抗原 -C3d 复合物→激活 Lyn/Fyn →使 Igα/Igβ 胞质区 ITAM 磷酸化→募集活化 Syk →使 CD19 胞质功能区中酪氨酸残基（Y）磷酸化→募集活化 Lyn →促进 Igα/Igβ 胞质区 ITAM 磷酸化及 Syk 活化→诱导 PI3k 活化→ PIP2 裂解启动下游信号转导→对 B 细胞活化第一信号产生促进 / 增强作用

B细胞活化信号的转导

3. MHC Ⅱ类分子　B 细胞通过表面 BCR 识别结合摄入抗原后，可将抗原加工降解产物以抗原肽 -MHC Ⅱ类分子复合物形式表达于细胞表面，供 CD4⁺Th2/Tfh 细胞识别启动适应性体液免疫应答。上述 Th2/Tfh 细胞通过表面 TCR-CD3 复合体和 CD4 分子与 B 细胞表面相应抗原肽 -MHC Ⅱ类分子复合物结合相互作用，可诱导产生 T 细胞活化第一信号。

4. 共刺激分子　B 细胞表面具有多种参与诱导 T 细胞或 B 细胞活化第二信号产生的共刺激分子，如 B7-1/B7-2、CD40、ICAM-1 等。

（1）B7-1/B7-2（CD80/CD86）：是 B 细胞表面重要的共刺激分子，为免疫球蛋白超家族成员。B 细胞作为抗原提呈细胞，在与 CD4⁺Th2/Tfh 细胞结合相互作用诱导产生 T 细胞活化第一信号基础上，通过表面 B7-1/B7-2 等共刺激分子与 CD4⁺Th2/Tfh 细胞表面 CD28 等共刺激分子结合相互作用，可诱导 T 细胞产生活化第二信号导致 T 细胞活化。

（2）CD40：是 B 细胞表面重要的共刺激分子，为肿瘤坏死因子受体超家族成员。B 细胞作为适应性免疫细胞，通过表面 BCR-Igα/Igβ 复合体及其共受体（CD19-CD21-CD81 复合体）与抗原 -C3d 复合物交联结合，可诱导产生 B 细胞活化第一信号；通过表面 CD40 与活化 CD4⁺Th2/Tfh 细胞表面 CD40L 结合相互作用，可诱导 B 细胞产生活化第二信号导致 B 细胞活化。

（3）细胞间黏附分子 -1（intercellular adhesion molecule-1，ICAM-1）：是表达于 B 细胞表面的共刺激分子，为整合素家族成员。B 细胞通过表面 BCR-Igα/Igβ 复合体及其共受体交联结合抗原 -C3d 复合物，可诱导产生 B 细胞活化第一信号；通过表面 ICAM-1 与活化 CD4⁺Th2/Tfh 细胞表面相应配体 LFA-1 结合，可促进 B 细胞产生活化第二信号。

5. **丝裂原受体**　B 细胞表面具有脂多糖（LPS）、葡萄球菌 A 蛋白（SPA）和美洲商陆（PWM）受体。它们接受相应丝裂原刺激后可发生有丝分裂产生多克隆淋巴母细胞。

6. **细胞因子受体**　B 细胞可表达多种与其活化、增殖、分化和趋化相关的细胞因子受体，如 IL-4R、IL-6R、IL-13R、IL-21R、IFN-γR 和 CXCR5，即 B 淋巴细胞趋化因子 -1 受体（BLC-1R）。不同分化阶段的 B 细胞通过上述相关细胞因子受体接受相应细胞因子刺激增殖分化为浆细胞后，可通过合成分泌不同类型抗体发挥免疫效应。

（二）B 细胞与 CD4⁺Th2/Tfh 细胞间的相互作用

B 细胞作为专职 APC 对 CD4⁺Th2/Tfh 细胞的激活作用如图 10-21 所示；B 细胞通过表面 BCR-Igα/Igβ 复合体或 BCR-Igα/Igβ 及其共受体（CD21-CD19-CD81 复合体）识别摄取抗原或抗原 -C3d 复合体后，可将抗原加工产物以抗原肽 -MHC Ⅱ类分子复合物形式表达于细胞表面，供 CD4⁺Th2/Tfh 细胞识别结合诱导产生 T 细胞活化第一信号；通过表面 B7 和 ICAM-1 等共刺激分子与 CD4⁺Th2/Tfh 细胞表面 CD28 和 LFA-1 等相关共刺激分子结合，可诱导产生 T 细胞活化第二信号；CD4⁺Th2/Tfh 细胞被上述双信号激活后可表达 CD40L 和 IL-2R 等细胞因子受体，同时合成分泌 IL-4、IL-13 或 IL-21、IL-17、IFN-γ 等细胞因子，为 B 细胞活化及其增殖分化和 Ig 类别转换奠定物质基础。

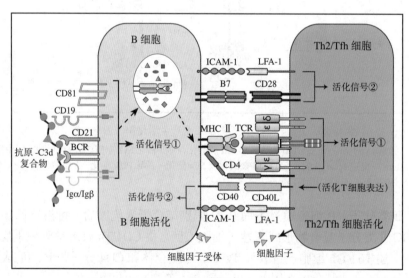

图 10-21　B 细胞与 CD4⁺Th2/Tfh 细胞相互作用及其活化信号产生示意图

① B 细胞表面抗原肽 -MHC Ⅱ类分子复合物被 CD4⁺Th2/Tfh 细胞识别后可诱导产生 T 细胞活化第一信号；B 细胞表面 B7 等共刺激分子与 CD4⁺Th2/Tfh 表面 CD28 等共刺激分子结合可诱导产生 T 细胞活化第二信号；上述双信号可诱导 Th2/Tfh 细胞活化表达 CD40L、分泌 IL-4、IL-13 或 IL-21、IL-17、IFN-γ，参与诱导 B 细胞活化和增殖分化。② B 细胞通过表面 BCR 及其共受体识别摄取抗原或抗原 -C3d 复合物后可获得活化第一信号；通过表面 CD40 与活化 Th2/Tfh 细胞表面 CD40L 结合可获得活化第二信号；上述双信号可诱导 B 细胞活化表达 IL-4R、IL-13R 或 IL-21R、IFN-γR、IL-17R，为其增殖分化和 Ig 类别转换提供了物质基础

B 细胞作为适应性免疫细胞,其活化过程如图 10-21 所示:B 细胞通过表面 BCR-Igα/Igβ 复合体及其共受体(CD19-CD21-CD81 复合体)识别摄取抗原 -C3d 复合物后,可诱导产生 B 细胞活化第一信号;通过表面 CD40 和 ICAM-1 等共刺激分子与活化 CD4$^+$Th2/Tfh 细胞表面 CD40L 和 LFA-1 等刺激分子结合,可诱导产生 B 细胞活化第二信号导致 B 细胞活化。活化 B 细胞可表达 IL-4R、IL-13R 或 IL-21R、IFN-γR、IL-17R 等细胞因子受体;它们接受活化 Th2/Tfh 细胞分泌的相关细胞因子刺激后可增殖分化为浆细胞,通过合成分泌以 IgE 或 IgG 为主的特异性抗体介导产生体液免疫效应(详见本章 B 细胞介导的适应性体液免疫应答)。

（三）B 细胞亚群

根据 B 细胞发生、分布、表面标志和功能特征,可将其分为执行固有免疫应答的 B1 细胞和执行适应性体液免疫应答的 B2 细胞。

1. B1 细胞　是具有自我更新能力的 CD5$^+$mIgM$^+$ B 细胞,主要分布于腹膜腔、胸膜腔和肠道固有层中;其表面 BCR 较少多样性,主要识别细菌多糖类 TI 抗原和某些变性自身抗原。B1 细胞接受病原体等抗原刺激后 48 小时即可产生低亲和力 IgM 类抗体,此类抗体可识别结合病原体表面共有多糖抗原表位产生非特异抗感染免疫作用(详见第 9 章)。

2. B2 细胞　是没有自我更新能力的 CD5$^-$mIgM$^+$/IgD$^+$ B 细胞,即通常所说的参与适应性免疫应答的 B 细胞。B2 细胞主要分布于外周免疫器官;其 BCR 具有高度多样性,对相应抗原表位的识别具有高度特异性。B2 细胞作为专职 APC 通过表面 BCR-Igα/Igβ 复合体及其共受体识别摄取抗原或抗原 -C3d 复合物后,可将抗原加工产物以抗原肽 -MHC Ⅱ类分子复合物形式表达于细胞表面,供抗原特异性 CD4$^+$Th2/Tfh 细胞识别结合启动适应性体液免疫应答。B2 细胞作为适应性免疫细胞接受相应抗原刺激,并在活化 CD4$^+$Th2 或 CD4$^+$Tfh 细胞协助下增殖分化为浆细胞后,可通过合成分泌抗体介导产生体液免疫效应。B1 细胞和 B2 细胞的主要生物学特性和功能特征如表 10-2 所示。

表10-2　B1细胞和B2细胞主要生物学特性和功能特征比较

比较项目	B1 细胞	B2 细胞
主要产生部位	胚肝	骨髓
更新方式	自我更新	骨髓产生
主要分布	胸膜腔、腹膜腔、肠道固有层	脾、淋巴结、黏膜相关淋巴组织
表面标志	CD5$^+$ mIgM$^+$	CD5$^-$ mIgM$^+$/IgD$^+$
特异性	低(泛特异性)	高(单一特异性)
识别的抗原	多糖抗原为主	可溶性蛋白质抗原为主
抗体产生潜伏期	较短,抗原刺激后 48 小时产生	较长,抗原刺激后 1-2 周产生
抗体类型	以低亲和力 IgM 类抗体为主	以高亲和力 IgG 类抗体为主或 IgE、sIgA 等抗体
Ig 类别转换	一般无	有
免疫记忆 / 再次应答	一般无	有

第二节　抗原提呈细胞

抗原提呈细胞(antigen presenting cell, APC)泛指能够摄取加工抗原,并将抗原加工产物以抗原肽 -MHC 分子复合物形式表达于细胞表面,供 T 淋巴细胞识别启动适应性免疫应答和参与免疫调节作用的一类免疫细胞,包括专职 APC 和非专职 APC。

一、专职抗原提呈细胞

专职抗原提呈细胞（professional antigen presenting cell）通常是指能够组成性表达 MHC Ⅱ
类分子和 B7 等共刺激分子，具有摄取加工并将抗原加工产物以抗原肽 -MHC Ⅱ 类分子复合物
形式表达于细胞表面，供 CD4⁺T 细胞识别启动适应性免疫应答的一组异质性细胞，主要包括
经典 DC、巨噬细胞和 B 细胞。三类专职 APC 作用特点及其相关受体 / 分子比较见表 10-3。

表10-3　专职APC作用特点及其相关受体/分子比较

	经典 DC	巨噬细胞	B 细胞
抗原摄取方式	巨胞饮作用 模式识别受体（甘露糖受体）介导的内吞作用 调理性受体（FcγR/C3bR）介导的吞噬作用	巨胞饮作用 模式识别受体（甘露糖 / 清道夫受体）介导的内吞作用 调理性受体（FcγR/C3bR）介导的吞噬作用	BCR 介导的内吞作用 BCR 及其共受体（CD19-CD21-CD81 复合体）介导的内吞作用
摄取的抗原	病原体等颗粒性抗原 病毒等可溶性抗原 抗原 -IgG 复合物 抗原 -C3b 复合物	病原体等颗粒性抗原 病毒等可溶性抗原 抗原 -IgG 复合物 抗原 -C3b 复合物	细菌毒素、昆虫毒素、病毒；病原体代谢 / 降解产物等可溶性抗原；抗原 -C3b/C3d 可溶性免疫复合物
MHCⅡ类分子	未成熟 DC 低表达 成熟 DC 高表达	静息巨噬细胞低表达 活化巨噬细胞高表达	静息 B 细胞高表达 活化 B 细胞表达更高
共刺激分子	未成熟 DC 低表达 成熟 DC 高表达	静息巨噬细胞低表达 活化巨噬细胞高表达	静息 B 细胞低表达 活化 B 细胞高表达
主要作用	激活初始 T 细胞，使之增殖分化为不同类型 Th 细胞亚群，启动适应性细胞或体液免疫应答	激活 CD4⁺Th1/Th17 细胞，引发适应性细胞免疫应答；激活相关记忆 T 细胞，引发再次细胞免疫应答	激活 CD4⁺Th2/Tfh 细胞，参与适应性体液免疫应答；激活相关记忆 T 细胞，参与再次体液免疫应答

1. 经典 DC 及其作用特点　经典 DC 可激活初始 T 细胞，是引发适应性免疫应答的始动
细胞。经典 DC 包括未成熟 DC 和成熟 DC，其中未成熟 DC 具有以下两种特性：①识别摄取
抗原能力强，可通过模式识别受体介导的内吞作用、调理吞噬或巨胞饮作用将病原体等颗粒或
可溶性抗原摄入胞内；②加工提呈抗原能力弱，因其低表达 MHC Ⅱ 类分子和 B7 等共刺激分
子而不能有效激活初始 T 细胞。成熟 DC 高表达抗原肽 -MHC Ⅱ 类分子和 B7 等共刺激分子，
同时合成分泌 CCL18（DC-CK1）可募集活化 CD4⁺ 初始 T 细胞使其增殖分化为 CD4⁺Th0 细胞。
CD4⁺Th0 细胞在微环境中不同种类细胞因子诱导下可发育分化为不同类型的 Th 细胞亚群，参
与巨噬细胞或 B 细胞启动的适应性细胞或体液免疫应答。病毒感染的经典 DC 高表达病毒抗
原肽 -MHC Ⅰ 类分子复合物和 B7 等共刺激分子，可有效激活 CD8⁺ 初始 CTL 启动适应性细胞
免疫应答。

2. 巨噬细胞及其作用特点　巨噬细胞也可通过模式识别受体介导的内吞作用、调理吞噬
或巨胞饮作用将病原体等颗粒或可溶性抗原摄入胞内，并因接受病原体、免疫复合物或 IFN-γ
刺激而被激活。活化巨噬细胞高表达抗原肽 -MHC Ⅱ 类分子复合物和 B7 等共刺激分子，可有
效激活 CD4⁺Th1/Th17 细胞引发适应性细胞免疫应答，还可激活相关记忆 T 细胞引发再次应
答。此外，病原体等颗粒性抗原被巨噬细胞消化降解后产生的可溶性抗原经胞吐作用排出后，
可被滤泡 DC 结合浓缩滞留于表面供 B 细胞识别启动适应性体液免疫应答。

3. B 细胞及其作用特点　滤泡 DC 没有抗原加工提呈作用，但可通过以下作用方式协助 B 细胞识别结合抗原：①通过表面 TLR、FcγR、C3bR、C3dR 可将细菌及其代谢 / 裂解产物或抗原 - 抗体、抗原 -C3d 等可溶性免疫复合物结合浓缩滞留于表面供 B 细胞识别；②通过分泌 CXCL13，即 B 淋巴细胞趋化因子 -1（B lymphocyte chemokine 1，BLC-1）可趋化招募 B 细胞参与对相关抗原的识别。B 细胞通过表面 BCR 或 BCR 及其共受体（CD19-CD21-CD81 复合体）识别摄取病原体及其代谢 / 裂解产物等可溶性抗原或抗原 -C3d 等可溶性免疫复合物后，可将抗原加工产物以抗原肽 -MHC Ⅱ类分子复合物形式表达于细胞表面供相关 CD4$^+$Th2/Tfh 细胞或相关记忆 T 细胞识别，引发适应性体液免疫应答或再次应答。

二、非专职抗原提呈细胞

非专职抗原提呈细胞（non-professional antigen presenting cell）主要包括以下两类：一类是指通常不表达 MHC Ⅱ类分子和共刺激分子，但在炎症反应或某些细胞因子作用下可诱导表达非己或自身抗原肽 -MHC Ⅱ类分子复合物和 B7 等共刺激分子的内皮细胞、上皮细胞、成纤维细胞和某些具有器官特异性自身抗原的组织细胞（如胰岛 β 细胞）等；另一类是指能够将内源性蛋白抗原降解为抗原性短肽，并以抗原肽 -MHC Ⅰ类分子复合物的形式表达于细胞表面，供 CD8$^+$CTL 识别结合的病毒感染或肿瘤等靶细胞。

三、抗原提呈细胞对抗原的加工提呈

抗原提呈细胞（APC）加工提呈的抗原包括外源性抗原（exogenous antigen）和内源性抗原（endogenous antigen）：前者是指 APC 从细胞外摄入胞内的病原体及其产物或某些可溶性蛋白；后者是指在 APC 内产生的抗原，如病毒感染 / 肿瘤细胞内产生的病毒 / 肿瘤抗原等。根据抗原来源和性质的不同，可将 APC 对抗原的加工提呈途径分为以下三种：①内源性抗原加工提呈途径（经典 MHC Ⅰ类分子途径）；②外源性抗原加工提呈途径（经典 MHC Ⅱ类分子途径）；③抗原交叉提呈途径（非经典 MHC 分子途径）。

（一）内源性抗原加工提呈途径

内源性抗原加工提呈途径简称内源性途径（endogenous pathway），又称胞质溶胶途径（cytosolic pathway）或经典 MHC Ⅰ类途径。APC 对内源性抗原的加工和提呈过程如图 10-22 所示，简述如下：①细胞内合成的内源性蛋白抗原首先与泛素结合形成泛素化蛋白，在泛素作用下线性化内源性蛋白抗原进入蛋白酶体；②蛋白酶体（proteasome）是胞质内一种内含多种蛋白水解酶的中空圆柱体结构，其中蛋白酶体 β 亚单位 -8，9（PSMB-8，9）是蛋白酶体中具有重要酶活性的组分，线性化内源性抗原经其作用降解后可成为能够进入内质网的多肽片段（抗原肽）；③上述内源性抗原肽能与内质网膜上抗原加工相关转运体 1/2（TAP1/2）组成的异二聚体结合，并以 ATP 依赖的方式主动运输到内质网腔内；④ MHC Ⅰ类分子的 α 链和 β$_2$ 微球蛋白（β$_2$m）在内质网中生成：α 链产生后立即与钙联素结合，并在与 β$_2$m 结合形成完整 MHC Ⅰ类分子后与钙联素分离；⑤内质网中空载 MHC Ⅰ类分子首先与伴侣蛋白复合体，即由钙网素、内质网蛋白 57（endoplasmic reticulum protein 57，ERp57）和 TAP 相关分子组成的复合体结合，并通过 TAP 相关分子与 TAP 异二聚体结合而使空载 MHC Ⅰ类分子驻留在内质网抗原肽入口处；⑥胞质中抗原肽通过 TAP 异二聚体进入内质网后，可被内质网氨肽酶（ER aminopeptidase，ERAP）加工成为适合于 MHC Ⅰ类分子识别结合的由 8 ~ 12 个氨基酸组成的抗原肽；同时使 MHC Ⅰ类分子抗原肽结合槽暴露，并与上述抗原肽结合形成内源性抗原肽 -MHC Ⅰ类分子复合物；⑦上述内源性抗原肽 -MHC Ⅰ类分子复合物以分泌囊泡形式进入高尔基体，经糖基化修饰后表达于 APC 表面供 CD8$^+$T 细胞识别启动适应性细胞免疫应答。

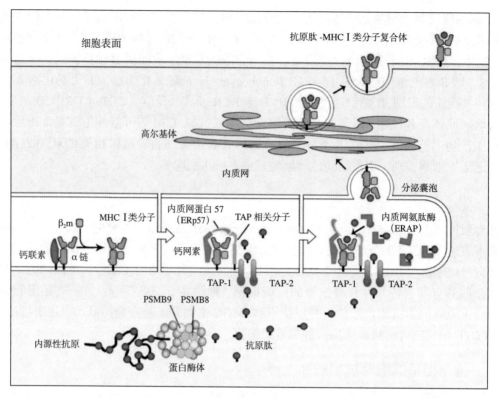

图 10-22　内源性抗原加工提呈示意图

内源性抗原→蛋白酶体降解为内源性抗原肽→通过 TAP-1/2 异二聚体→进入内质网后在内质网氨肽酶作用下→形成 8～12 个氨基酸组成的抗原肽与空载 MHC Ⅰ 类分子结合→形成内源性抗原肽 -MHC Ⅰ 类分子复合物→内含上述复合物的分泌囊泡→高尔基体内糖基化修饰→表达于 APC 表面供 CD8⁺T 细胞识别

（二）外源性抗原加工提呈途径

外源性抗原加工提呈途径简称外源性途径（exogenous pathway），又称溶酶体途径（lysosome pathway）或经典 MHC Ⅱ 类途径。APC 对外源性抗原的加工和提呈过程如图 10-23 所示，简述如下：①外源性抗原被 APC 摄入胞内后形成的早期内体在向胞质深处移动过程中逐渐发育成熟为晚期内体，此时囊泡内 pH 降低呈酸性导致蛋白酶活化，将外源性抗原初步降解为较大多肽片段；②晚期内体与溶酶体融合形成内体溶酶体后，在其内酸性环境中多种蛋白水解酶作用下，可将上述多肽片段进一步降解为由 13～18 个氨基酸组成的抗原肽；③ MHC Ⅱ 类分子和 Ⅰa 相关恒定链（Ⅰa-associated invariant chain, Ii）在内质网中生成：恒定链能与 MHC Ⅱ 类分子抗原肽结合槽结合，从而有效阻止进入内质网中的内源性抗原肽与 MHC Ⅱ 类分子结合，并引导 MHC Ⅱ 类分子进入高尔基体形成一种内含恒定链 -MHC Ⅱ 类分子复合物和相关酶类物质的酸化内噬囊泡；④上述内噬囊泡在向内体溶酶体移动过程中，其内恒定链逐级降解而将 Ⅱ 类相关恒定链肽（class Ⅱ associated invariant chain peptide, CLIP）滞留在 MHC Ⅱ 类分子抗原肽结合槽内形成 CLIP-MHC Ⅱ 类分子复合物；⑤此种内噬囊泡与内体溶酶体在胞质内融合后可形成一种称之为 MHC Ⅱ 类器室（MHC Class Ⅱ compartment）的特化囊泡；⑥在上述特化囊泡内 HLA-DM 分子协助下，首先将 CLIP 与 MHC Ⅱ 类分子解离；然后使外源性抗原肽与 MHC Ⅱ 类分子结合形成抗原肽 -MHC Ⅱ 类分子复合物，并将其转运至 APC 表面供 CD4⁺Th 细胞识别启动适应性免疫应答。

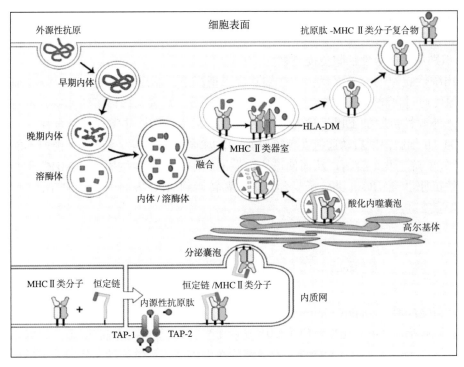

图 10-23 外源性抗原加工提呈示意图

①外源性抗原→早期内体→晚期内体中抗原初步降解→内体溶酶体中产生由 13 ~ 18 个氨基酸组成的抗原肽；②内质网腔中形成恒定链 -MHC Ⅱ类分子复合物→内含上述复合物的分泌囊泡进入高尔基体→形成内含恒定链 -MHC Ⅱ类分子和相关酶类物质的酸化内噬囊泡→移行过程中形成内含 CLIP-MHC Ⅱ类分子的内噬囊泡；③上述内噬囊泡与内体溶酶体融合形成MHC Ⅱ类器室→在 MHC Ⅱ类器室内 HLA-DM 作用下形成抗原肽 - MHC Ⅱ类分子复合物→将上述复合物转运至 APC 表面供 CD4+Th 细胞识别

内源性抗原和外源性抗原加工提呈途径的主要特点及其差异如表 10-4 所示。

表10-4 内源性抗原和外源性抗原加工提呈途径比较

比较项目	内源性途径	外源性途径
抗原主要来源	胞内合成的肿瘤或病毒蛋白	摄入的病原体及其产物或其他抗原
抗原降解部位	蛋白酶体	内体 / 溶酶体
提呈抗原的 MHC	MHC Ⅰ类分子	MHC Ⅱ类分子
抗原肽与 MHC 结合部位	内质网	MHC Ⅱ类器室
抗原加工相关分子或成分	TAP-1/ TAP-2 异二聚体 钙网素 -ERp57-TAP 相关蛋白 内质网氨肽酶（ERAP）	Ⅰa 相关恒定链（Ⅰi） 酸化内噬囊泡中酶类物质 HLA-DM 分子
识别应答的 T 细胞	CD8+T 细胞（CTL）	CD4+Th 细胞

（三）抗原交叉提呈途径

抗原交叉提呈途径是指 APC 将摄入胞质内的外源性抗原通过 MHC Ⅰ类分子提呈给 CD8+CTL，或将内源性抗原通过 MHC Ⅱ类分子提呈给 CD4+Th 细胞的抗原加工提呈途径。

（1）外源性抗原的交叉提呈：①某些外源性抗原可从内体或内体溶酶体中逸出而进入胞质，经蛋白酶体降解后以内源性抗原加工提呈方式表达于 APC 表面，供 CD8+CTL 识别启动适应性细胞免疫应答；②内体溶酶体中形成的抗原肽可直接转位至内含空载 MHC Ⅰ类分子的囊泡内，并与之结合形成外源性抗原肽 -MHC Ⅰ类分子复合物后表达于 APC 表面，供 CD8⁺CTL 识别启动适应性细胞免疫应答。

（2）内源性抗原的交叉提呈：①在细胞应激情况下，胞质内某些自身组分或细胞器作为内源性抗原可通过自噬形成自噬小体（autophagosome），后者与内体溶酶体融合可使上述内源性抗原进入外源性抗原加工提呈途径形成内源性抗原肽 -MHC Ⅱ类分子复合物，表达于细胞表面供 CD4⁺Th 细胞识别启动适应性免疫应答；②内质网中 Ii 链发生突变不能或不能有效封闭 MHC Ⅱ类分子抗原肽结合槽，从而使进入内质网腔中的内源性抗原肽与 MHC Ⅱ类分子结合形成内源性抗原肽 -MHC Ⅱ类分子复合物，后者转运到 APC 表面可被 CD4⁺Th 细胞识别启动适应性免疫应答。

第三节　适应性免疫应答

适应性免疫应答（adaptive immune response）是指体内抗原特异性 T 细胞或 B 细胞被病原体等非己抗原激活 / 增殖分化为效应 T 细胞或浆细胞后，通过释放细胞因子、细胞毒性介质或分泌抗体介导产生一系列生物学效应，有效清除体内病原体等抗原性异物的生理过程。机体适应性免疫应答能力超越正常生理范畴或紊乱时，可引发自身免疫病或过敏反应性疾病。

一、适应性免疫应答的类型及其发生场所和启动过程

根据参与免疫应答细胞种类及其效应机制的不同，可将适应性免疫应答分为 T 细胞介导的细胞免疫应答和 B 细胞介导的体液免疫应答两种类型。淋巴结、脾和黏膜相关淋巴组织是抗原特异性 T、B 淋巴细胞接受抗原刺激后发生免疫应答的主要场所。

未成熟 DC 摄取病原体等抗原性异物后开始迁徙并对抗原进行加工处理，它们经血液或淋巴循环到达外周免疫器官后发育成熟。成熟 DC 高表达非己抗原肽 -MHC 分子复合物和 B7 等共刺激分子，可有效激活抗原特异性初始 T 细胞，并在局部微环境中不同类型细胞因子诱导下使其发育分化为 CD4⁺Th1/Th2/Tfh/Th17 等细胞亚群或 CD8⁺CTL 参与适应性细胞或体液免疫应答。病原体等抗原性异物被巨噬细胞摄取加工后，能以抗原肽 -MHC Ⅱ类分子复合物的形式表达于细胞表面，供抗原特异性 CD4⁺Th1/Th17 细胞识别启动适应性细胞免疫应答。可溶性抗原及其与 C3d 或抗体结合形成的免疫复合物进入外周免疫器官后可被局部滤泡 DC 结合浓缩 / 滞留于表面，供抗原特异性 B 细胞识别摄取并将抗原加工产物以抗原肽 -MHC Ⅱ类分子复合物形式表达于细胞表面，供抗原特异性 CD4⁺Th2/Tfh 细胞识别启动适应性体液免疫应答。

二、T 细胞对抗原的识别和免疫突触形成及其主要作用

T 细胞对 APC 表面抗原肽 -MHC 分子复合物的识别结合过程可分为非特异可逆性结合和特异性识别结合两个阶段。T 细胞在外周免疫器官与 APC 相遇后，首先通过表面 LFA-1、LFA-2 等黏附分子与 APC 表面 ICAM-1、LFA-3 等相关黏附分子发生非特异可逆性结合。在上述 T 细胞与 APC 短暂密切的结合过程中，T 细胞可通过表面 TCR-CD3 复合体对表达于 APC 表面的抗原肽 -MHC 分子复合物进行挑选；其中那些未能找到识别对象的 T 细胞在与 APC 分离后仍滞留于外周免疫器官或进入淋巴细胞再循环；而那些能与 APC 表面相应抗原肽 -MHC 分子复合物特异性结合的 T 细胞，则因其表面 LFA-1 等黏附分子表达上调 / 构象改变而与 APC 表面 ICAM-1 等黏附分子间的亲和力显著增强，同时在 T 细胞与 APC 结合界面上形成一种称之为免疫突触的结构，可诱导胞膜相关分子发生变化，促进 T 细胞活化信号的转导。

　　免疫突触（immunological synapse）是指 T 细胞与 APC 特异性结合后，二者表面相关免疫分子聚集在接触面上形成的一种相对稳定和密闭的界面环状结构：其中央由 T 细胞表面一组 TCR 与 APC 表面相应抗原肽 -MHC 分子复合物组成，其四周由 T 细胞表面若干 LFA-1 等黏附分子与 APC 表面若干 ICAM-1 等黏附分子结合组成。免疫突触形成不仅能够显著增强 T 细胞与 APC 之间的结合力度和作用时间，还能诱导胞膜相关分子发生一系列重要变化以促进 T 细胞信号转导分子间的相互作用和相关信号通路的激活。免疫突触形成过程如图 10-24 所示可分为以下三个步骤：①接触面形成：T 细胞通过表面 TCR-CD3 复合体及其共受体 CD4/CD8 分子和 CD28、LFA-1 等黏附分子与 APC 表面相应抗原肽 -MHC Ⅱ / Ⅰ类分子复合物及 B7 和 ICAM-1 等黏附分子结合导致接触面形成；②细胞间免疫分子重新分布：TCR- 抗原肽 -MHC 分子复合物向接触面中央移动，LFA-1-ICAM-1 等相关黏附分子对向四周移动；③免疫突触形成：一组 TCR- 抗原肽 -MHC 分子复合物位于中央后不再移动，若干 LFA-1-ICAM-1 等黏附分子对在周围组成相对稳定的环状结构。

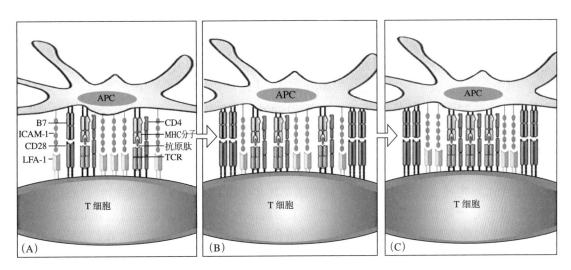

图 10-24　免疫突触形成过程示意图

（A）细胞间相关免疫分子结合形成接触面；（B）TCR- 抗原肽 -MHC 分子复合物向中央移动，LFA-1-ICAM-1 和 CD28-B7 等黏附分子对向四周移动；（C）一组 TCR- 抗原肽 -MHC 分子复合物位于中央，若干 LFA-1-ICAM-1 和 CD28-B7 等黏附分子对在周围组成环状结构形成免疫突触

三、适应性免疫应答的基本过程

　　适应性免疫应答包括适应性细胞免疫应答和体液免疫应答两种类型。虽然参与上述适应性免疫应答的细胞有所不同，但二者免疫应答过程基本相同，均可分为识别活化、增殖分化和效应三个阶段。

　　（1）识别活化阶段：是指 APC 摄取抗原并将其加工产物以抗原肽 -MHC Ⅱ / Ⅰ类分子复合物形式表达于细胞表面，被相应 T 细胞识别或抗原直接被 B 细胞识别结合后在细胞间共刺激分子或 Th 细胞协同作用下诱导 T 细胞或 B 细胞活化的阶段。

　　（2）增殖分化阶段：是指 T 细胞或 B 细胞被相应抗原激活后，在不同类型细胞因子作用下增殖分化为免疫效应细胞，即 CD4+ 效应 Th 细胞、CD8+ 效应 CTL 或浆细胞的阶段。该阶段有部分 T 细胞或 B 细胞中途停止分化，成为静息状态的长寿记忆 T 细胞或长寿记忆 B 细胞参与再次应答。

（3）效应阶段：是 CD4$^+$ 效应 Th 细胞释放细胞因子或浆细胞合成分泌抗体，同时在某些固有免疫细胞和分子参与下介导产生炎症反应和免疫效应的阶段；也是 CD8$^+$ 效应 CTL 与肿瘤 / 病毒感染等靶细胞特异性结合后，通过释放细胞毒性介质使上述靶细胞溶解破坏或发生凋亡的阶段。

四、T 细胞介导的适应性细胞免疫应答

T 细胞介导的细胞免疫应答由胸腺依赖性抗原（TD-Ag）引起，参与和执行适应性细胞免疫应答的细胞主要包括经典 DC、巨噬细胞、肿瘤 / 病毒感染等非专职 APC、初始 T 细胞、CD4$^+$Th1/Th17 细胞和 CD8$^+$CTL。本节以 CD4$^+$Th1 细胞和 CD8$^+$CTL 为例，简述相关适应性细胞免疫应答的过程和主要作用。

（一）CD4$^+$Th1 细胞介导的细胞免疫应答

1. 初始 T 细胞活化和 Th1 细胞形成阶段　初始 T 细胞活化如图 10-25 所示：①通过表面 TCR-CD3 复合体及其共受体 CD4 分子与经典 DC 表面相应抗原肽 -MHC Ⅱ类分子复合物结合相互作用可获得 T 细胞活化第一信号；通过细胞表面 CD28 等共刺激分子与经典 DC 表面相应 B7 等共刺激分子结合相互作用可获得 T 细胞活化第二信号；上述双信号可诱导 CD4$^+$ 初始 T 细胞活化表达 IL-2R；②活化初始 T 细胞通过表面 IL-2R 接受自身产生的 IL-2 刺激后可增殖分化为 Th0 细胞，后者通过表达 CD40L 及 IL-2R、IL-4R、IL-12R、IFN-γR 和分泌 IFN-γ、IL-2、IL-4 等不同类型细胞因子参与免疫应答及其调节。Th1 细胞形成如图 10-25 所示：①经典 DC 与初始 T 细胞结合相互作用后，可高表达 CD40 和分泌 IL-12 等细胞因子参与免疫应答的调节；② Th0 细胞通过表面 CD40L、IL-12R 和 IFN-γR 与活化经典 DC 表面 CD40 及其分泌的 IL-12 和 Th0 细胞自身分泌的 IFN-γ 结合后可发育分化为 Th1 细胞。

2. Th1 细胞活化和效应 Th1 细胞形成阶段　Th1 细胞活化和效应 Th1 细胞形成如图 10-25 所示：① Th1 细胞通过表面 TCR-CD3 复合体及其共受体 CD4 分子与巨噬细胞表面相应抗原肽 -MHC Ⅱ类分子复合物结合，可诱导产生 T 细胞活化第一信号；②通过表面 CD28 等共刺激分子与上述巨噬细胞表面 B7 等共刺激分子结合，可诱导产生 T 细胞活化第二信号；③上述双信号可诱导 Th1 细胞活化高表达 CD40L 和 IL-2R，同时分泌 IL-2 和 IFN-γ 等细胞因子参与免疫应答及其调节；④巨噬细胞接受 Th1 细胞反馈刺激活化后高表达 CD40 等共刺激分子，同时分泌 IL-1、TNF-α、IL-12 等细胞因子和 CCL2、CXCL8 等趋化因子参与免疫应答的调节和炎症反应；⑤活化 Th1 细胞通过表面 CD40L 和 IL-2R 接受活化巨噬细胞表面 CD40 及其自身和 Th0 细胞产生的 IL-2 刺激后，可增殖分化为效应 Th1 细胞；⑥有些 Th1 细胞在增殖分化过程中停止分化，成为具有免疫记忆能力的长寿 T 细胞。此类记忆 T 细胞参与淋巴细胞再循环，再次接受相同抗原刺激后可迅速增殖分化为效应 Th1 细胞发挥免疫作用。

3. 效应 Th1 细胞介导产生免疫效应阶段　效应 Th1 细胞可通过高表达功能性膜分子 CD40L、FasL 和分泌 IFN-γ、TNF-α，LT-α、IL-2、IL-3、GM-CSF 等 Th1 型细胞因子介导产生如下主要生物学效应。

（1）抗胞内病原体感染的免疫作用：①效应 Th1 细胞通过表面 TCR-CD3 复合体、CD40L 及其分泌的 IFN-γ 与胞内病原体感染巨噬细胞表面抗原肽 -MHC Ⅱ类分子复合物、CD40 和 IFN-γR 结合，可使上述巨噬细胞活化产生大量反应性氧中间物（ROI）、NO 和溶酶体酶将胞内感染的病原体杀伤清除；②效应 Th1 细胞通过表面 TCR-CD3 复合体、FasL 及其分泌的 LT-α 与巨噬细胞表面抗原肽 -MHC Ⅱ类分子复合物、Fas 和 TNFR- Ⅰ结合，可使巨噬细胞凋亡，导致胞内病原体释放并被局部正常吞噬细胞吞噬杀伤有效清除。

（2）促进骨髓产生单核细胞增强机体抗感染免疫作用：效应 Th1 细胞通过分泌 IL-3 和

GM-CSF 可促使骨髓产生单核细胞；通过分泌 TNF-α 激活局部血管内皮细胞参与诱导单核细胞黏附外渗；在局部活化巨噬细胞产生的 CCL2 作用下，可将上述单核细胞招募到感染部位分化发育为组织巨噬细胞；通过分泌 IFN-γ 可诱导上述巨噬细胞活化产生 CCL2（MCP-1）、CXCL8（IL-8）等趋化因子和 IL-1、IL-6、TNF-α 等促炎细胞因子参与或促进炎症反应发挥抗感染免疫作用。IFN-γ 也可诱导局部正常组织细胞产生抗病毒蛋白或使 NK 细胞活化，增强机体抗病毒免疫保护作用。

（3）免疫调节作用：效应 Th1 细胞通过分泌 IL-2 和 IFN-γ 产生如下主要作用：① IL-2 可诱导 CD4+ 初始 T 细胞增殖分化为 Th0 细胞启动适应性免疫应答；可诱导活化 CD4+Th 细胞或 CD8+CTL 增殖分化参与适应性免疫应答；② IFN-γ 可促进专职 APC 表达 MHC Ⅱ类分子，增强抗原加工提呈能力；可诱导非专职 APC 表达 B7 等共刺激分子参与对 CD8+CTL 的激活；可诱导经典 DC 和巨噬细胞分泌 IL-12，并与其协同作用诱导 Th0 细胞向 Th1 细胞发育分化。

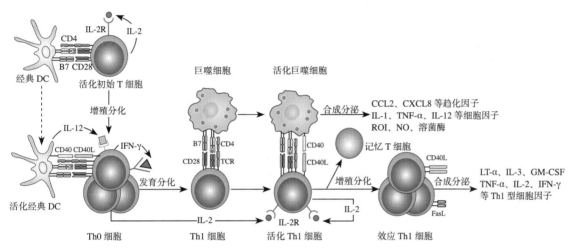

图 10-25　CD4+ 初始 T 细胞活化和效应 Th1 细胞形成示意图

①初始 T 细胞被经典 DC 激活后，通过表面 IL-2R 接受 IL-2 刺激可增殖分化为 Th0 细胞；②Th0 细胞通过表面 CD40L、IL-12R 和 IFN-γR 接受活化经典 DC 表面 CD40 及 IL-12 和 IFN-γ 刺激后可增殖分化为 Th1 细胞；③Th1 细胞通过表面 TCR/CD4 分子和 CD28 与巨噬细胞表面抗原肽 -MHC Ⅱ类分子复合物和 B7 分子结合而被激活；④活化 Th1 细胞通过表面 CD40L 和 IL-2R 接受活化巨噬细胞表面 CD40 和微环境中 IL-2 刺激后，可增殖分化为效应 Th1 细胞产生 Th1 型细胞因子

（二）CD8+CTL 介导的细胞免疫应答

CD8+CTL 对病毒感染 / 肿瘤靶细胞具有特异性杀伤作用。初始 CTL 不能发挥细胞毒作用，只有被相应抗原激活增殖分化为效应 CTL 后才能对上述靶细胞产生细胞毒作用。CD8+ 初始 CTL 活化包括 Th1 细胞非依赖和 Th1 细胞依赖两种方式。

1. Th1 细胞非依赖性 CD8+ 初始 CTL 活化　病毒感染后高表达 B7 等共刺激分子的经典 DC 可直接激活 CD8+ 初始 CTL 而无需 Th1 细胞协助。上述初始 CTL 通过表面 TCR-CD3 复合体和 CD8 分子与病毒感染经典 DC 表面抗原肽 -MHC Ⅰ类分子复合物结合，可诱导产生 T 细胞活化第一信号；通过表面 CD28 等共刺激分子与 DC 表面 B7 等共刺激分子结合，可诱导产生 T 细胞活化第二信号从而导致初始 CTL 活化（图 10-26）。病毒感染经典 DC 接受初始 CTL 反馈刺激活化后产生的 IL-12 和 IL-18 协同作用也可诱导相邻 CD8+ 初始 CTL 活化（图 10-26）。活化 CD8+CTL 高表达 IL-2R、同时合成分泌 IL-2、IFN-γ 等细胞因子为其增殖分化和参与免疫应答的调节提供了物质基础。

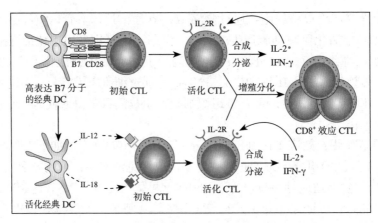

图 10-26　Th1 非依赖性 CD8⁺ 初始 CTL 活化示意图

高表达 B7 分子的经典 DC 可直接诱导 CD8⁺ 初始 CTL 活化表达 IL-2R，分泌 IL-2 和 IFN-γ；活化经典 DC 产生的 IL-12 和 IL-18 协同作用也可诱导相邻 CD8⁺ 初始 CTL 活化表达 IL-2R、IL-2 和 IFN-γ 参与免疫应答的调节；活化 CD8⁺CTL 通过自分泌作用可增殖分化为 CD8⁺ 效应 CTL

2. Th1 细胞依赖性 CD8⁺ 初始 CTL 活化　根据 APC 种类及其共刺激分子的表达情况，可将 CD8⁺ 初始 CTL 活化分为 Th1 细胞依赖性专职 APC 和非专职 APC 诱导产生两种方式。

（1）Th1 细胞依赖性专职 APC 对 CD8⁺ 初始 CTL 的激活作用：低表达共刺激分子的专职 APC 激活初始 CTL 需要 Th1 细胞协助。研究证实：初始 CTL 活化所需第二信号的刺激强度明显高于 Th1 细胞，因此低表达 B7 等共刺激分子的专职 APC 能够激活 Th1 细胞，而不能为初始 CTL 活化提供有效的共刺激信号。Th1 细胞依赖性专职 APC 对初始 CTL 的激活作用如图 10-27 所示。简述如下：Th1 细胞和初始 CTL 通过各自表面 TCR-CD3 复合体识别结合同一 APC 表面相关抗原肽 -MHC Ⅱ/Ⅰ类分子复合物后，均可诱导产生 T 细胞活化第一信号。在此种情况下：① Th1 细胞通过表面 CD28 等共刺激分子与专职 APC 表面 B7 等共刺激分子结合，可诱导产生 T 细胞活化第二信号；②上述双信号可诱导 Th1 细胞活化高表达 CD40L，同时促进专职 APC 表达 CD40 分子；③活化 Th1 细胞通过表面 CD40L 与专职 APC 表面 CD40 结合，可使其高表达 B7 等共刺激分子；④上述初始 CTL 通过表面 CD28 等共刺激分子与专职 APC 表面高丰度 B7 等共刺激分子结合可产生强度足够的活化第二信号，而使 CD8⁺CTL 活化表达 IL-2R 和产生 IL-2、IFN-γ 等细胞因子参与免疫应答和调节。

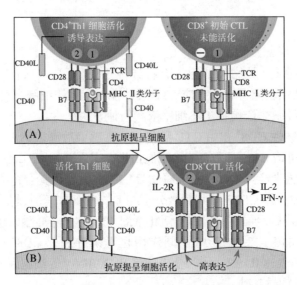

图 10-27　Th1 细胞依赖性专职 APC 对 CD8⁺ 初始 CTL 的激活作用

（A）APC 可诱导 Th1 细胞活化表达 CD40L 和促进 APC 表达 CD40 而不能诱导初始 CTL 活化；（B）活化 Th1 细胞通过表面 CD40L 与 APC 表面 CD40 结合可诱导 APC 活化高表达 B7 分子；CTL 通过表面 CD28 与 APC 表面高丰度 B7 结合可产生活化第二信号而被激活

（2）Th1 细胞依赖性非专职 APC 对 CD8[+] 初始 CTL 的激活作用：病毒感染 / 肿瘤等非专职 APC 不表达 B7 等共刺激分子，它们激活初始 CTL 需要 Th1 细胞协助。上述非专职 APC 对初始 CTL 的激活作用如图 10-28 所示：病毒 / 肿瘤抗原特异性初始 CTL 通过表面 TCR-CD3 复合体和 CD8 分子与上述非专职 APC 表面相应抗原肽 -MHC Ⅰ 类分子复合物结合可获得活化第一信号；同时诱导上述非专职 APC 表达 IFN-γR，为其接受 IFN-γ 刺激后高表达 B7 等共刺激分子奠定了基础。上述初始 CTL 因缺乏细胞间共刺激分子的相互作用，不能获得活化第二信号而处于静息状态。在此种情况下，病毒 / 肿瘤抗原被巨噬细胞摄取加工后能以外源性抗原肽 -MHC Ⅱ 类分子复合物形式表达于细胞表面，供病毒 / 肿瘤抗原特异性 Th1 细胞识别，使其活化 / 增殖分化为效应 Th1 细胞后通过合成分泌 IFN-γ 参与诱导初始 CTL 活化；上述非专职 APC 通过表面 IFN-γR 接受 IFN-γ 刺激后可表达 B7 等共刺激分子，并与初始 CTL 表面 CD28 等共刺激分子结合诱导产生 T 细胞活化第二信号而使初始 CTL 活化。

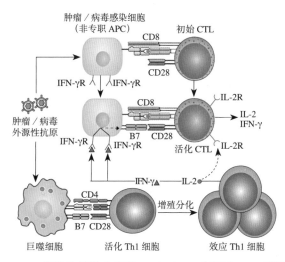

图 10-28　Th1 细胞依赖性非专职 APC 对 CD8[+] 初始 CTL 的激活作用

①非专职 APC 与初始 CTL 结合后可通过表达 IFN-γR，接受效应 Th1 细胞产生的 IFN-γ 刺激而高表达 B7 等共刺激分子；②初始 CTL 在接受抗原刺激产生活化第一信号基础上，通过表面 CD28 与非专职 APC 表面 B7 分子结合可产生活化第二信号导致初始 CTL 活化，表达 IL-2R 同时合成分泌 IL-2 和 IFN-γ 参与免疫应答的调节

3. 效应 CTL 形成及其介导产生的生物学效应　效应 CTL 是由活化 CTL 增殖分化而成，其形成如图 10-29 所示：①活化 CTL 高表达 IL-2R，同时分泌 IL-2、IFN-γ 等细胞因子；②活化 CTL 通过表面 IL-2R 接受自身分泌和效应 Th1 细胞分泌的 IL-2 刺激后可增殖分化为效应 CTL；③部分 CTL 在增殖分化过程中停止分化，成为长寿 CD8[+] 记忆 CTL。效应 CTL 通过表面 TCR-CD3 复合体和黏附分子与病毒感染或肿瘤靶细胞表面抗原肽 -MHC Ⅰ 类分子复合物和相关黏附分子密切结合，可使效应 CTL 极化定向杀伤病毒感染或肿瘤靶细胞。效应 CTL 极化（polarization）是指此类细胞表面某些膜分子及其胞质内细胞骨架、高尔基体、胞质颗粒等细胞器向效 - 靶细胞接触部位重新排列分布，形成相对密闭和狭小空间结构的现象。效应 CTL 极化可使其表达和分泌的效应分子，如 FasL、穿孔素、颗粒酶、TNF-α、LT-α 等细胞毒性介质集中局限在效 - 靶细胞接触面上形成的狭小空间内，从而保证上述免疫效应分子定向作用于靶细胞使其溶解破坏或发生凋亡，而不殃及周围正常组织细胞，使其免受 "无辜旁观受累"（innocent bystander attack，IBA）作用的影响。效应 CTL 杀伤靶细胞后可与之分离，并以同样的作用方式在数小时内连续攻击杀伤数个表达相同抗原的靶细胞。效应 CTL 也可通过分泌 IFN-γ 产生以下主要生物学作用：①使局部微环境中巨噬细胞活化有效吞噬杀伤摄入的病原体；

②使局部微环境中 NK 细胞活化，有效杀伤病毒感染 / 肿瘤靶细胞；③诱导相邻正常组织细胞产生抗病毒蛋白发挥抗病毒感染的免疫保护作用。

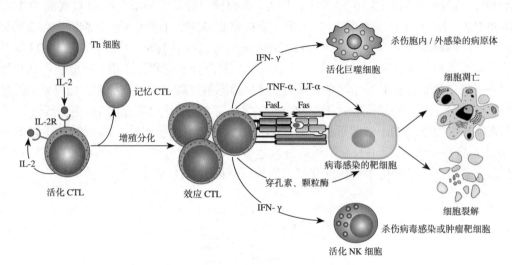

图 10-29　效应 CTL 形成及其对靶细胞的杀伤破坏和免疫调节作用

①活化 CTL 通过表面 IL-2R 接受自身和 Th1 细胞分泌的 IL-2 刺激后可增殖分化为效应 CTL；②效应 CTL 与靶细胞特异性结合活化后可通过表达 FasL 和分泌穿孔素、颗粒酶、TNF-α、LT-α 使靶细胞溶解破坏或发生凋亡；③效应 CTL 还可通过分泌 IFN-γ 诱导巨噬细胞和 NK 细胞活化发挥抗感染 / 抗肿瘤免疫作用

五、B 细胞介导的适应性体液免疫应答

B 细胞介导产生体液免疫应答需要 CD4$^+$Th2 或 CD4$^+$Tfh 细胞协助。本节以 CD4$^+$Th2 细胞协助 B 细胞产生 IgE 抗体和 CD4$^+$Tfh 细胞协助 B 细胞产生 IgG 抗体为例，简述 B 细胞介导产生的适应性体液免疫应答。

（一）Th2 细胞辅助 B 细胞介导产生的体液免疫应答

1. Th2 细胞和 B 细胞活化　B 细胞作为专职 APC，对 Th2 细胞的激活作用如图 10-30 所示：①通过表面 BCR-Igα/Igβ 复合体及其共受体（CD19-CD21-CD81 复合物）识别摄入抗原或抗原 -C3d 复合物后，可将抗原加工产物以抗原肽 -MHC Ⅱ 类分子复合物形式表达于细胞表面，供抗原特异性 Th2 细胞识别诱导产生 T 细胞活化第一信号；②通过表面 B7 等共刺激分子与 Th2 细胞表面 CD28 等共刺激分子结合，可诱导产生 T 细胞活化第二信号；③上述双信号可诱导 Th2 细胞活化表达 IL-2R 和 CD40L，为其增殖分化和诱导 B 细胞活化提供物质基础；同时合成分泌 IL-4、IL-13 等 Th2 型细胞因子参与免疫应答的调节；④活化 Th2 细胞通过表面 IL-2R 接受微环境中 Th0/Th1 细胞产生的 IL-2 刺激后，可增殖分化为效应 Th2 细胞并通过合成分泌大量 IL-4、IL-13 等 Th2 型细胞因子，为 B 细胞增殖分化和 IgE 类别转换提供物质基础。B 细胞作为适应性免疫细胞，其活化过程如图 10-30 所示：①通过表面 BCR-Igα/Igβ 复合体及其共受体识别摄入抗原或抗原 -C3d 复合物后，可诱导产生 B 细胞活化第一信号；②通过表面共刺激分子 CD40 与活化 Th2 细胞表面 CD40L 结合，可诱导产生 B 细胞活化第二信号；③上述双信号可诱导 B 细胞活化高表达 IL-4R、IL-13R 等细胞因子受体，为其增殖分化和发生 IgE 类别转换奠定了物质基础。

2. B 细胞增殖分化和 IgE 抗体产生　B 细胞增殖分化过程如图 10-30 所示：①活化 B 细胞通过表面 IL-4R 和 IL-13R 接受效应和活化 Th2 细胞分泌的 IL-4 和 IL-13 刺激后可增殖分化为浆母细胞；②上述浆母细胞通过表面 IL-4R 接受上述 Th2 细胞分泌的 IL-4 刺激后可发生 Ig 类别转换，发育成熟为能够合成分泌 IgE 抗体的浆细胞；③在 B 细胞增殖分化和发生 IgE 类别转换过程中，有部分 B 细胞停止分化成为长寿记忆 B 细胞参与再次体液免疫应答。

3．IgE 抗体介导产生的主要生物学效应　抗原特异性 IgE 抗体通过其 Fc 段与肥大细胞或嗜碱性粒细胞表面高亲和力 IgE Fc 受体结合后可使上述效应细胞致敏；相同抗原与上述致敏效应细胞表面相邻 IgE 抗体"桥联"结合后可使其活化，并通过脱颗粒释放和产生一系列生物活性介质引发过敏性炎症反应。寄生虫特异性 IgE 抗体与相应寄生虫结合后，在嗜酸性粒细胞参与下可通过 ADCC 效应将上述寄生虫杀伤破坏。

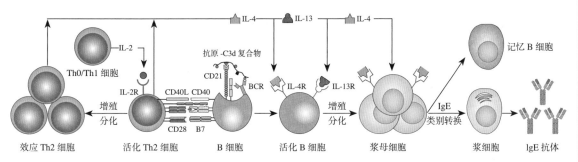

图 10-30　Th2 细胞协助 B 细胞产生体液免疫应答示意图

① Th2 细胞通过表面 TCR 和 CD28 与 B 细胞表面相关抗原肽 -MHC Ⅱ 类分子复合物和 B7 分子结合而被激活表达 IL-2R 和 CD40L；活化 Th2 细胞通过表面 IL-2R 接受 IL-2 刺激增殖分化为效应 Th2 细胞后可合成分泌大量 IL-4、IL-13 等细胞因子；② B 细胞通过表面 BCR 及其共受体识别摄取抗原或抗原 -C3d 复合物后可产生活化第一信号；通过表面 CD40 与活化 Th2 细胞表面 CD40L 结合可诱导产生活化第二信号导致 B 细胞活化；③活化 B 细胞通过表面 IL-4R、IL-13R 接受效应 Th2 细胞产生的相关细胞因子刺激后可增殖分化为浆细胞产生 IgE 类抗体

（二）Tfh 细胞辅助 B 细胞介导产生的体液免疫应答

1．Tfh 细胞和 B 细胞活化　B 细胞作为专职 APC，可通过与激活 CD4⁺Th2 细胞相同的作用方式诱导 CD4⁺Tfh 细胞活化，表达 IL-2R 和 CD40L 为其增殖分化和诱导 B 细胞活化提供物质基础；同时合成分泌 IL-21、IFN-γ、IL-17 等细胞因子参与免疫应答的调节（图 10-31）。活化 Tfh 细胞通过表面 IL-2R 接受微环境中 Th0/Th1 细胞产生的 IL-2 刺激后可增殖分化为效应 Tfh 细胞，并通过分泌大量 IL-21、IFN-γ、IL-17 等细胞因子为 B 细胞增殖分化和发生 IgG 类别转换提供物质基础（图 10-31）。根据 Tfh 细胞所处微环境的不同，它们还可通过合成分泌 IL-4、IL-6 或 TGF-β 等细胞因子调控浆母细胞发生 IgE 或 IgA 类别转换。B 细胞作为适应性免疫细胞，可通过与 Th2 细胞结合相互作用活化的作用方式被 CD4⁺Tfh 细胞激活（图 10-31）；上述活化 B 细胞可表达 IL-21R、IFN-γR 和 IL-17R，为其增殖分化和发生 IgG 类别转换奠定物质基础（图 10-31）。

2．B 细胞增殖分化和 IgG 类抗体产生　B 细胞增殖分化过程如图 10-31 所示：①上述活化 B 细胞通过表面 IL-21R 接受效应 Tfh 细胞分泌的 IL-21 刺激后可增殖分化为浆母细胞；②浆母细胞通过表面 IFN-γR 接受 Tfh 细胞产生的 IFN-γ 刺激后，可发生 Ig 类别转换发育成熟为能够合成分泌高亲和力 IgG 抗体的浆细胞；IL-17 与浆母细胞表面 IL-17R 结合后，可促进浆母细胞发生 IgG 类别转换产生高亲和力 IgG 类抗体；③在 B 细胞增殖分化和发生 IgG 类别转换过程中，有部分 B 细胞停止分化成为长寿记忆 B 细胞参与再次体液免疫应答。

3．IgG 抗体介导产生的生物学效应　IgG 类抗体作用简述如下：①与相应病原体或细菌外毒素特异性结合后可产生抑菌和中和毒素的作用；②与相应病原体等抗原结合后，在吞噬细胞参与下可产生促进吞噬的免疫调理作用；③与相应抗原结合形成免疫复合物后可激活补体经典途径，产生溶菌和 C3b 介导的调理作用；④与病毒感染 / 肿瘤靶细胞表面相应抗原结合后，可通过 ADCC 效应使上述靶细胞溶解破坏。

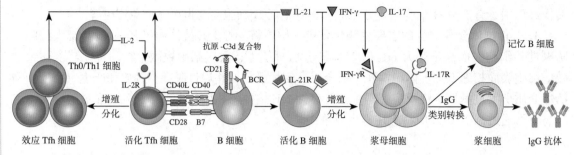

图 10-31   Tfh 细胞协助 B 细胞产生体液免疫应答示意图

①Tfh 细胞通过表面 TCR 和 CD28 与 B 细胞表面相关抗原肽 -MHC Ⅱ类分子复合物和 B7 分子结合而被激活表达 IL-2R 和 CD40L；活化 Tfh 细胞通过表面 IL-2R 接受 IL-2 刺激增殖分化为效应 Tfh 细胞后可合成分泌大量 IL-21、IFN-γ、IL-17 等细胞因子；②B 细胞通过表面 BCR 及其共受体识别摄取抗原或抗原 -C3d 复合物后可产生活化第一信号；通过表面 CD40 与活化 Tfh 细胞表面 CD40L 结合可诱导产生活化第二信号导致 B 细胞活化；③活化 B 细胞通过表面 IL-21R、IFN-γR、IL-17R 接受效应 Tfh 细胞产生的相关细胞因子刺激后可增殖分化为浆细胞产生 IgG 类抗体

（三）抗体产生的一般规律及其临床意义

通常抗体产生分为以下四个阶段：①潜伏期：是指抗原进入体内到相应抗体产生之前的阶段，此期的长短与抗原的性质、抗原进入途径、所用佐剂类型和宿主状况有关，短者几天，长者数周；②对数期：是指抗体呈指数生长的阶段，抗原的性质和质量是决定抗体数量增长速度的重要因素；③平台期：是指抗体浓度相对稳定在一个较高的水平，既不明显增高也不明显减少的阶段；④下降期：是指抗体被降解或与抗原结合而被清除，血清中抗体浓度逐渐下降的阶段，此期可持续几天或数周。

（1）初次应答（primary response）：是指病原体等抗原性异物初次进入机体后，诱导宿主相关初始 T、B 淋巴细胞活化介导产生的适应性体液免疫应答。初次应答与再次应答相比具有如下特征（图 10-32）：①所需抗原剂量较大；②抗体产生潜伏期较长；③抗体浓度较低，达到平台期所需时间较长；④平台期持续时间较短，抗体水平下降迅速；⑤血清中以低亲和力 IgM 类抗体为主，IgG 为辅且出现相对较晚。

（2）再次应答（secondary response）：是指机体初次应答后再次接受相同抗原刺激时，体内相关免疫记忆细胞介导产生的体液免疫应答。再次应答具有如下特征（图 10-32）：①所需抗原剂量较初次应答显著减少；②抗体产生潜伏期明显缩短；③抗体浓度升高显著，达到平台期所需时间明显缩短；④平台期高浓度抗体维持时间较长，下降缓慢；⑤血清中以高亲和力 IgG 类抗体为主。

再次应答主要由记忆 T、B 淋巴细胞介导产生，其应答规律已广泛应用于临床实践，举例如下：①在疫苗接种和制备免疫血清时，可通过再次或多次加强免疫诱导机体产生高效价、高亲和力 IgG 类抗体以增强免疫效果；②患者血液中病原体特异性 IgM 类抗体升高，可作为相关病原体早期感染的诊断依据之一；③患者血清中病原体特异性抗体含量动态变化，可用于某些疾病的诊断或有助于了解相关疾病的转归，如以 IgG 类抗体或总抗体作为诊断指标进行动态观察，抗体效价增高 4 倍以上时具有诊断意义。

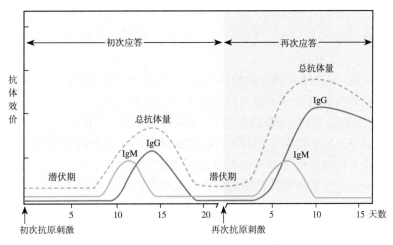

图 10-32 初次与再次免疫应答抗体产生的一般规律

初次应答潜伏期较长，产生以 IgM 为主的低亲和力抗体，抗体维持时间短；再次应答潜伏期较短，产生以 IgG 为主的高亲和力抗体，抗体维持时间长

小 结

适应性免疫是个体在生命过程中接受病原体等抗原性异物刺激后产生，且专门针对相关特定抗原产生应答的生理反应。参与适应性免疫应答的免疫细胞主要包括抗原提呈细胞和表面具有特异性抗原受体的 T、B 淋巴细胞。抗原提呈细胞（APC）包括专职 APC，如树突状细胞、巨噬细胞、B 细胞和非专职 APC 如内皮/上皮细胞、病毒感染或肿瘤细胞。B 细胞是启动适应性体液免疫应答的专职 APC，也是执行适应性体液免疫应答的效应细胞。根据 T 细胞表面标志和功能特性可将其分为 CD4+Th1、Th2、Th17、Tfh 细胞及 CD8+CTL 和 CD4+Treg 细胞等若干亚群。T、B 细胞活化需双信号刺激：T 细胞通过表面 TCR-CD3 复合体和 CD4/CD8 分子与 APC 表面相应抗原肽-MHC Ⅱ/Ⅰ 类分子复合物结合可产生活化第一信号；通过表面 CD28 等共刺激分子与 APC 表面 CD80/CD86（B7-1/B7-2）等共刺激分子结合可产生活化第二信号导致 T 细胞活化。B 细胞通过表面 BCR-Igα/Igβ 复合体识别结合抗原后可诱导产生活化第一信号；通过表面 CD40 等共刺激分子与 Th 细胞表面 CD40L 等共刺激分子结合可产生活化第二信号导致 B 细胞活化。效应 Th1 细胞可通过表达 CD40L、FasL 和分泌 IFN-γ、TNF-α、LT-α 等细胞因子，诱导巨噬细胞活化发挥抗胞内病原体感染等免疫作用；效应 Th17 细胞可通过分泌 IL-17、IL-22 刺激基质细胞和髓样细胞产生 G-CSF，促进骨髓产生中性粒细胞发挥抗真菌和胞外病原体感染等免疫作用；效应 CTL 可通过分泌穿孔素、颗粒酶等作用方式，使病毒感染或肿瘤靶细胞溶解破坏或凋亡；效应 Th2 细胞可通过分泌 IL-4、IL-5、IL-9、IL-13 等细胞因子，诱导嗜酸性粒细胞和肥大细胞活化发挥抗寄生虫感染的免疫作用或诱导 B 细胞增殖分化产生 IgE 类抗体参与过敏性炎症反应；效应 Tfh 细胞可通过合成分泌 IL-21、IL-17、IFN-γ、TGF-β 等细胞因子，诱导 B 细胞增殖分化产生高亲和力 IgG 抗体或 SIgA、IgE 类抗体发挥抗各种病原体感染等免疫作用。CD4+Treg 细胞是具有负向调节作用的 T 细胞，包括自然调节 T 细胞（nTreg）和诱导性调节 T 细胞（iTreg）。适应性免疫应答包括 T 细胞介导的细胞免疫应答和 B 细胞介导的体液免疫应答；适应性细胞免疫应答包括 CD4+Th1 细胞和 CD8+CTL 介导的细胞免疫应答；适应性体液免疫应答包括 Th2 细胞和 Tfh 细胞辅助 B 细胞产生的体液免疫应答。

复习思考题

1．试述 TCR-CD3 复合体及其辅助受体 CD4/CD8 分子的主要功能。
2．简述 T 细胞表面共刺激分子和共抑制分子及其主要功能。
3．试述 CD4+Th 细胞亚群形成及其产生的细胞因子和主要功能。
4．试述 Th1 细胞、Th2 细胞、Th17 细胞、Tfh 细胞的主要生物学作用。
5．简述调节性 T 细胞亚群及其负向免疫调节作用的机制。
6．试述 BCR-Igα/Igβ 复合体及其辅助受体和共刺激分子的主要功能。
7．简述 B 细胞与 CD4+Th2/Tfh 细胞间的相互作用。
8．简述或列表比较三类专职 APC 摄取、加工提呈抗原及共刺激分子表达和作用特点。
9．试述外源性抗原和内源性抗原加工提呈过程。
10．简述 CD4+Th1 细胞介导产生的细胞免疫应答。
11．简述 CD8+CTL 介导产生的细胞免疫应答。
12．简述 CD4+Th2/Tfh 细胞辅助 B 细胞介导产生体液免疫应答的过程。
13．简述抗体产生的一般规律。

（王　炜　安云庆）

第 11 章

免疫耐受

免疫耐受（immunological tolerance）是指机体免疫系统接受某种抗原作用后产生的特异性免疫无应答状态。对某种抗原产生免疫耐受的个体再次接受同一抗原刺激后不能产生相应抗体和（或）效应 T 细胞，但对其他抗原仍有正常的免疫应答能力。诱导机体产生免疫耐受的抗原称为耐受原（tolerogen），胚胎期接触自身抗原产生的免疫耐受称为自身耐受（self-tolerance）或天然耐受（nature tolerance），出生后外来抗原诱导机体产生的免疫耐受称为后天免疫耐受或获得性耐受（acquired tolerance）。

免疫耐受具有一般适应性免疫应答的某些共同特点，即免疫耐受需经抗原诱导产生，具有特异性和记忆性。免疫耐受与免疫抑制（immune suppression）不同：前者是指机体对某种抗原的特异性免疫无应答状态；后者是指机体对任何抗原均不应答或应答减弱的状态。目前认为，遗传所致免疫细胞功能障碍或后天应用免疫抑制药物是引起免疫抑制的主要原因。免疫耐受与免疫应答相辅相成协同作用对保持免疫系统的自身稳定具有重要意义。

第一节　免疫耐受的发现和人工诱导的免疫耐受

一、天然免疫耐受现象

Owen（1945）首次发现部分异卵双生小牛由于胎盘血管融合，发生血液相互交流而彼此相容的自然连体共生现象（图 11-1）。上述异卵双生小牛血型抗原不同，体内同时存在两种不同血型抗原的红细胞为血型嵌合体小牛。此类异卵双生小牛接受对方皮肤移植物后也不会发生排斥反应，在接受其他无关小牛皮肤移植物后则会发生移植排斥反应。上述异卵双生小牛与生俱有的对同种异型抗原的特异性无应答状态称为天然免疫耐受。

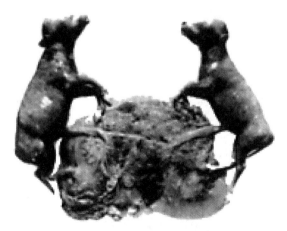

图 11-1　天然免疫耐受现象

异卵双生血型嵌合体小牛体内存在两种不同血型抗原的红细胞彼此互不排斥

二、人工诱导的免疫耐受

Medawar 等（1953 年）成功建立了人工诱导免疫耐受小鼠模型（图 11-2）。他们首先将 A 品系（H-2^a）小鼠的组织细胞（脾、肾、睾丸）注入 CBA 品系（H-2^k）孕鼠的胚胎内；在 CBA 品系小鼠出生后 8 周，再将 A 品系小鼠的皮肤移植给上述 CBA 品系小鼠。结果发现，CBA 品系受体小鼠上的皮肤移植物可长期存活不被排斥；而将其他品系小鼠的皮肤移植给上述 CBA 品系小鼠则发生移植排斥反应。上述实验结果不仅证实了 Owen 所观察到的天然免疫耐受现象，而且为 Burnet 的克隆选择学说提供了重要实验依据。

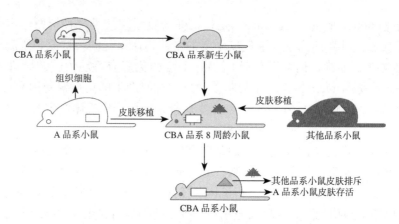

图 11-2　胚胎期诱导免疫耐受动物模型示意图

胚胎期接受 A 品系小鼠组织细胞作用后出生 8 周龄的 CBA 品系小鼠，对 A 品系小鼠皮肤移植物产生免疫耐受而对其他品系小鼠皮肤产生移植排斥反应

人工诱导的免疫耐受在少数新生期小鼠中也获得成功。实验如图 11-3 所示：Medawar 等首先将 A 品系（H-2^a）小鼠的组织细胞注入新生期 CBA 品系（H-2^k）小鼠体内；在 CBA 品系小鼠 8 周龄（成年期）时，再将 A 品系小鼠的皮肤移植给上述 CBA 品系小鼠。结果发现，少数 CBA 品系小鼠上的皮肤移植物可长期存活不被排斥；而将其他品系小鼠的皮肤移植给上述 CBA 品系小鼠则发生移植排斥反应。Dresser 等（1962 年）发现，用去凝聚可溶性蛋白在一定条件下也可诱导成年动物产生耐受，但诱导成年动物产生免疫耐受相对较难且耐受维持时间较短。

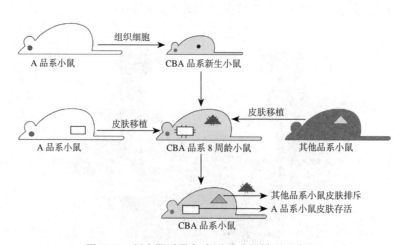

图 11-3　新生期诱导免疫耐受动物模型示意图

新生期接受 A 品系小鼠组织细胞作用的 CBA 品系小鼠 8 周龄时，对 A 品系小鼠皮肤移植物产生免疫耐受，而对其他品系小鼠皮肤产生移植排斥反应

第二节　免疫耐受的细胞学基础和特点

一、免疫耐受的细胞学基础

纯系无免疫功能动物的应用促进了免疫耐受细胞学基础的研究。纯系无免疫功能动物是指新生期摘除胸腺，并用亚致死量 X 线照射杀灭体内全部免疫活性细胞（T、B 淋巴细胞）的纯系动物。此种纯系动物无特异性免疫功能，相当于研究用的活"试管"。Chiller 和 Weigle（1973年）应用上述小鼠，按照图 11-4 所示的实验方法阐明了免疫耐受形成的细胞学基础。

实验步骤如下：①用去凝聚人丙种球蛋白（HGG）诱导纯系小鼠产生免疫耐受；②将耐受小鼠的胸腺细胞（T 细胞）、骨髓细胞（B 细胞）与正常同品系小鼠的骨髓细胞、胸腺细胞适当配伍后，分别注入同品系无特异性免疫功能"试管"小鼠体内；③用耐受原（HGG）对各组小鼠进行免疫注射后，通过检测小鼠 HGG 抗体产生情况确定机体免疫耐受形成及其与 T、B 细胞的相关性。实验结果表明：① T、B 淋巴细胞经去凝聚 HGG 诱导后均可处于免疫耐受状态；②只要其中一种细胞形成耐受，小鼠便不能产生 HGG 特异性抗体。为证实免疫耐受的特异性，他们又用火鸡丙种球蛋白（TGG）对实验小鼠进行免疫注射，结果发现：对 HGG 耐受的小鼠仍可产生 TGG 特异性抗体，表明免疫耐受与正常免疫应答一样具有特异性。

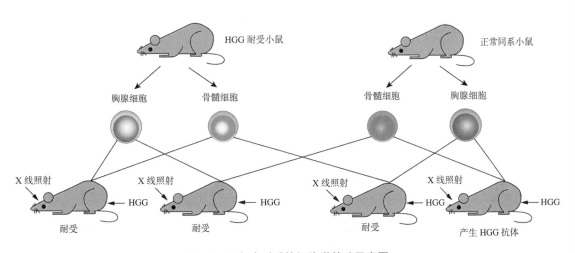

图 11-4　免疫耐受的细胞学基础示意图

去凝聚 HGG 可诱导小鼠 T、B 细胞产生免疫耐受；T、B 细胞任何一方产生免疫耐受，小鼠就不能产生 HGG 特异性抗体

二、T、B 淋巴细胞免疫耐受的特点

在上述实验基础上，他们对成年小鼠 T、B 淋巴细胞免疫耐受的出现和持续时间进行了动态观察。研究方法同上，即在小鼠接受耐受原诱导后不同时间点，取小鼠胸腺细胞和骨髓细胞与正常同品系小鼠骨髓细胞和胸腺细胞配伍，然后将淋巴细胞分别输注到同品系无特异性免疫功能"试管"小鼠体内，再用耐受原（HGG）对各"试管"小鼠进行免疫注射。结果如图 11-5 和表 11-1 所示：①诱导 T 细胞免疫耐受所需时间短（1 天内），免疫耐受持续时间较长（150 天左右）；②诱导 B 细胞形成免疫耐受所需时间较长（1～2 周），免疫耐受持续时间较短（50 天内）。

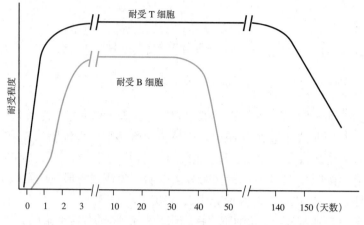

图 11-5　T 细胞和 B 细胞免疫耐受的特点
诱导 T 细胞免疫耐受所需时间较短，维持时间较长；诱导 B 细胞免疫耐受所需时间较长，维持时间较短

采用同样的方法，他们进一步对成年小鼠 T、B 淋巴细胞接受不同剂量 TD 抗原或 TI 抗原刺激后产生的免疫耐受进行了研究。实验结果表明：①诱导 T 细胞产生免疫耐受最小抗原剂量为 10 μg，诱导 B 细胞产生免疫耐受最小抗原剂量为 1 ~ 10 mg；②高剂量 TD 抗原能使 T、B 两种细胞均产生免疫耐受；③低剂量 TD 抗原只能使 T 细胞产生耐受，而不能使 B 细胞产生耐受；④高剂量 TI 抗原只能使 B 细胞产生耐受，而不能使 T 细胞产生耐受；⑤低剂量 TI 抗原既不能使 T 细胞产生耐受，也不能使 B 细胞产生耐受。

表11-1　T细胞和B细胞免疫耐受特点

	T 细胞	B 细胞
耐受形成时间	1 天内	1 ~ 2 周
耐受维持时间	较长（150 天）	较短（50 天）
最小抗原剂量	10 μg（低带耐受）	1 ~ 10 mg（高带耐受）
高剂量 TD 抗原	可耐受	可耐受
低剂量 TD 抗原	可耐受	不耐受
高剂量 TI 抗原	不耐受	可耐受
低剂量 TI 抗原	不耐受	不耐受

第三节　影响免疫耐受形成的因素

免疫耐受是在特定情况下由抗原诱导的一种特异性免疫无应答状态；免疫耐受形成与适应性免疫应答类似，主要取决于抗原和机体两方面因素。

一、抗原因素

1. 抗原性状　小分子非聚合可溶性抗原（如血清蛋白）因不易被 APC 摄取，无法有效激活 T 细胞而多为耐受原；大分子颗粒性抗原和蛋白质聚合物（如人丙种球蛋白聚合物）易被 APC 摄取，经加工提呈后可有效激活 T、B 细胞产生免疫应答。

2. 抗原剂量　Mitchison（1964 年）给小鼠注射不同剂量牛血清白蛋白（BSA）后，通过观察抗体产生情况探讨抗原剂量与免疫耐受的关系，结果发现：低剂量（10^{-8}mol/L）或高剂量（10^{-5}mol/L）BSA 均不能诱导产生特异性抗体，只有注射适宜剂量 BSA（10^{-7}mol/L）才能诱导产生 BSA 特异性抗体。他将抗原剂量太低或太高时引起的免疫耐受分别称为低带耐受（low-zone tolerance）和高带耐受（high-zone tolerance）。

3. 抗原持续存在　耐受原持续存在是维持机体免疫耐受状态的重要条件之一。这可能是由于免疫系统可不断产生新的免疫活性细胞，耐受原持续存在可不断诱导上述免疫活性细胞产生免疫耐受。如果耐受原在体内消失，则可使已经建立的免疫耐受逐渐减弱甚至消失。

4. 抗原进入机体途径　通常经静脉注射抗原最易诱导机体产生免疫耐受，腹腔注射次之，皮下和肌内注射最难。研究发现，某些抗原经口服用后可诱导黏膜相关淋巴组织中 T、B 细胞产生免疫应答，同时又可诱导其他外周免疫器官中相关 T、B 淋巴细胞产生免疫耐受。上述"耐受分离"（split tolerance）现象是疫苗研制过程中值得注意的问题。

5. 抗原表位特点　研究发现，鸡卵溶菌酶 N 端氨基酸构成的抗原表位能诱导调节性 T 细胞活化，为耐受原表位（tolerogenic epitope）；其 C 端氨基酸构成的抗原表位可诱导 Th 细胞活化，为功能性抗原表位。实验证实：鸡卵溶菌酶不能诱导小鼠产生相应抗体，表现为免疫耐受；若去除鸡卵溶菌酶 N 端 3 个氨基酸残基使其耐受原表位破坏，则可诱导小鼠 Th 细胞活化并协助 B 细胞产生鸡卵溶菌酶特异性抗体。

二、机体因素

1. 动物种属和品系　免疫耐受诱导和维持的难易程度随动物种属不同而异，例如新生期大鼠和小鼠均能诱导形成免疫耐受，而新生期有蹄类动物则难以诱导产生免疫耐受。同一种属不同品系动物诱导耐受的难易程度也有很大差异：例如注射 0.1mg 人丙种球蛋白即可使 C57BL/6 小鼠产生免疫耐受，对 A/J 小鼠则需注射 1mg 方可诱导其产生免疫耐受，对 BALB/c 小鼠即使注射 10mg 也难以使之产生免疫耐受。

2. 机体免疫系统的发育程度　诱导免疫耐受形成的难易与机体免疫系统的发育成熟程度密切相关，通常在胚胎期最易诱导形成免疫耐受，新生期次之，成年期最难。体外实验证实，未成熟免疫细胞易于诱导产生免疫耐受，而成熟免疫细胞难以诱导产生免疫耐受。

3. 机体免疫功能状态　采用免疫抑制措施适当降低机体免疫功能有助于免疫耐受的建立。常用的免疫抑制方法如下：① X 线照射破坏外周成熟淋巴细胞，使骨髓中新生未成熟淋巴细胞占优势可有助于免疫耐受的建立；②注射抗淋巴细胞血清破坏成熟淋巴细胞或用糖皮质激素、环磷酰胺、环孢素 A 抑制淋巴细胞活化有助于免疫耐受的建立。上述方法在临床已被证实是延长移植物存活的有效措施。

第四节　免疫耐受的类型及其形成机制

一、免疫耐受的类型

免疫耐受可分为中枢耐受和外周耐受：中枢耐受（central tolerance）是指胚胎期未成熟 T、B 淋巴细胞在中枢免疫器官与自身抗原结合相互作用后形成的免疫耐受；外周耐受（peripheral tolerance）是指成熟 T、B 淋巴细胞在外周免疫器官与外源性抗原或自身抗原结合相互作用后形成的免疫不应答状态。外源性抗原诱导机体产生的免疫耐受主要发生于外周免疫器官；自身抗原诱导机体产生的免疫耐受既可以发生于中枢免疫器官又可以发生于外周免疫器官。研究表明，中枢免疫器官基质细胞表达的自身抗原通常是体内各组织细胞普遍表达的共同自身抗原，也包括某些异位表达的组织特异性自身抗原。机体对上述自身抗原的免疫耐受主要发生在中枢免疫器官。体内其他组织器官表达的组织特异性自身抗原（tissue-specific self-antigen）多数在中枢免疫器官基质细胞上不表达，因此机体对此类自身抗原的免疫耐受主要发生在外周免疫器官或组织中。

二、中枢免疫耐受的形成机制

Burnet（1959 年）提出解释自身免疫耐受现象的克隆选择学说，其要点如下：①胚胎期机体免疫细胞高度突变分化，形成大量具有不同抗原识别特性的细胞克隆；②这些细胞克隆处于未成熟阶段，当它们通过表面抗原受体与相应自身抗原结合相互作用后可被清除或被抑制成为禁忌克隆（forbidden clone）；③出生后因体内缺乏能与自身抗原结合的免疫细胞，故对自身抗原呈现无反应性，即形成天然免疫耐受；体内未与自身抗原结合的成熟免疫细胞接受外来抗原刺激后可发生免疫应答。

1. **T 细胞中枢免疫耐受的建立**　来自骨髓的始祖 T 细胞在胸腺皮质区微环境作用下，首先分化发育为能够识别各种自身和非己抗原的 $CD4^+CD8^+$ 未成熟双阳性 T 细胞；此种双阳性 T 细胞通过表面 TCR 和 CD4/CD8 分子与胸腺上皮细胞自身抗原肽 -MHC Ⅱ / Ⅰ 类分子复合物低亲和力结合（弱识别），可分化发育为 $CD4^+/CD8^+$ 未成熟单阳性 T 细胞；上述未成熟单阳性 T 细胞与胸腺树突状细胞或胸腺上皮细胞表面相应自身抗原肽 -MHC Ⅱ / Ⅰ 类分子复合物高亲和力结合（强识别）后发生凋亡，即通过阳性和阴性选择使高亲和力自身反应性 T 细胞克隆从体内清除形成中枢免疫耐受（详见第 8 章）。

2. **B 细胞中枢免疫耐受的建立**　骨髓是未成熟 B 细胞发育分化的中枢免疫器官，未成熟 B 细胞可通过"克隆清除""克隆无能"或"受体编辑"等机制对自身抗原产生免疫耐受：①未成熟 B 细胞通过表面 BCR（mIgM）与骨髓微环境中基质细胞表面自身抗原高亲和力结合，可发生凋亡从而导致自身反应性 B 细胞"克隆清除"；②未成熟 B 细胞通过 BCR 与高浓度可溶性自身抗原结合，可因 BCR 表达受阻或功能丧失而处于"克隆无能"状态；③部分自身反应性 B 细胞在受到自身抗原刺激后还可重新启动免疫球蛋白基因重排，即通过"受体编辑"（receptor editing) 使内源性免疫球蛋白重链或轻链位点基因发生重排，产生具有新 BCR 的 B 细胞克隆而不再对相应自身抗原产生应答。

三、外周免疫耐受的形成机制

胸腺细胞在中枢免疫器官内经过阳性和阴性选择后，仍有一定数量自身反应性 T 细胞未被有效清除而存在于体内。针对上述存在于体内的自身反应性 T 细胞，机体可通过以下作用机制使其对自身抗原产生免疫耐受。

1. **克隆无能**（clonal anergy）　包括缺乏第一信号或第二信号导致的 T 细胞克隆无能和由此引发的 B 细胞克隆无能。

（1）缺乏第一信号导致 T 细胞克隆无能：生理条件下自身组织细胞通常不表达 MHC Ⅱ 类分子，不能将自身抗原提呈给 $CD4^+$ 自身反应性 T 细胞，即因缺少活化第一信号而使之处于克隆无能状态。

（2）缺乏第二信号导致 T 细胞克隆无能：①未成熟树突状细胞能为自身反应性 T 细胞提供活化第一信号，但因其低表达 B7 等共刺激分子不能有效诱导产生 T 细胞活化第二信号，而使上述自身反应性 T 细胞处于无能状态。②某些特定器官和组织细胞可通过表达自身抗原肽 -MHC 分子复合物，为相应组织特异性自身反应性 T 细胞提供活化第一信号；同样可因其不能表达 B7 和 CD40 等共刺激分子而使上述自身反应性 T 细胞处于克隆无能状态，即对自身抗原形成免疫耐受。

（3）T 细胞克隆无能导致 B 细胞克隆无能：TD 抗原激活 B 细胞需要 $CD4^+Th$ 细胞协助；如果上述 $CD4^+$ 自身反应性 T 细胞处于克隆无能状态，即使相应 B 细胞接受抗原刺激也不能有效活化而呈现免疫无应答状态。

2. **免疫忽视**（immunological ignorance） 体内某些组织细胞自身抗原表达水平低下，或 APC 提呈的自身抗原肽与 T 细胞表面 TCR 之间的亲和力过低，均不能诱导相应自身反应性 T 细胞活化而呈现免疫无应答状态。这种自身反应性 T 细胞与相应自身抗原并存，但不引发免疫应答的状态称为免疫忽视。如果自身抗原表达水平或与 TCR 之间的亲和力显著升高，则有可能使上述自身反应性 T 细胞从免疫忽视状态转变为免疫应答状态。

3. **调节性 T 细胞诱导的免疫耐受** 调节性 T 细胞是一类具有负向调节作用的 T 细胞，其中自然调节 T 细胞（nTreg）主要通过与经典 DC 密切接触的作用方式对包括自身反应性 T 细胞在内的 T 细胞产生免疫抑制作用。诱导性调节 T 细胞（iTreg）主要通过释放 TGF-β 和 IL-10，对巨噬细胞等 APC 和包括自身反应性 T 细胞在内的 T 细胞产生免疫抑制作用（详见第 10 章）。

4. **物理或免疫屏障作用导致的免疫耐受** 存在于免疫豁免部位的组织特异性自身抗原，如眼晶状体蛋白、眼葡萄膜色素蛋白、精子等，可通过局部组织构成的物理屏障与自身反应性淋巴细胞隔离导致免疫耐受；也可通过免疫豁免部位组织细胞高表达 FasL 或 TGF-β，即通过免疫屏障使具有相应受体的自身反应性淋巴细胞发生凋亡或失活导致免疫耐受。若因感染或外伤致使上述隐蔽自身抗原释放入血，则可刺激相应自身反应性淋巴细胞产生免疫应答，重者可发生交感性眼炎等自身免疫病。

第五节 研究免疫耐受的意义

免疫耐受及其机制的研究不仅较好地解释了机体能够识别"自身"与"非己"对自身抗原不应答的现象，还为阐明免疫应答的调节及其作用机制提供了理论和实验依据。免疫耐受与临床多种疾病的发生、发展和转归密切相关。诱导或维持免疫耐受的方法可用于超敏反应、自身免疫病、器官移植排斥反应的防治；解除免疫耐受状态和激发免疫应答的方法可用于某些传染性疾病和肿瘤的防治。揭示免疫耐受的形成机制，建立诱导或打破免疫耐受的方法对指导临床实践具有重要意义。

小 结

免疫耐受是指机体免疫系统接受特定抗原作用后产生的特异性免疫无应答状态。Owen 首次在异卵双生胚胎嵌合体小牛中发现天然免疫耐受现象；Medawar 等成功建立了人工诱导免疫耐受模型；研究发现诱导小鼠 T 细胞耐受所需抗原剂量小（10 μg），所需时间短（1 天内），耐受维持时间长（150 天左右）；诱导小鼠 B 细胞耐受所需抗原剂量大（1～10 mg）；所需时间长（1～2 周），维持时间短（50 天内）。免疫耐受分为中枢免疫耐受和外周免疫耐受。中枢免疫耐受包括：未成熟 T 细胞在胸腺中经历阳性和阴性选择对自身抗原形成的免疫耐受；未成熟 B 细胞在骨髓中通过克隆清除或受体编辑对自身抗原形成的免疫耐受。外周免疫耐受发生于成熟 T、B 细胞，可通过克隆无能、免疫忽视、调节性 T 细胞和免疫豁免等多种机制诱导形成。免疫耐受与临床多种疾病的发生、发展和转归密切相关。揭示免疫耐受的形成机制，建立诱导和打破免疫耐受的方法对指导临床相关疾病的防治具有重要意义。

复习思考题

1. 简述免疫耐受的概念及其与免疫抑制的主要区别。
2. 简述或列表比较 T 细胞和 B 细胞免疫耐受的主要特点。
3. 简述影响免疫耐受形成的因素。
4. 简述免疫耐受的类型及其形成机制。
5. 举例说明研究免疫耐受在医学理论和临床实践方面的重要意义。

（徐　雯　沈敬华）

免疫调节（immune regulation）是指免疫应答过程中免疫细胞间、免疫细胞与免疫分子间和免疫系统与其他系统之间相互作用，使免疫应答维持在适度水平以保证机体内环境相对稳定的生理过程。免疫调节功能异常或失调易使机体发生自身免疫病、肿瘤、超敏反应或严重感染等病理性免疫反应。免疫调节作用机制复杂，既包括促进免疫应答的正向调节作用，也包括抑制免疫应答的负向调节作用。本章重点介绍免疫应答的负向调节作用，也兼顾免疫应答的正向调节作用。

第一节 体液免疫应答中的负向调节作用

一、高浓度抗体对体液免疫应答的负向调节作用

研究证实，高浓度抗体对相应抗原诱导的适应性体液免疫应答具有负向调节作用，其作用机制如下：①高浓度抗体与相应抗原结合形成的抗原 - 抗体复合物可通过调理作用促进吞噬细胞对抗原的吞噬清除，从而降低或抑制抗原对机体免疫细胞的激活作用；②高浓度抗体可通过与相应 B 细胞表面 BCR 竞争结合相应抗原的作用方式，降低或阻碍抗原对相应 B 细胞的刺激和活化作用。

二、独特型 - 抗独特型抗体对体液免疫应答的调节作用

独特型网络学说认为：①体内某种抗原特异性抗体（Ab1）数量达到一定程度时，其可变区独特型表位可诱导机体产生抗独特型抗体（Ab2）；② B 细胞抗原受体（BCR）及其分泌的抗体具有相同的可变区和独特位；③抗独特型抗体（Ab2）不仅能与 Ab1 可变区独特位特异性结合，也能与产生 Ab1 的 B 细胞表面 BCR 可变区独特位特异性结合；④独特位存在于抗体及 BCR 互补决定区（CDR）与骨架区（FR），在 Ab2 抗独特型抗体中包括以下两种具有潜在临床应用价值的抗体：a. 针对 Ab1/BCR 互补决定区（CDR）独特位的 β 型抗独特型抗体，即 Ab2β；b. 针对 Ab1/BCR 互补决定区相邻骨架区（FR）独特位的 γ 型抗独特型抗体，即 Ab2γ。

上述独特型 - 抗独特型抗体对体液免疫应答的调节作用如图 12-1 所示：抗原 A 可刺激 BⅠ细胞产生相应特异性抗体（Ab1）；高浓度 Ab1 可刺激机体 BⅡ细胞产生针对其 CDR 和 FR 独特位的抗独特型抗体，即 Ab2β 或 Ab2γ；上述抗独特型抗体不仅能与 Ab1 结合，还能与 BⅠ细胞表面 BCR 特异性结合。Ab2β 或 Ab2γ 与 Ab1 特异性结合后可产生相同的作用，即 Ab2β 或 Ab2γ 与 Ab1 结合形成的免疫复合物可通过调理作用被吞噬细胞有效清除使 Ab1 水平下调；而 Ab2β 或 Ab2γ 与 BⅠ细胞表面 BCR 结合后，可产生两种截然不同的作用：前者（Ab2β）可模拟抗原 A 刺激 BⅠ细胞增殖分化产生相应抗体使 Ab1 水平升高；后者（Ab2γ）可通过空间位阻作用抑制抗原 A 对 BⅠ细胞的激活作用使 Ab1 水平下降。据此，选用 β 型抗独特型抗体（Ab2β）代替某些不适于免疫人体的病原体（如 HIV）或难以提取和大量生产的抗原进行免疫，有望获得安全有效的防治结果。鉴于 Ab2γ 既能与 Ab1 结合，又能抑制抗原 A 对 BⅠ细胞

的激活作用，因此制备某种自身抗体 CDR 相邻骨架区独特位特异性抗体（Ab2γ），用于临床相关自身免疫病的治疗有可能获得较好疗效。

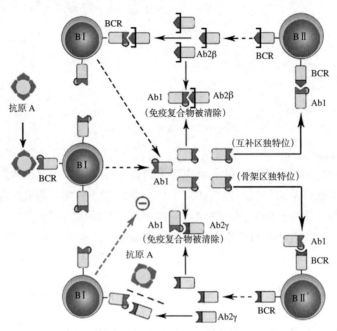

图 12-1　抗独特型抗体对体液免疫应答调节作用示意图

①针对 Ab1/BCR 互补决定区独特位的 β 型抗独特型抗体（Ab2β），可模拟抗原 A 刺激 B 细胞产生 Ab1；②针对 Ab1/BCR 互补决定区相邻骨架区独特位的 γ 型抗独特型抗体（Ab2γ），可抑制抗原 A 刺激 B 细胞产生 Ab1

三、B 细胞表面 BCR 与 FcγR Ⅱ -B "桥联" 对体液免疫应答的负向调节作用

1. IgG 类抗独特型抗体对 B 细胞的抑制作用　FcγR Ⅱ -B 是 B 细胞表面的抑制性受体，其胞质内含 ITIM 结构域可转导抑制性信号。高浓度抗体诱导机体产生的 IgG 类抗独特型抗体可抑制 B 细胞活化（图 12-2），作用机制简述如下：抗独特型抗体通过其抗原结合部位与 B 细胞表面 BCR 可变区相应独特位结合，再通过其 Fc 段与同一 B 细胞表面 FcγR Ⅱ -B 结合产生的 "桥联" 作用，可使 FcγR Ⅱ -B 胞质区 ITIM 脱磷酸化而对 B 细胞活化产生抑制作用。

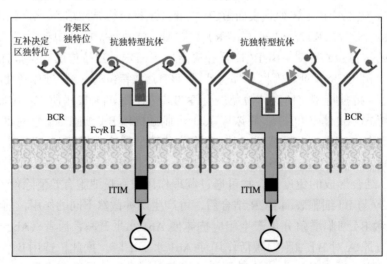

图 12-2　IgG 类抗独特型抗体对 B 细胞活化抑制作用示意图

抗独特型抗体与 B 细胞表面 BCR 独特位和 FcγR Ⅱ -B "桥联" 结合可抑制 B 细胞活化

2. 抗原 - 抗体复合物对 B 细胞的抑制作用　低浓度 IgG 类抗体与相应抗原结合形成的免疫复合物也可对 B 细胞活化产生抑制作用，其作用方式如图 12-3 所示：抗原 - 抗体复合物通过其抗原分子表面多价抗原表位与 B 细胞表面抗原识别受体（BCR）特异性结合后再通过上述免疫复合物中 IgG 抗体的 Fc 段与同一 B 细胞表面 FcγRⅡ-B 结合介导产生的"桥联"作用，可使 FcγRⅡ-B 胞内区 ITIM 脱磷酸化而对 B 细胞活化产生抑制作用。

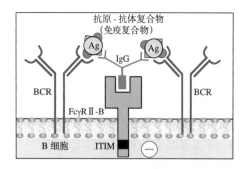

图 12-3　免疫复合物对 B 细胞活化抑制示意图

抗原 - 抗体复合物与 B 细胞表面 BCR 和 FcγRⅡ-B "桥联"结合可抑制 B 细胞活化

第二节　免疫细胞抑制性膜分子介导的免疫调节作用

一、自然调节 T 细胞表面 CTLA-4 介导的负向调节作用

自然调节 T 细胞（nTreg）高表达共抑制分子 CTLA-4，可通过与经典 DC 密切接触的作用方式发挥负向调节作用，其作用机制如图 12-4 所示，简述如下：nTreg 细胞通过表面 TCR-CD3 复合体和 CD4 分子与经典 DC 表面相关自身 / 非己抗原肽 -MHC Ⅱ类分子复合物结合后，可凭借表面高浓度共抑制分子 CTLA-4 与 CD4⁺/CD8⁺T 细胞表面共刺激分子 CD28 竞争结合同一经典 DC 表面共用配体 B7 分子的作用方式，使包括自身反应性 T 细胞在内的 CD4⁺/CD8⁺T 细胞因不能获得有效共刺激信号而处于活化无能状态。

二、活化 T 细胞表面 CTLA-4 介导的负向调节作用

活化 T 细胞通过高表达 CTLA-4 抑制 T 细胞活化作用机制如图 12-5 所示：活化 T 细胞通过表面高浓度共抑制分子 CTLA-4 与经典 DC 表面相应配体 B7 分子高亲和力结合，可竞争抑制活化 T 细胞表面 CD28 与同一经典 DC 表面 B7 分子的结合，使活化 T 细胞处于抑制状态，产生对抗体有益的适度免疫应答。通过抑制 CTLA-4 和 PD-1 负向调节作用治疗肿瘤新进展见二维码内容。

L.12-1w
通过阻断细胞表面免疫抑制分子治疗肿瘤新方法的建立和应用

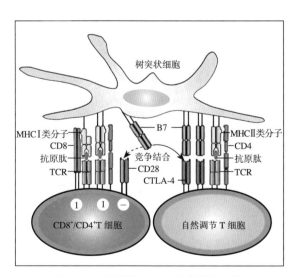

图 12-4　自然调节 T 细胞作用示意图

nTreg 通过表面 CTLA-4 与 DC 表面 B7 分子高亲和力结合，可竞争抑制 T 细胞表面 CD28 与 DC 表面 B7 分子结合导致 T 细胞克隆无能

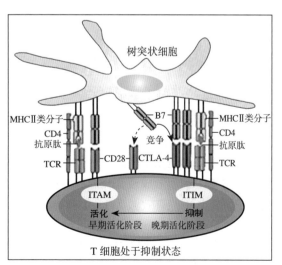

图 12-5　活化 Th 细胞表面 CTLA-4 作用示意图

活化 T 细胞通过表面共抑制分子 CTLA-4 与其表面共刺激分子 CD28 竞争结合经典 DC 表面 B7 分子的作用方式对活化 T 细胞产生抑制作用

三、NK 细胞表面杀伤活化 / 抑制性受体介导的免疫调节作用

杀伤活化受体和杀伤抑制受体共表达于 NK 细胞表面，二者均可识别结合表达于自身组织细胞表面的 MHC Ⅰ类分子。在自身组织细胞表面 MHC Ⅰ类分子正常表达情况下，NK 细胞可因其表面杀伤抑制受体的作用占主导地位而不能杀伤自身组织细胞。在病毒感染或细胞癌变时，可因上述靶细胞表面 MHC Ⅰ类分子缺失或表达低下，即通过"迷失自己"识别模式而使 NK 细胞表面杀伤抑制受体功能丧失；同时可因上述靶细胞异常或上调表达某些非 MHC Ⅰ类配体分子，即通过"诱导自己"识别模式为 NK 细胞表面 NKG2D/NCR 等杀伤活化受体提供新的或数量充足的靶标（详见第 9 章）。NK 细胞通过上述"迷失自己"和"诱导自己"识别模式而被激活，并通过脱颗粒释放穿孔素、颗粒酶、LT-α 和表达 FasL 等作用方式杀伤病毒感染和肿瘤靶细胞（图 12-6）。

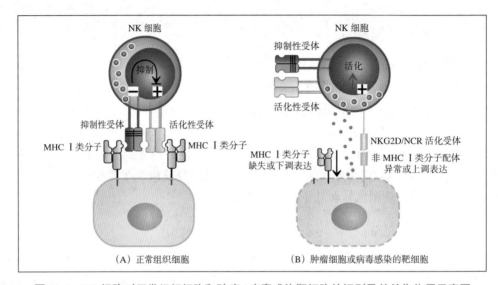

图 12-6   NK 细胞对正常组织细胞和肿瘤 / 病毒感染靶细胞的识别及其杀伤作用示意图

（A）NK 细胞因其抑制信号起主导作用而不能杀伤正常组织细胞；（B）NK 细胞因其表面 NKG2D/NCR 受体介导的活化信号起主导作用而使肿瘤或病毒感染靶细胞溶解破坏

第三节   免疫细胞分泌细胞因子介导的免疫调节作用

一、诱导性调节 T 细胞通过分泌 TGF-β/IL-10 介导的负向免疫调节作用

诱导性调节 T 细胞（iTreg）通过分泌 TGF-β 和 IL-10 产生如下主要负向调节作用：①抑制 CD4$^+$ 初始 T 细胞活化影响 T 细胞各亚群形成导致机体免疫应答能力降低；②抑制 T 细胞合成分泌 IL-2 影响 T 细胞增殖分化，导致机体免疫应答能力降低；③抑制巨噬细胞活化产生 IL-12，影响 Th1 细胞形成及其介导的免疫应答；④抑制巨噬细胞表达 MHC Ⅱ类分子和 B7 等共刺激分子，使其不能有效激活 Th 细胞导致机体适应性免疫应答能力降低（详见第 10 章）。

二、CD4$^+$T 细胞亚群间通过分泌不同类型细胞因子介导的负向免疫调节作用

CD4$^+$T 细胞间通过分泌不同类型细胞因子介导产生的负向调节作用如图 12-7 所示：① Treg 细胞产生 TGF-β 可抑制 Th1 细胞和 Th2 细胞增殖分化；②活化 Th1 细胞产生的 IFN-γ 可通过对 IL-4 的拮抗作用，抑制 Th2 细胞形成及其增殖分化；③活化 Th2 细胞产生的 IL-4 可

通过对 IFN-γ 的拮抗作用，抑制 Th1 细胞形成及其增殖分化；④ IL-6 是诱导 CD4⁺ 初始 T 细胞分化为 Th17 细胞的关键性细胞因子，活化 Th1 细胞产生的 IFN-γ 或活化 Th2 细胞产生的 IL-4 可通过对 IL-6 的拮抗作用抑制 Th17 细胞形成及其增殖分化。此外，活化 Treg 细胞和活化 Th2 细胞还可通过分泌 IL-10 抑制巨噬细胞或树突状细胞活化，使其不能产生 IL-12 而对 Th1 细胞形成产生抑制作用。

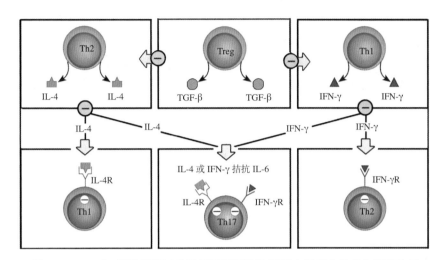

图 12-7　CD4⁺T 细胞间通过分泌不同类型细胞因子介导产生的负向调节作用

Treg 细胞产生的 TGF-β 可抑制 Th1 和 Th2 细胞增殖分化；Th1 细胞产生的 IFN-γ 可抑制 Th2 细胞形成和增殖；Th2 细胞产生的 IL-4 可抑制 Th1 细胞形成和增殖；Th1 细胞产生的 IFN-γ 或 Th2 细胞产生的 IL-4 可抑制 Th17 细胞形成

三、M1 细胞和 M2 细胞通过分泌不同类型细胞因子介导的免疫调节作用

在局部微环境中不同类型细胞因子诱导下，单核细胞可发育分化为 1 型巨噬细胞（M1）和 2 型巨噬细胞（M2）两个亚群（图 12-8）：① IFN-γ 可诱导单核细胞发育分化为 M1 细胞，而抑制单核细胞向 M2 细胞分化；② IL-4 和 IL-13 可诱导单核细胞发育分化为 M2 细胞，而抑制单核细胞向 M1 细胞分化。巨噬细胞亚群介导产生的免疫作用如图 12-8 所示，简述如下。

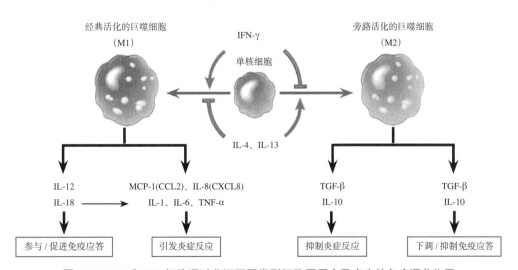

图 12-8　M1 和 M2 细胞通过分泌不同类型细胞因子介导产生的免疫调节作用

① IFN-γ 可诱导单核细胞分化为 M1 细胞而抑制 M2 细胞形成；IL-4 和 IL-13 可诱导单核细胞分化为 M2 细胞而抑制 M1 细胞形成；② M1 细胞参与 / 促进免疫应答和引发炎症反应，M2 细胞下调 / 抑制免疫应答和抑制炎症反应

1．M1 细胞介导的免疫调节作用　M1 细胞主要作用如下：①通过合成分泌 MCP-1 等趋化因子和 IL-1β 等促炎细胞因子引发炎症反应；②通过合成分泌 IL-18 诱导中性粒细胞活化，参与和促进炎症反应；③通过合成分泌 IL-12 和 IL-18 参与和促进免疫应答；IL-12 与 IFN-γ 协同作用可诱导 CD4⁺ 初始 T 细胞向 Th1 细胞分化；IL-12 与 IL-18 协同作用可诱导 CD8⁺ 初始 T 活化；IL-12 可诱导 NK 细胞活化，使其细胞毒作用显著增强。

2．M2 细胞介导的免疫调节作用　M2 细胞可通过合成分泌 TGF-β 和 IL-10 产生如下主要作用：①抑制吞噬细胞活化产生抑炎作用；②抑制 CD4⁺ 初始 T 细胞活化影响 Th 细胞亚群形成，导致机体适应性免疫应答能力下降；③抑制 M1 细胞表达 MHC Ⅱ类分子和 B7 等共刺激分子，使其不能有效激活 Th 细胞导致机体适应性免疫应答能力降低；④抑制巨噬细胞或经典 DC 合成分泌 IL-12 影响 Th1 细胞形成，使其介导的细胞免疫应答能力降低；⑤抑制 T 细胞分泌 IL-2 影响 T 细胞增殖分化，使其介导的适应性免疫应答能力降低。

第四节　其他形式的免疫调节作用

一、活化诱导的细胞死亡对 T、B 细胞的负向调节作用

细胞凋亡是机体生长发育、细胞增殖分化过程中细胞自主性死亡的过程，是多细胞生物在生命过程中的一种正常的生理活动。细胞凋亡在适应性免疫应答调节过程中也起重要作用，研究发现：①活化 T、B 细胞表面 Fas 表达水平显著升高；②活化 T 细胞既可表达膜型 FasL 也能表达分泌型 FasL；③Fas 和 FasL 参与诱导 T、B 细胞凋亡。活化诱导的细胞凋亡对适应性免疫应答的负向调节作用如图 12-9 所示：活化 T 细胞通过表面 FasL 与相邻活化 T 细胞表面 Fas 结合相互作用，可使相邻活化 T 细胞发生凋亡；活化 T 细胞通过分泌 FasL 不仅能以自分泌作用方式使活化 T 细胞自身发生凋亡（自杀），还能以旁分泌作用方式使相邻活化 T、B 细胞发生凋亡。上述作用称为活化诱导的细胞死亡（activation-induced cell death, AICD），通过 AICD 效应可使发生特异性克隆扩增的淋巴细胞迅速减少，从而对免疫应答产生负向调节作用。

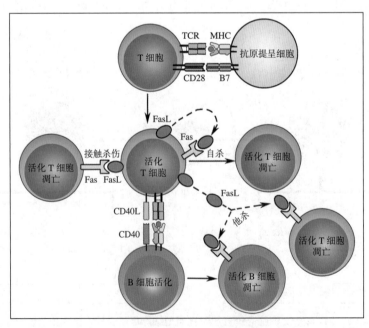

图 12-9　AICD 诱导活化淋巴细胞凋亡示意图
活化 T 细胞通过表达 FasL 与自身或相邻活化 T、B 细胞表面 Fas 结合，可使上述活化 T、B 细胞凋亡产生负向调节作用

二、神经 - 内分泌 - 免疫网络的调节作用

神经、内分泌、免疫三大系统在控制机体生命活动过程中起重要作用。这三大系统通过相互刺激、相互制约构成的多维控制网络对维持机体正常生理功能和健康具有极其重要的意义。

（一）神经内分泌系统对免疫系统的调节

神经内分泌系统主要由大脑、脑垂体、甲状腺、甲状旁腺、胰腺、肾上腺、睾丸、卵巢等组成。神经细胞和内分泌细胞能够分泌多种神经递质、激素和细胞因子，免疫细胞大多能够表达多种不同类型神经递质受体、激素受体和细胞因子受体。免疫细胞接受相应神经递质、激素或细胞因子刺激后，可产生下调或上调免疫应答的作用。

（二）免疫系统对神经内分泌系统的调节

免疫细胞不仅可以接受神经内分泌系统的调控，其本身也可通过合成分泌多种神经递质和激素样物质对神经内分泌系统产生调节作用。活化免疫细胞还可通过合成分泌细胞因子对神经内分泌系统产生作用：如单核吞噬细胞分泌的促炎细胞因子可通过下丘脑 - 垂体 - 肾上腺素轴，刺激皮质激素合成对活化免疫细胞产生抑制作用；免疫细胞活性和细胞因子合成能力下降导致皮质激素合成减少，又能使上述免疫细胞解除抑制而使其细胞因子合成能力再次增加。此外，体内产生的针对神经递质受体和激素受体的抗体也能通过与上述受体的结合，对相应神经递质和激素产生竞争抑制作用。

小 结

免疫调节贯穿免疫应答全过程，包括分子、细胞、个体、群体水平的正负调节作用。体液免疫应答中的负向调节作用主要表现为：高浓度抗体、独特型 - 抗独特型抗体以及 B 细胞表面 BCR 与 FcγRⅡ-B "桥联" 等对体液免疫应答的调节作用。免疫细胞表面抑制性膜分子介导的免疫调节作用包括：自然调节 T 细胞（nTreg）和活化 T 细胞通过表面 CTLA-4 分子介导产生的负向调节作用；NK 细胞通过其表面杀伤活化 / 抑制性受体介导的免疫调节作用。免疫细胞通过分泌细胞因子介导的免疫调节作用表现为：诱导性调节 T 细胞（iTreg）通过分泌 TGF-β/IL-10 介导的负向免疫调节作用；Th 细胞亚群间通过分泌不同类型细胞因子（IFN-γ、IL-4、IL-10、IL-6 等）介导产生的负向免疫调节。M1 细胞参与 / 促进免疫应答和引发炎症反应，M2 细胞下调 / 抑制免疫应答和抑制炎症反应。此外，活化诱导的细胞死亡、神经 - 内分泌 - 免疫网络等多种途径或方式均可调控机体的免疫应答。

复习思考题

1. 简述独特型和抗独特型抗体介导的负向免疫调控机制。
2. 简述 B 细胞表面 BCR 与 FcγRⅡ-B 桥联介导的负向免疫调控机制。
3. 简述调节性 T 细胞介导的负向免疫调控机制。
4. 举例说明 CD4⁺T 细胞亚群间的负向免疫调节作用。
5. 简述活化诱导的细胞死亡对 T、B 淋巴细胞的负向免疫调节作用。

（张须龙 贾天军）

第13章 抗感染免疫

病原体在入侵机体引发感染的同时，也可被机体免疫系统识别诱导产生免疫应答发挥抗感染免疫作用。固有免疫细胞和分子通常在感染早期发挥抗感染免疫作用，适应性免疫细胞和抗体通常在感染后期与固有免疫细胞/分子协同作用共同发挥抗感染免疫作用。根据入侵病原体种类的不同，临床常见感染可分为细菌感染、病毒感染、真菌感染和寄生虫感染等，其中细菌感染又可分为胞外菌感染和胞内菌感染。临床常见病原体及其所致疾病如表 13-1 所示。

表13-1　临床常见病原体及其所致疾病

病原体种类	所致疾病	病原体种类	所致疾病
胞外菌		**病毒**	
金黄色葡萄球菌	皮肤/软组织感染、肺脓肿、食物中毒、中毒性休克	肝炎病毒	甲型肝炎、乙型肝炎、丙型肝炎
化脓性链球菌	皮肤感染、咽喉炎、猩红热	人类免疫缺陷病毒	获得性免疫缺陷综合征
肺炎链球菌	肺炎、中耳炎、脑炎	流感病毒	流行性感冒、肺炎
霍乱弧菌	霍乱	狂犬病病毒	狂犬病
破伤风梭菌	破伤风	EB 病毒	传染性单核细胞增多症
大肠埃希菌	泌尿系统感染、胃肠炎	单纯疱疹病毒	皮肤/全身单纯疱疹病毒感染
胞内菌		**真菌**	
结核分枝杆菌	结核	白念珠菌	鹅口疮、支气管炎、肺炎
李斯特菌	单核细胞增生李斯特菌病	新生隐球菌	脑膜亚急性和慢性感染
伤寒沙门菌	伤寒	**寄生虫**	
脑膜炎奈瑟菌	脑膜炎	疟原虫	疟疾
		利什曼原虫	黏膜皮肤利什曼病、黑热病

第一节　抗病原菌感染的免疫作用

一、抗胞外病原菌感染的免疫保护作用

胞外菌是在宿主细胞外侵袭/增殖，产生内、外毒素等致病物质引发相关感染性疾病的病原菌。针对胞外菌感染的免疫应答可分为固有免疫应答和适应性免疫应答效应两个阶段。

1. 固有免疫应答阶段机体抗胞外菌感染的免疫作用　固有免疫应答阶段包括即刻固有免疫应答和早期诱导固有免疫应答两个阶段。

（1）即刻固有免疫应答阶段：发生于感染后 4 小时内，包括以下主要作用（图 13-1）：①皮肤黏膜物理 / 化学屏障对胞外菌入侵的抗御作用；②革兰氏阳 / 阴性菌通过细胞壁成分肽聚糖 / 脂多糖直接激活补体旁路途径介导产生的溶菌作用；③补体裂解片段 C3b 介导产生的可促进吞噬细胞对病原菌吞噬杀伤的非特异性调理作用；④感染部位上皮细胞通过合成分泌趋化因子 CXCL8（IL-8）对中性粒细胞的募集活化作用：中性粒细胞活化后不仅吞噬杀菌能力显著增强，还可合成分泌 IL-1、IL-6、TNF-α 等促炎细胞因子引发局部炎症反应发挥抗感染免疫作用。中性粒细胞是机体抗胞外菌感染的主要效应细胞，通常大多数胞外菌感染终止于感染早期，但也有部分胞外菌能够突破中性粒细胞防线而在体内继续存活增殖。

（2）早期诱导固有免疫应答阶段：发生于感染后 4 ～ 96 小时，包括以下主要作用（图 13-1）：①活化中性粒细胞通过产生促炎细胞因子刺激肝细胞合成分泌的甘露糖结合凝集素（MBL），与病原菌表面甘露糖 / 岩藻糖残基结合后可使补体 MBL 途径活化介导产生溶菌和 C3b 介导的调理吞噬作用；②在感染部位黏膜上皮细胞 / 角质细胞产生的 CCL2（MCP-1）、CCL4（MIP-1β）、CCL11（Eotaxin）等趋化因子和活化中性粒细胞产生的促炎细胞因子作用下，可将血液中单核细胞、中性粒细胞及周围组织中的巨噬细胞、肥大细胞招募到感染炎症部位并使之活化，通过释放大量促炎细胞因子、脂类介质和其他炎性介质增强局部炎症反应有效杀伤清除病原菌发挥抗感染免疫作用；③ B1 细胞接受胞外菌共有多糖抗原刺激后 48 小时内产生的 IgM 类泛特异性抗体与胞外菌结合后，可通过激活补体经典途径介导产生的溶菌和 C3b 介导的调理吞噬作用发挥抗感染免疫效应。

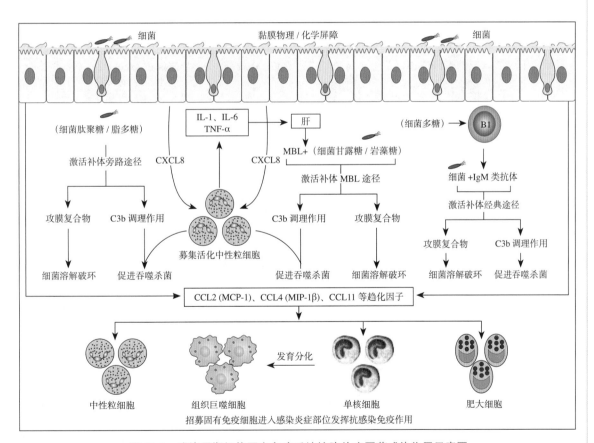

图 13-1　感染早期机体固有免疫系统抗胞外病原菌感染作用示意图

感染早期抗胞外菌感染：①皮肤黏膜物理 / 化学屏障；②激活补体旁路 / 凝集素途径产生的溶菌和 C3b 介导的调理作用；③ B1 细胞活化产生的 IgM 类抗体与胞外菌结合形成的免疫复合物可激活补体经典途径产生溶菌和 C3b 介导的调理作用；④黏膜上皮 / 角质细胞产生的 CXCL8、CCL2、CCL11 可募集单核 - 巨噬细胞、中性粒细胞和肥大细胞参与局部炎症反应

2. **适应性免疫应答效应阶段机体抗胞外菌感染的免疫作用** 发生于感染 96 小时后，此时胞外菌或其产物特异性 B 细胞在 Tfh 细胞及其分泌的 IL-21、IL-17、IL-6 和 TGF-β 协助下，增殖分化为浆细胞后产生的抗体可介导产生如下主要作用（图 13-2）：①分泌型 IgA 与胞外菌特异性结合后可阻止胞外菌对机体的入侵或感染；②内 / 外毒素特异性 IgG 类抗体与胞外菌产生的内 / 外毒素结合后可产生中和作用使其丧失毒性；③IgG 类抗体与胞外菌结合后，在吞噬细胞参与下可产生特异性调理作用；④IgG 类抗体与胞外菌结合形成的免疫复合物可激活补体经典途径产生溶菌和 C3b 介导的调理作用，过敏毒素 C3a/C5a 可引发过敏性炎症反应。上述免疫细胞和分子协同作用发挥抗胞外菌感染的免疫作用。

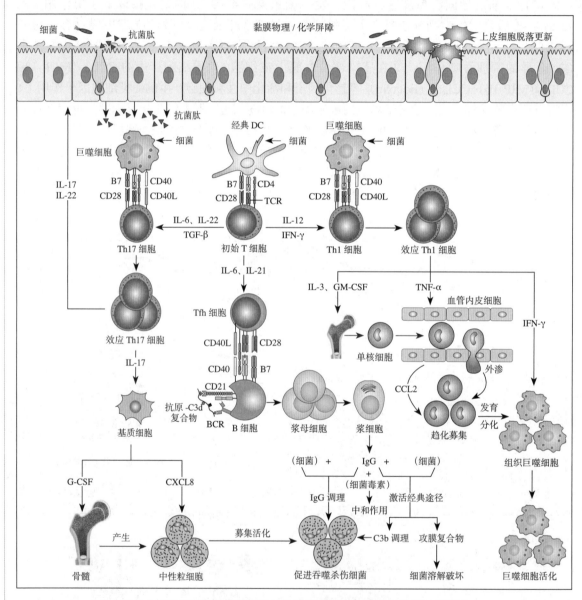

图 13-2 适应性免疫应答阶段机体抗胞外病原菌感染作用机制示意图

①初始 T 细胞被经典 DC 细胞激活后，在相关细胞因子诱导下增殖分化为 Tfh/Th1/Th17 细胞；②B 细胞在 Tfh 细胞协助下增殖分化为浆细胞后产生的胞外菌特异性 IgG 抗体具有中和细菌毒素、介导产生特异性调理作用或与胞外菌结合后通过激活补体经典途径产生溶菌和 C3b 介导的非特异性调理作用；③效应 Th1 细胞可通过分泌 IL-3 和 GM-CSF 促进骨髓产生单核细胞，通过分泌 TNF-α 诱导血管内皮细胞活化表达黏附分子和分泌 CCL2 等趋化因子将单核细胞招募至感染炎症部位，分化发育为组织巨噬细胞后在 IFN-γ 作用下使之活化增强机体抗感染免疫作用；④效应 Th17 细胞可通过分泌 IL-17 和 IL-22 增强黏膜物理 / 化学屏障作用；IL-17 刺激黏膜基质细胞产生的 G-CSF 和 CXCL8 可促进骨髓产生中性粒细胞，并将其招募至感染炎症部位通过图注②中作用机制将胞外菌杀伤清除

胞外菌抗原特异性 Th1 和 Th17 细胞可通过分泌相关细胞因子，参与炎症反应增强机体抗感染免疫作用（图 13-2）。Th1 细胞作用简述如下：①通过分泌 IL-3 和 GM-CSF 促进骨髓产生单核细胞；②通过分泌 TNF-α 诱导局部血管内皮细胞活化，使其表达参与单核细胞黏附外渗相关的膜分子和产生 CCL2 等趋化因子；③在感染部位 CCL2 等趋化因子作用下，可将单核细胞招募到感染部位使其分化发育为组织巨噬细胞；④通过分泌 IFN-γ 诱导上述巨噬细胞活化有效吞噬杀伤病原菌。Th17 细胞抗感染免疫作用简述如下：①通过分泌 IL-17 和 IL-22 诱导局部黏膜上皮细胞活化产生抗菌肽阻止胞外菌入侵；② IL-22 可促进黏膜上皮细胞脱落更新干扰胞外菌定植；③ IL-17 可诱导局部黏膜基质细胞活化，产生 G-CSF 刺激骨髓产生大量中性粒细胞参与和促进炎症反应；IL-17 还可诱导黏膜上皮细胞和基质细胞产生趋化因子 CXCL8（IL-8），将血液中性粒细胞招募到感染部位参与或增强局部抗感染免疫作用。

二、抗胞内病原菌感染的免疫保护作用

胞内菌是指能在单核 - 巨噬细胞和某些组织细胞内存活甚至繁殖的一类病原菌。固有和适应性免疫细胞及其分泌的细胞因子协同作用发挥抗胞内菌感染的免疫作用。

1. 固有免疫应答阶段机体抗胞内菌感染的免疫作用 感染早期参与抗胞内菌感染的免疫细胞主要包括中性粒细胞、巨噬细胞、NK 细胞、ILC1 和 γδT 细胞。在胞内菌感染早期或从胞内释放后尚未进入宿主相关细胞前，中性粒细胞可通过分泌抗菌肽、释放 ROI、NO 和溶酶体酶将其杀伤破坏发挥抗感染免疫作用。通常胞内菌感染巨噬细胞后可因其在胞质内形成的吞噬体不能与溶酶体融合而得以存活。它们接受中性粒细胞释放的 IL-1 刺激后，可通过分泌 IL-12 和 IL-18 诱导 ILC1 和 NK 细胞活化分泌 IFN-γ 产生以下作用：①诱导胞内菌感染巨噬细胞活化将部分胞内菌杀伤破坏；②诱导静息巨噬细胞活化，使其对病原菌的吞噬杀伤能力显著增强（图 13-3）。γδT 细胞可通过表面 TCR 对胞内菌感染细胞表面 CD1 分子提呈的磷脂类分子的识别而被激活，并通过释放穿孔素、分泌 LT-α 和表达 FasL 使胞内菌感染细胞溶解破坏，导致胞内菌释放、被中性粒细胞吞噬杀伤清除。

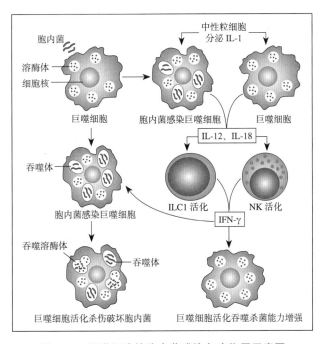

图 13-3 巨噬细胞抗胞内菌感染免疫作用示意图

①胞内菌感染巨噬细胞后因能抑制吞噬体与溶酶体融合得以存活；② IL-1 刺激巨噬细胞产生的 IL-12 和 IL-18 可诱导 ILC1 和 NK 细胞活化产生 IFN-γ；③ IFN-γ 可诱导胞内菌感染巨噬细胞和巨噬细胞活化发挥抗胞内菌感染的免疫作用

2. 适应性免疫应答效应阶段抗胞内菌感染的免疫作用　胞内菌抗原特异性 CD4⁺ 效应 Th1 细胞和 CD8⁺ 效应 CTL 是机体抗胞内菌感染的主要免疫效应细胞。

（1）效应 Th1 细胞介导产生的抗感染免疫作用：效应 Th1 细胞抗胞内菌感染的免疫作用如图 13-4 所示：它们通过表面 TCR-CD3 复合体 /CD4 分子和 CD40L 及其分泌的 IFN-γ，与胞内菌感染巨噬细胞表面相关抗原肽 -MHC Ⅱ 类分子复合物及 CD40 和 IFN-γR 结合相互作用，可使上述巨噬细胞高度活化产生大量 ROI、NO 和溶酶体酶等杀菌物质，对胞内菌产生强大杀伤破坏作用将其全部杀灭清除。效应 Th1 细胞产生的 IFN-γ 和 IL-2 参与诱导 CD8⁺CTL 活化和效应 CTL 形成。

（2）效应 CTL 介导产生的抗感染免疫作用：效应 CTL 对胞内菌感染细胞的杀伤破坏作用如图 13-4 所示：它们通过表面 TCR-CD3 复合体 /CD8 分子与胞内菌感染的经典 DC 或胞内菌感染组织细胞表面相关抗原肽 -MHC Ⅰ 类分子复合物结合相互作用后，可通过释放穿孔素、颗粒酶、表达 FasL 和分泌 LT-α 等作用方式使上述胞内菌感染细胞裂解破坏或发生凋亡导致胞内菌释放。在局部微环境中胞内菌特异性抗体、补体系统和中性粒细胞参与作用下，通过激活补体经典途径形成攻膜复合物介导产生的溶菌作用、补体裂解片段 C3b 介导的非特异调理作用及胞内菌特异性 IgG 抗体介导的特异性调理作用，将上述释放至胞外的胞内菌杀伤破坏从体内清除。

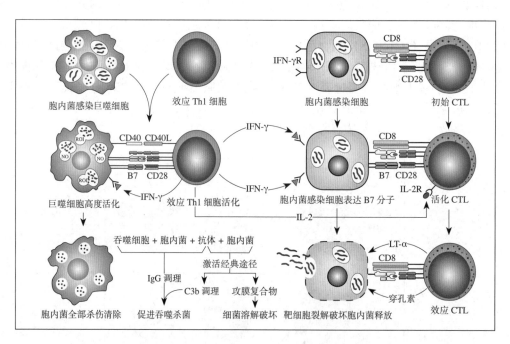

图 13-4　适应性免疫应答效应阶段机体抗胞内菌感染免疫作用示意图

①效应 Th1 细胞通过表面 TCR-CD3 复合体 /CD4 分子和 CD40L 及其分泌的 IFN-γ 与胞内菌感染巨噬细胞表面抗原肽 -MHC Ⅱ 类分子复合物及 CD40 和 IFN-γR 结合，可使上述巨噬细胞高度活化将胞内菌全部杀伤清除；②胞内菌特异性初始 CTL 与胞内菌感染细胞结合相互作用后，能以 Th1 细胞依赖作用方式活化增殖分化为效应 CTL；③效应 CTL 与胞内菌感染细胞特异性结合后，可通过产生细胞毒性介质使上述靶细胞裂解破坏导致胞内菌释放；④在胞内菌特异性 IgG 抗体和吞噬细胞参与作用下，通过激活补体经典途径产生的溶菌及 C3b 和 IgG 抗体介导的调理作用将释放到胞外的胞内菌杀伤清除

第二节　抗病毒感染的免疫作用

病毒与宿主易感细胞表面相应受体结合后，可通过胞膜融合、细胞内吞、核酸直接注入等方式进入易感细胞内合成子代病毒核酸和病毒结构蛋白，并将二者组装形成子代病毒后通过不同方式释放至胞外对相邻正常易感细胞感染扩散。机体免疫系统可通过阻断病毒感染或使病毒感染细胞裂解破坏等作用方式，控制病毒感染发挥抗感染免疫作用。参与抗病毒感染的免疫细胞和分子主要包括 NK 细胞、CD8$^+$CTL、Ⅰ型干扰素和病毒特异性抗体。

一、固有免疫应答阶段机体抗病毒感染的免疫作用

Ⅰ型干扰素和 NK 细胞是机体早期抗病毒感染最重要的效应分子和效应细胞，二者抗感染免疫作用简述如下。

（1）Ⅰ型干扰素介导产生的抗感染免疫作用：Ⅰ型干扰素主要由病毒感染细胞、上皮 / 内皮细胞、成纤维细胞和浆细胞样 DC 产生，包括 IFN-α 和 IFN-β。Ⅰ型干扰素具有以下主要作用：①诱导体内相邻易感组织细胞产生抗病毒蛋白、干扰病毒核酸复制和病毒蛋白合成对病毒感染和扩散起到抑制作用（图 13-5）；②促进病毒感染细胞表达病毒抗原肽 -MHC Ⅰ类分子复合物，增强效应 CD8$^+$CTL 对病毒感染细胞的杀伤破坏作用。

（2）NK 细胞介导产生的抗感染免疫作用：NK 细胞表达一系列与其活化或抑制相关的调节性受体，可通过"迷失自己"和"诱导自己"识别模式而被病毒感染细胞激活（详见第 9 章），并通过释放穿孔素、颗粒酶、分泌 LT-α 和高表达 FasL 等作用方式使病毒感染细胞溶解破坏或发生凋亡导致病毒释放到胞外（图 13-5），在病毒特异性抗体参与下产生抗病毒免疫作用。活化 NK 细胞还可通过分泌 IFN-γ 诱导相邻易感细胞产生抗病毒蛋白，抑制病毒复制发挥抗病毒感染等免疫保护作用（图 13-5）。

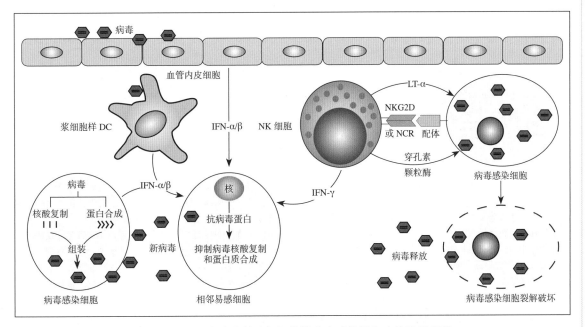

图 13-5　固有免疫应答阶段机体抗病毒感染的免疫作用示意图

①病毒感染细胞、血管内皮细胞和浆细胞样 DC 接受病毒核酸刺激后产生的 IFN-α/β，可诱导相邻易感细胞产生抗病毒蛋白抑制病毒复制；②NK 细胞通过表面杀伤活化受体与病毒感染细胞表面相应配体结合活化后，可通过释放穿孔素等细胞毒性介质使病毒感染细胞溶解破坏导致病毒释放；还可通过分泌 IFN-γ 诱导易感细胞产生抗病毒蛋白抑制病毒复制发挥抗感染免疫作用

二、适应性免疫应答效应阶段机体抗病毒感染的免疫作用

病毒特异性 B 细胞在 Tfh 细胞协助下增殖分化为浆细胞后产生的病毒特异性 IgG 抗体和 CD8⁺ 效应 CTL 是机体抗病毒感染最主要的效应分子和效应细胞（图 13-6）；病毒抗原特异性 CD4⁺ 效应 Th1 细胞及某些固有免疫细胞和分子也参与机体抗病毒感染的免疫作用（图 13-6）。

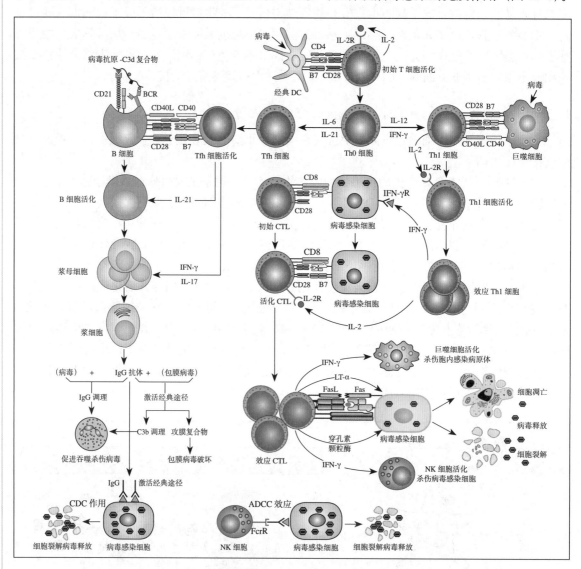

图 13-6   适应性免疫应答效应阶段机体抗病毒感染的免疫作用示意图

①病毒特异性初始 T 细胞被经典 DC 激活后，在相关细胞因子诱导下增殖分化为 Tfh 和 Th1 细胞；②B 细胞在 Tfh 细胞协助下增殖分化为浆细胞后产生的病毒特异性 IgG 抗体具有中和病毒、特异性调理作用，或与包膜病毒结合后通过激活补体经典途径产生攻膜复合物对包膜病毒的杀伤破坏和 C3b 介导的调理作用；③IgG 抗体与病毒感染细胞特异性结合后，可通过激活补体经典途径产生的 CDC 作用或在 NK 细胞参与下产生的 ADCC 效应使上述靶细胞溶解破坏，导致病毒释放通过图注②中作用方式将其杀伤清除；④初始 CTL 与病毒感染细胞结合后，能以 Th1 细胞依赖的作用方式增殖分化为效应 CTL；效应 CTL 与相应病毒感染细胞结合后可通过释放细胞毒性介质使上述靶细胞溶解破坏，导致病毒释放通过图注②中作用方式将其杀伤清除；效应 CTL 还可通过分泌 IFN-γ 诱导巨噬细胞和 NK 细胞活化，增强机体抗病毒感染等免疫保护作用

（1）病毒特异性抗体介导产生的抗病毒免疫作用：病毒特异性抗体只有在病毒处于宿主易感细胞外时，才能通过以下作用机制发挥抗病毒免疫作用：①分泌型 IgA 或 IgG 类中和抗体与相关病毒特异性结合后，可通过阻断病毒对宿主易感细胞表面相应受体的结合发挥抗感染免疫作用；②IgG 类抗体与包膜病毒表面相应抗原结合后，可通过激活补体经典

途径产生攻膜复合物使包膜病毒裂解破坏；③ IgG 类抗体与病毒感染细胞表面相应抗原特异性结合后，可通过激活补体经典途径产生补体依赖的细胞毒作用（CDC），而使上述靶细胞裂解破坏导致病毒释放；在 NK 细胞参与下，可通过 ADCC 效应使上述靶细胞裂解破坏导致病毒释放；④ IgG 类抗体与释放至胞外的病毒特异性结合后，在中性粒细胞参与作用下可通过特异性调理作用将上述病毒吞噬杀伤清除。

（2）CD8+ 效应 CTL 介导产生的抗感染免疫作用：CD8+ 初始 CTL 不能杀伤破坏病毒感染细胞，它们只有被病毒抗原激活、增殖分化为效应 CTL 后才能对病毒感染靶细胞产生细胞毒作用。CD8+ 初始 CTL 活化包括 Th1 细胞非依赖和 Th1 细胞依赖两种方式：①当 CD8+ 初始 CTL 识别结合的 APC 是病毒感染后高表达病毒抗原肽 -MHC I 类分子复合物和 B7 等共刺激分子的经典 DC 时，无需 Th1 细胞协助就可诱导初始 CTL 活化增殖分化为病毒特异性 CD8+ 效应 CTL（详见第 10 章）；②当 CD8+ 初始 CTL 识别结合的靶细胞是病毒感染的非专职 APC 时，需在 Th1 细胞协助下才能使其活化增殖分化为 CD8+ 效应 CTL（详见第 10 章）。效应 CTL 介导产生的抗病毒作用如图 13-6 所示，简述如下：效应 CTL 通过表面 TCR-CD3 复合体和 CD8 分子与病毒感染细胞表面相应病毒抗原肽 -MHC I 类分子复合物特异性结合后，可通过脱颗粒释放穿孔素、颗粒酶、分泌 LT-α 和高表达 FasL 等作用方式，使病毒感染细胞溶解破坏或发生凋亡导致病毒释放。在局部微环境中病毒特异性 IgG 抗体和中性粒细胞参与下，通过 IgG 介导的调理作用可将释放至胞外的病毒吞噬杀伤清除。效应 CTL 也可通过分泌 IFN-γ 等细胞因子诱导 NK 细胞和巨噬细胞活化，发挥抗病毒感染等免疫保护作用。

第三节　抗真菌感染的免疫作用

真菌（fungus）是一类能够进行无性或有性繁殖的具有细胞壁、细胞核和完整细胞器的真核细胞型微生物。真菌种类高达 10 万余种，只有极少数真菌能够引起人类疾病，主要包括致病性真菌、条件致病性真菌、产毒性真菌、致瘤性真菌等。临床常见的感染性真菌主要包括皮肤癣菌、荚膜组织胞浆菌、念珠菌、新生隐球菌和卡氏肺孢子菌等。上述真菌通常对健康人体没有危害，但免疫力低下的个体易被上述真菌感染。真菌感染机体后有些可在宿主黏膜组织中存活繁殖，有些也可在宿主细胞内存活繁殖引发相关真菌感染性疾病。因此，机体免疫系统可通过抗胞外菌和胞内菌感染的作用方式控制真菌感染发挥抗感染免疫作用。

一、固有免疫应答阶段机体抗真菌感染的免疫作用

中性粒细胞、巨噬细胞和 ILC3 是机体早期抗真菌感染的重要免疫效应细胞，其作用机制如图 13-7 所示，简述如下：中性粒细胞对胞外感染的真菌具有强大的吞噬杀伤作用，还可通过释放活性氧、溶酶体酶和分泌防御素等抗菌肽直接杀伤破坏胞外感染的真菌。巨噬细胞通过表面 TLR2/TLR6 异二聚体或 C 型凝集素受体（C-type lectin receptor, CLR）接受真菌酵母多糖或 β 葡聚糖刺激活化后，不仅对其胞内感染或摄入的真菌具有较强杀伤破坏作用，还可通过分泌趋化因子 CXCL8、IL-1β 和 IL-23 介导产生如下作用：① CXCL8 可募集活化中性粒细胞发挥抗感染免疫作用；② IL-1β 和 IL-23 可诱导感染部位 ILC3 活化，通过分泌 IL-22 和 IL-17 诱导局部黏膜上皮细胞产生抗菌肽阻止真菌入侵；其中 IL-22 可促进黏膜上皮细胞脱落更新影响真菌定植；IL-17 可刺激黏膜基质细胞合成分泌 G-CSF，促进骨髓产生中性粒细胞，还可刺激黏膜上皮细胞和基质细胞产生 CXCL8，将中性粒细胞招募到真菌感染部位增强局部抗感染免疫作用。

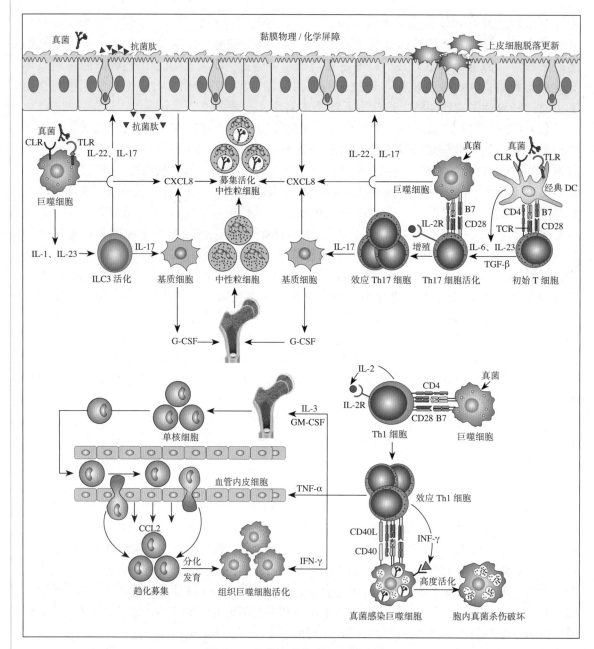

图 13-7   机体抗真菌感染作用示意图

①巨噬细胞被真菌激活后可通过分泌 CXCL8 募集活化中性粒细胞，通过分泌 IL-1β 和 IL-23 诱导感染部位 ILC3 活化；②活化 ILC3 通过分泌 IL-22 和 IL-17 可诱导黏膜上皮细胞产生抗菌肽阻止真菌入侵，其中 IL-22 可促进黏膜上皮细胞脱落更新影响真菌定植，IL-17 可刺激黏膜基质细胞分泌 G-CSF 促进骨髓产生中性粒细胞，还可刺激黏膜上皮和基质细胞产生 CXCL8，将中性粒细胞招募到真菌感染部位增强局部抗感染免疫作用；③效应 Th17 细胞产生的细胞因子及其主要作用与 ILC3 基本相同，但其数量庞大、作用显著，在机体抗真菌感染过程中发挥重要作用；④效应 Th1 细胞通过表面 TCR/CD4 分子和 CD40L 及其分泌的 IFN-γ 与胞内真菌感染巨噬细胞表面抗原肽 -MHC Ⅱ类分子复合物及 CD40 和 IFN-γR 结合，可使上述巨噬细胞活化将胞内真菌杀伤清除；⑤效应 Th1 细胞通过分泌 IL-3、GM-CSF、TNF-α 和 IFN-γ 等细胞因子可促进骨髓产生单核细胞，并将其招募到感染部位分化发育为巨噬细胞后被 IFN-γ 激活使其抗感染免疫作用显著增强

二、适应性免疫应答效应阶段机体抗真菌感染的免疫作用

在适应性免疫应答效应阶段，Th17 细胞和 Th1 细胞是参与机体抗真菌感染的重要免疫效应细胞，其作用机制如图 13-7 所示。

（1）Th17 细胞介导产生的抗感染免疫作用：经典 DC 通过表面 C 型凝集素样受体（CLR）

接受真菌葡聚糖刺激活化后，可通过合成分泌 IL-6、IL-23 和 TGF-β 诱导 CD4⁺ 初始 T 细胞增殖分化为真菌特异性 Th17 细胞。上述 Th17 细胞通过表面 TCR/CD4 分子和 CD28 等共刺激分子与巨噬细胞表面相应抗原肽 -MHC Ⅱ类分子复合物和 B7 等共刺激分子结合活化增殖分化为效应 Th17 细胞后，可通过合成分泌大量 IL-22 和 IL-17 等细胞因子介导产生与 ILCs 相同、但作用更为显著的抗真菌感染的免疫效应。

（2）Th1 细胞介导产生的抗感染免疫作用：真菌特异性效应 Th1 细胞通过表面 TCR/CD4 分子和 CD40L 及其分泌的 IFN-γ 与真菌感染巨噬细胞表面相应抗原肽 -MHC Ⅱ类分子复合物及 CD40 和 IFN-γR 结合相互作用后，可使上述巨噬细胞活化将胞内感染的真菌杀伤破坏。上述效应 Th1 细胞还可通过分泌 IL-3 和 GM-CSF 促进骨髓产生单核细胞；通过分泌 TNF-α 诱导局部血管内皮细胞活化，使其表达参与单核细胞黏附外渗相关的膜分子和产生 CCL2 等趋化因子；在局部 CCL2 等趋化因子作用下，可将单核细胞招募到感染部位分化发育为组织巨噬细胞；通过分泌 IFN-γ 诱导上述巨噬细胞活化，使其吞噬杀菌能力增强发挥抗感染免疫作用。

第四节 抗寄生虫感染的免疫作用

寄生虫种类繁多、数量庞大、生命周期复杂，有些能够在细胞外存活繁殖，有些能够在巨噬细胞等易感细胞内存活繁殖。参与抗寄生虫感染的固有免疫细胞主要包括 ILC2、嗜酸性粒细胞、肥大细胞和巨噬细胞；参与抗寄生虫感染的适应性免疫细胞主要包括效应 Th2 细胞和效应 Th1 细胞。

一、抗胞外寄生虫感染的免疫保护作用

机体抗胞外寄生虫感染的免疫作用如图 13-8 所示，简述如下：胞外寄生虫（蠕虫）感染刺激黏膜上皮细胞合成分泌的 IL-25、IL-33 和 TSLP 可诱导局部 ILC2 活化，产生 IL-4、IL-5、IL-13 和 CCL11 等 Th2 型细胞因子介导产生以下作用：① IL-13 可促进黏膜杯状细胞分泌、黏膜上皮细胞脱落更新和刺激黏膜下平滑肌细胞收缩，即通过增强黏膜物理屏障作用阻止寄生虫入侵定植；② IL-5、CCL11 可募集活化嗜酸 / 嗜碱性粒细胞和肥大细胞，使其释放主要碱性蛋白和组胺等生物活性介质毒杀寄生虫；③ IL-4 可诱导 CD4⁺ 初始 T 细胞向 Th2 细胞分化；IL-4 和 IL-13 协同作用可诱导 B 细胞增殖分化参与适应性体液免疫应答。

在寄生虫感染后期适应性免疫应答阶段，Th2 细胞通过表面 TCR/CD4 分子和 CD28 等共刺激分子与 B 细胞表面寄生虫抗原肽 -MHC Ⅱ类分子复合物和 B7 等共刺激分子结合活化增殖分化为效应 Th2 细胞后，可通过合成分泌大量 IL-4、IL-5、IL-13 等 Th2 型细胞因子介导产生与 ILC2 相同、但作用更为显著的抗胞外寄生虫感染的免疫效应。效应 Th2 细胞通过合成分泌 IL-4 和 IL-13 等细胞因子诱导 B 细胞增殖分化产生的寄生虫特异性 IgE 抗体具有以下主要作用：① IgE 抗体通过其 Fc 段与肥大细胞或嗜碱性粒细胞表面 FcεR I 结合可使上述细胞处于致敏状态，致敏肥大细胞或嗜碱性粒细胞接受相应寄生虫抗原刺激后，可通过释放组胺杀伤破坏胞外感染的寄生虫；②上述 IgE 抗体与寄生虫特异性结合后，在嗜酸性粒细胞参与作用下可通过 ADCC 效应将上述胞外感染的寄生虫杀伤破坏。活化 / 效应 Th2 细胞通过分泌 IL-13 可增强黏膜物理屏障作用阻止寄生虫入侵定植；通过分泌 IL-3、IL-5 和 GM-CSF 可刺激骨髓产生大量嗜酸性粒细胞；通过分泌 IL-5 和 IL-9 可分别募集活化嗜酸性粒细胞和肥大细胞，使其产生主要碱性蛋白、组胺和过氧化物酶等细胞毒性介质杀伤破坏胞外感染的寄生虫；通过分泌 CCL11 可募集活化更多嗜酸 / 嗜碱性粒细胞和肥大细胞，增强机体抗胞外寄生虫感染的免疫作用。

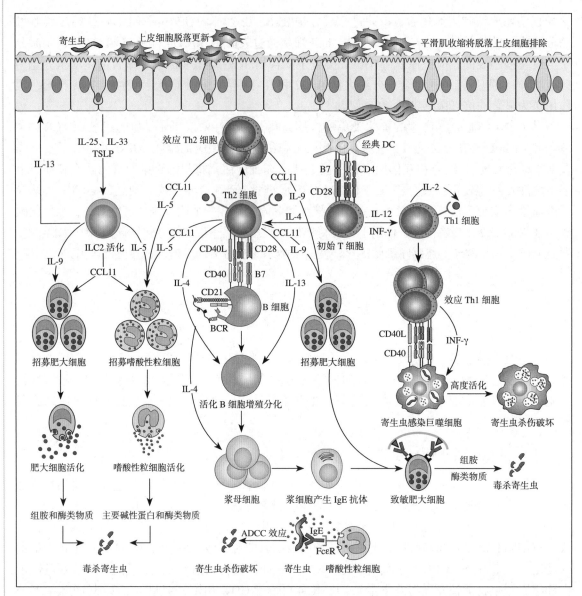

图 13-8   机体抗寄生虫感染作用示意图

①胞外寄生虫刺激黏膜上皮细胞产生的 IL-25、IL-33 和 TSLP 可诱导局部 ILC2 活化；活化 ILC2 通过分泌 IL-13 可增强局部黏膜物理屏障作用干扰寄生虫入侵定植；通过分泌 IL-5 和 IL-9 可募集活化嗜酸性粒细胞和肥大细胞，使其释放细胞毒性介质毒杀寄生虫；通过释放 IL-4 可诱导 CD4⁺ 初始 T 细胞向 Th2 细胞分化参与适应性体液免疫应答；②寄生虫特异性 B 细胞在 Th2 细胞及其分泌的 IL-4 和 IL-13 作用下，增殖分化为浆细胞后产生的 IgE 抗体具有以下作用：使肥大细胞致敏后再次接受相应抗原刺激，通过释放组胺毒杀寄生虫，通过嗜酸性粒细胞介导的 ADCC 效应毒杀寄生虫；③效应 Th2 细胞合成分泌的细胞因子及其介导产生的作用与 ILC2 基本相同，是机体抗胞外寄生虫感染的主要免疫细胞；④效应 Th1 细胞激活胞内寄生虫感染巨噬细胞的作用机制与效应 Th1 细胞激活胞内菌感染巨噬细胞的作用机制相同；寄生虫特异性效应 CD8⁺CTL 对胞内寄生虫感染细胞的杀伤破坏作用图 13-8 中未显示

二、抗胞内寄生虫感染的免疫保护作用

参与机体抗胞内寄生虫感染的免疫细胞主要包括巨噬细胞、CD4⁺ 效应 Th1 细胞和 CD8⁺ 效应 CTL。机体抗胞内寄生虫感染的作用机制与抗胞内菌感染的作用机制相同：①以利什曼原虫特异性 Th1 细胞对巨噬细胞内利什曼原虫的清除作用为例，简述如下：上述效应 Th1 细胞通过表面 TCR/CD4 分子和 CD40L 及其分泌的 IFN-γ 与利什曼原虫感染巨噬细胞表面相应抗原肽 -MHC Ⅱ类分子复合物及 CD40 和 IFN-γR 结合，可使上述巨噬细胞高度活化产生大量

ROI、NO 和溶酶体酶将胞内寄生的利什曼原虫杀伤清除。②以疟原虫特异性 CD8⁺CTL 对红细胞 / 肝细胞内疟原虫的清除作用为例，简述如下：疟原虫特异性效应 CD8⁺CTL 通过表面 TCR 及其共受体 CD8 分子与疟原虫感染细胞表面相应抗原肽 -MHC Ⅰ类分子复合物特异性结合后，可通过脱颗粒释放穿孔素、颗粒酶，分泌 LT-α 和高表达 FasL 等作用方式使上述疟原虫感染细胞溶解破坏，导致疟原虫释放通过上述胞外杀伤机制将其从体内清除。

第五节 病原体免疫逃逸

机体免疫系统可通过多种作用机制控制病原体感染；病原体在机体免疫压力作用下，也可通过多种作用机制逃避免疫系统的识别和清除；有些病原体甚至可通过攻击破坏机体免疫系统而在体内长期存活。不同种类病原体免疫逃逸机制有所不同，摘要简述如下。

一、胞外菌的免疫逃逸

现以肺炎链球菌、B 族链球菌、淋球菌、葡萄球菌和流感嗜血杆菌为例，简述胞外菌免疫逃逸机制如下：①肺炎链球菌可通过表达多糖荚膜抵抗宿主吞噬细胞的吞噬杀伤作用；② B 族链球菌荚膜中所含唾液酸残基可抑制补体旁路途径激活及其介导产生的溶菌作用；③淋球菌可通过表面菌毛抗原变异，逃避相应中和抗体的识别及其介导产生的抗感染免疫作用；④某些胞外菌可因糖苷酶改变导致细胞表面脂多糖或其他多糖发生化学变化，而使其能够逃离相关多糖抗原特异性抗体的识别及其介导产生的抗感染免疫作用；⑤流感嗜血杆菌可通过分泌某种能将 SIgA 降解的蛋白酶，而使上述黏膜相关抗体丧失抗御病原菌入侵的功能；⑥葡萄球菌可通过产生过氧化氢酶清除反应性氧中间物（ROI），使其得以存活不被吞噬细胞杀伤破坏。

二、胞内菌的免疫逃逸

现以结核分枝杆菌、麻风杆菌和李斯特菌为例，简述胞内菌免疫逃逸机制如下：①巨噬细胞内结核分枝杆菌因能阻止吞噬体与溶酶体融合形成吞噬溶酶体，而不被吞噬细胞杀伤清除；②结核分枝杆菌还可通过下调巨噬细胞抗原加工提呈能力，而使相关效应 Th1 细胞介导产生的抗感染作用受到抑制；③吞噬细胞内麻风杆菌因能产生过氧化氢酶破坏 ROI，而不被吞噬细胞杀伤清除；④单核细胞增生李斯特菌感染吞噬细胞后，可通过破坏吞噬体膜进入胞质而不能被吞噬细胞杀伤清除；亦可通过细胞与细胞密切接触的作用方式感染宿主吞噬细胞，而使体液中相关中和抗体无法发挥作用。

三、病毒的免疫逃逸

现以流感病毒、人类免疫缺陷病毒、巨细胞病毒、EB 病毒、单纯疱疹病毒、腺病毒和痘病毒为例，简述病毒免疫逃逸机制如下：①流感病毒、鼻病毒、人类免疫缺陷病毒可通过基因突变导致表面"抗原漂移"或"抗原转换"，使其逃离相关中和抗体的识别及其介导产生的抗病毒作用；②某些病毒可通过抑制感染细胞内 MHC Ⅰ类分子抗原加工提呈相关重要环节，影响 CD8⁺CTL 活化及其介导产生的抗病毒作用，例如 EB 病毒和巨细胞病毒可通过抑制蛋白酶体活化，单纯疱疹病毒可通过阻止 TAP 转运，腺病毒和巨细胞病毒可通过阻止 MHC Ⅰ类分子合成等作用方式抑制病毒感染细胞对内源性抗原的加工提呈；③巨细胞病毒可通过诱导感染细胞表达某种能被 NK 细胞表面抑制性受体识别结合的"诱骗"性病毒 MHC Ⅰ类样分子，而使 NK 细胞处于静息状态不对上述病毒感染细胞产生杀伤破坏作用；④痘病毒感染细胞可通过分泌痘病毒基因编码产物（促炎细胞因子拮抗蛋白），而使 IFN-γ、IL-1、IL-18 等促炎细胞因子介导产生的抗病毒作用受到抑制；EB 病毒产生的一种 IL-10 样同源蛋白可通过抑制树突状细胞和巨噬细胞活化，而使机体适应性免疫细胞介导产生的抗病毒免疫作用降低；⑤单纯疱疹病毒 -1 和牛痘病毒感染未成熟 DC 后，可通过抑制上述 DC 成熟影响适应性免疫应答的启动；麻疹病毒感染 DC 后可通过上调表达 DC 表面 FasL 的作用方式，诱导表达相应 Fas 受体的 T 细胞凋亡而使机体抗病毒感染免疫作用降低；⑥人类免疫缺陷病毒和巨细胞病毒感染宿主细胞后以芽生释放作用方式，在其包膜上获得衰变加速因子（DAF）和膜反应性溶解抑制物（MIRL）后可使上述病毒因其表面 C3 转化酶衰变失活和攻膜复合物形成受阻而得以存活；⑦人类免疫缺陷病毒和 EB 病毒能够感染并杀伤或灭活宿主 CD4$^+$T 细胞和 B 细胞，并由此导致机体适应性免疫应答能力降低不能有效清除体内感染的病原体。

四、寄生虫的免疫逃逸

现以疟原虫、布氏锥虫、血吸虫、弓形虫、利什曼原虫为例，简述寄生虫免疫逃逸机制如下：①疟原虫和布氏锥虫在其生命周期不同阶段可表达不同的抗原表位，而针对上述寄生虫生命周期早期阶段抗原产生的抗体通常不能识别结合生命周期其他阶段表达的抗原；同时当宿主体内寄生虫早期阶段抗原特异性抗体产生时，上述寄生虫已进入生命周期下一个阶段，因此它们不受早期抗体影响可在体内存活并持续感染；②某些血吸虫可自发或在结合特异性抗体后将其抗原性外膜脱落，以逃避相关抗体的识别及其介导产生的 ADCC 作用；③曼氏血吸虫可通过体表包被宿主细胞膜表面抗原（如血型抗原和组织相容性抗原）"伪装"自身作用方式，使宿主免疫系统难以将其视为"异己"，并由此导致上述寄生虫在体内存活并持续感染；④鼠弓形体感染巨噬细胞后可通过阻止吞噬体与溶酶体融合形成吞噬溶酶体，而不被吞噬细胞杀伤清除；克鲁斯锥虫感染吞噬细胞后可通过酶解吞噬体膜进入胞质的作用方式，逃离吞噬细胞的杀伤清除作用；⑤某些蠕虫可通过蛋白水解方式将其表面结合的补体活化片段或抗体 Fc 段消化降解，以逃避补体激活介导的 CDC 作用或抗体介导的 ADCC 效应；⑥某些寄生虫可通过抑制宿主免疫应答而在体内存活持续感染，例如，利什曼原虫可通过促进 Treg 细胞生成，使机体相关免疫应答能力降低而在体内存活不被杀伤清除；恶性疟原虫可通过诱导 Th 细胞产生 IL-10 导致树突状细胞 / 巨噬细胞抗原加工提呈能力减弱，不能有效激活 T 细胞而使恶性疟原虫在体内得以存活不被杀伤清除。

小 结 ....

机体免疫系统针对不同种类病原体感染既有相同或类似的抗感染免疫作用机制，又有各自相对特有的抗感染免疫作用方式。中性粒细胞、巨噬细胞、补体系统和胞外菌特异性 IgG 抗体是机体抗胞外菌感染的主要免疫细胞和分子。胞外菌感染后可通过激活补体旁路 / 凝集素 / 经典途径产生的溶菌作用及 C3b 或 IgG 抗体介导的调理作用将胞外菌杀伤清除。效应 Th17 细胞通过分泌 IL-17 诱导基质细胞产生的 G-CSF 可促进骨髓产生中性粒细胞，以增强机体抗胞外菌感染的免疫作用。效应 Th1 细胞和效应 CTL 是机体抗胞内菌感染的主要免疫细胞：效应 Th1 细胞通过表面 TCR/CD4 和 CD40L 及其分泌的 IFN-γ，与胞内菌感染巨噬细胞表面相应抗菌肽 -MHC Ⅱ类分子复合物及 CD40 和 IFN-γR 结合后，可使上述巨噬细胞高度活化产生大量 ROI、NO 和溶酶体酶将胞内菌杀伤清除；效应 CTL 与胞内菌感染细胞特异性结合后，可通过释放细胞毒性介质使上述感染细胞溶解破坏导致胞内菌释放，通过抗胞外菌感染的作用方式将其杀伤破坏。

病毒感染细胞产生的 IFN-α/β、病毒特异性抗体、NK 细胞、中性粒细胞和效应 CTL 是机体抗病毒感染的主要免疫分子和细胞：IFN-α/β 可通过诱导相邻易感细胞产生抗病毒蛋白抑制病毒复制；NK 细胞可通过表面杀伤活化受体与病毒感染细胞表面相应配体结合而被激活，通过释放细胞毒性介质使病毒感染细胞裂解破坏，也可通过 ADCC 效应将 IgG 抗体结合的病毒感染细胞杀伤破坏导致病毒释放；效应 CTL 与病毒感染细胞特异性结合后，可通过释放细胞毒性介质使上述靶细胞溶解破坏导致病毒释放；在病毒特异性抗体、中性粒细胞和补体参与作用下，可通过抗胞外菌感染的作用方式将释放至胞外的病毒杀伤清除。

ILC3、Th17 细胞和中性粒细胞是机体抗真菌感染的主要免疫细胞。ILC3 被微环境中 IL-1β 和 IL-23 激活后分泌的细胞因子与 Th17 细胞基本相同，其中 IL-22 和 IL-17 可诱导黏膜上皮细胞产生抗菌肽阻止真菌入侵；IL-22 可促进黏膜上皮细胞脱落更新干扰真菌定植；IL-17 刺激黏膜基质细胞和上皮细胞产生的 G-CSF 和 CXCL8 可促进骨髓产生中性粒细胞，并将其招募至真菌感染部位产生强大的吞噬杀菌作用。效应 Th1 细胞与真菌感染巨噬细胞结合后可使上述巨噬细胞高度活化将胞内真菌杀伤清除；它们分泌的 Th1 型细胞因子可促进骨髓产生单核 - 巨噬细胞，并使之活化增强机体抗真菌感染的免疫作用。

ILC2、Th2 细胞、嗜酸性粒细胞、肥大细胞和寄生虫特异性 IgE 抗体是机体抗寄生虫感染的主要免疫细胞和分子。ILC2 被微环境中 IL-25、IL-33 和 TSLP 激活后分泌的细胞因子与 Th2 细胞基本相同，其中 IL-13 可促进黏膜分泌和使上皮细胞脱落更新，干扰寄生虫入侵定植，同时可刺激黏膜下平滑肌细胞收缩将寄生虫排至体外；CCL11、IL-5、IL-9 可募集活化嗜酸性粒细胞和肥大细胞产生相关细胞毒性介质毒杀寄生虫；IL-4 和 IL-13 诱导 B 细胞增殖分化产生的寄生虫特异性 IgE 抗体可使肥大细胞致敏，参与抗寄生虫感染的免疫应答；嗜酸性粒细胞也可通过 ADCC 效应将 IgE 抗体结合的寄生虫杀伤破坏。效应 Th1 细胞和效应 CTL 也参与机体抗胞内寄生虫感染的免疫应答。在机体免疫压力下病原体可通过多种作用机制逃避免疫系统的识别和清除。

复习思考题

1．简述机体抗胞外菌感染的免疫作用机制。
2．简述适应性免疫应答阶段机体抗胞内菌感染的免疫作用机制。
3．简述机体抗病毒感染的免疫作用机制。
4．简述机体抗真菌感染的免疫作用机制。
5．简述机体抗寄生虫感染的免疫作用机制。
6．简述病毒免疫逃逸机制。

（王　玺　周玉洁　安云庆）

第14章 超敏反应

超敏反应（hypersensitivity）是指机体对某些抗原初次应答后，再次接受相同抗原刺激时发生的一种以机体生理功能紊乱或组织细胞损伤为主要特征的病理性免疫反应。根据超敏反应发生机制和临床特点，可将其分为以下四型：Ⅰ型超敏反应，即速发型超敏反应或过敏反应；Ⅱ型超敏反应，即细胞毒型或细胞溶解型超敏反应；Ⅲ型超敏反应，即免疫复合物型或血管炎型超敏反应；Ⅳ型超敏反应，即迟发型超敏反应。

第一节 Ⅰ型超敏反应

Ⅰ型超敏反应（type Ⅰ hypersensitivity）又称变态反应（allergy）、过敏反应（anaphylaxis）或速发型超敏反应，其主要特点是：①由变应原特异性IgE抗体介导产生，可发生于局部或全身；②肥大细胞、嗜酸/嗜碱性粒细胞及其脱颗粒释放或产生的生物活性介质是参与过敏反应的主要免疫效应细胞和分子；③致敏机体再次接受相关变应原刺激后，通常其过敏反应发生快消退亦快；④患者具有明显个体差异和遗传倾向。临床将接受某些抗原刺激后容易产生特异性IgE抗体，引发过敏反应的患者称为特应性体质或过敏体质个体。

一、参与Ⅰ型超敏反应的主要物质/细胞和生物活性介质

1. **变应原**（allergen） 是指能够选择性诱导机体产生特异性IgE抗体、引起过敏反应的抗原性物质。天然变应原大多为分子量较小（10～20 kD）的可溶性蛋白质抗原，临床常见变应原如下：①吸入和叮咬注入性变应原，如花粉颗粒、尘螨排泄物、真菌菌丝及孢子、动物皮屑或皮毛携带的唾液蛋白和昆虫毒液等；②食物变应原，如奶、蛋、鱼虾、蟹贝等食物蛋白或部分肽类物质；③药物变应原，如青霉素、磺胺、普鲁卡因、有机碘化合物等，上述药物是本身没有免疫原性的半抗原，但其进入机体后能与某种蛋白质结合而获得免疫原性；④某些酶类物质，如尘螨中的半胱氨酸蛋白酶和枯草杆菌蛋白酶也是能够引发呼吸道过敏反应的变应原。

2. **变应素**（allergin） 是指能够引起Ⅰ型超敏反应的变应原特异性IgE类抗体。正常人血清中IgE含量很低，而在过敏患者体内特异性IgE含量异常增高。IgE主要由鼻咽、扁桃体、呼吸道和胃肠道黏膜相关淋巴组织中的B细胞产生，这些部位也是变应原易于入侵引发过敏反应的场所。IgE为亲细胞抗体，可通过其Fc段与肥大细胞或嗜碱性粒细胞表面高亲和力IgE Fc受体（FcεRⅠ）结合而使上述效应细胞处于致敏状态。

3. **Th2细胞和ILC2** Th2细胞是CD4$^+$初始T细胞通过表面TCR接受经典DC表面相应抗原肽-MHCⅡ类分子复合物刺激后，在IL-4诱导下发育分化而成的GATA3$^+$辅助性T细胞（图14-1）。Th2细胞及其分泌的IL-4、IL-5、IL-9、IL-13和趋化因子CCL11，不仅能够诱导变应原特异性B细胞增殖分化产生IgE类抗体而使肥大细胞和嗜碱性粒细胞致敏，还可直接募集活化肥大细胞、嗜酸和嗜碱性粒细胞参与局部过敏性炎症反应（图14-1）。

ILC2 是由转录因子 ID2⁺ 固有淋巴样前体在 IL-7 诱导下发育分化而成的 GATA3⁺ 固有淋巴样细胞，主要分布于呼吸道黏膜下结缔组织和黏膜相关淋巴组织中（图 14-1）。ILC2 通过表面活化相关受体接受黏膜上皮细胞 / 血管内皮细胞产生的胸腺基质淋巴细胞生成素（TSLP）、IL-25、IL-33 刺激活化后：①可通过合成分泌 IL-4、IL-5、IL-13 等 Th2 型细胞因子，诱导 B 细胞增殖分化和发生 IgE 类别转换参与 Th2 细胞介导的体液免疫应答；②通过分泌 CCL11 和 IL-5、IL-9 等细胞因子，募集活化肥大细胞和嗜酸性粒细胞参与局部过敏性炎症反应（图 14-1）。

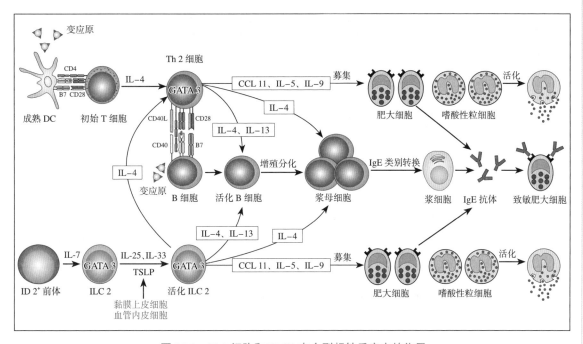

图 14-1　Th2 细胞和 ILC2 在 Ⅰ 型超敏反应中的作用

① Th2 细胞通过表面 TCR/CD4 和 CD28 分子与 B 细胞表面相应抗原肽 -MHC Ⅱ类分子复合物和 B7 分子结合可被激活表达 CD40L，并与 B 细胞表面 CD40 结合而使 B 细胞活化；②活化 Th2 细胞通过分泌 IL-4 和 IL-13 可诱导活化 B 细胞增殖分化，产生 IgE 抗体使肥大细胞致敏参与过敏性炎症反应；通过分泌 CCL11、IL-5、IL-9 募集活化嗜酸性粒细胞和肥大细胞，参与过敏性炎症反应；③ ILC2 被局部黏膜上皮或血管内皮细胞产生的 IL-25、IL-33、TSLP 激活后合成分泌的细胞因子与 Th2 细胞基本相同，参与 Th2 细胞介导的体液免疫应答

4. 肥大细胞和嗜酸 / 嗜碱性粒细胞　肥大细胞是参与 Ⅰ 型超敏反应的主要效应细胞，广泛分布于呼吸道、胃肠道、泌尿生殖道黏膜组织及皮肤和黏膜下层血管周围的结缔组织中。肥大细胞表面具有趋化性受体 CCR3、IL-9R 和高亲和力 IgE Fc 受体（FcεRI），在变应原入侵部位黏膜上皮细胞或黏膜结缔组织中 ILC2 产生的 CCL11 或 IL-9 作用下，周围组织中的肥大细胞可被招募到相关黏膜组织中，并与变应原特异性 IgE 抗体结合而被致敏。致敏肥大细胞通过表面两个或两个以上相邻 IgE 抗体与相应变应原"桥联"结合后可被激活，并通过脱颗粒释放组胺等血管活性物质及分泌白三烯（LTs）、前列腺素 D₂（PGD₂）、血小板活化因子（PAF）等脂类介质和 CCL3（MIP-1α）、IL-3、IL-5、GM-CSF、TNF-α 等细胞因子引发过敏性炎症反应（表 14-1）。近来研究发现：活化肥大细胞合成分泌的降钙素基因相关肽（calcitonin gene-related peptide，CGRP）和血管内皮生长因子（VEGF）可刺激局部血管扩张 / 渗漏，使白细胞和血浆快速大量进入过敏反应部位引发急性炎性水肿。

嗜酸性粒细胞也是参与 Ⅰ 型超敏反应的主要效应细胞，广泛分布于呼吸道、胃肠道、泌尿生殖道黏膜下结缔组织中。嗜酸性粒细胞表面具有 CCR3、IL-5R、PAF-R 等多种与其趋化活化相关的受体。在变应原入侵部位黏膜上皮细胞和黏膜结缔组织中 ILC2 产生的 CCL11、IL-5 等趋化 / 活化相关分子作用下，血液和周围组织中的嗜酸性粒细胞可被招募并在相关黏膜组织中活化后，通过合成分泌 LTs、PAF、CXCL8(IL-8) 和 IL-3、IL-5、GM-CSF 等细胞因子参与或增强局部过敏性炎症反应（见表 14-1）。嗜酸性粒细胞脱颗粒释放的主要碱性蛋白或过氧化物酶还可直接激活肥大细胞，使之脱颗粒释放组胺等血管活性胺类物质扩大局部过敏性炎症反应。

    嗜碱性粒细胞存在于血液中，约占白细胞总数的 0.03%。嗜碱性粒细胞是参与 I 型超敏反应的效应细胞，其表面具有趋化性受体 CCR3 可被 CCL11 等趋化因子招募到变应原入侵部位，并通过表面 FcεR I 与变应原特异性 IgE 抗体结合而被致敏参与过敏反应。鉴于嗜碱性粒细胞与肥大细胞作用基本相同；局部黏膜组织中嗜碱性粒细胞数量较肥大细胞显著减少，故文中不再强调提及。

表14-1   参与 I 型超敏反应的生物活性介质及其主要作用

	主要生物活性介质	介质产生细胞	主要生物活性作用
血管活性物质	组胺	肥大细胞	①使小静脉 / 毛细血管扩张通透性增强； ②使支气管 / 胃肠道平滑肌收缩； ③促进黏膜杯状细胞分泌； ④参与过敏即刻反应
	VEGF 和 CGRP	肥大细胞	使局部血管扩张 / 渗漏，导致白细胞和血浆快速、大量进入过敏反应部位引发急性炎性水肿
脂类炎性介质	白三烯（LTs）	肥大细胞 嗜酸性粒细胞	①使小静脉 / 毛细血管扩张通透性增强； ②刺激支气管平滑肌强烈收缩； ③促进黏膜杯状细胞分泌； ④参与过敏即刻反应
	血小板活化因子（PAF）	肥大细胞 嗜酸性粒细胞	①募集活化血小板，使之释放组胺和 5- 羟色胺； ②募集活化肥大细胞、嗜酸性和中性粒细胞； ③参与过敏即刻反应
	前列腺素 D_2（PGD_2）	肥大细胞	①使小静脉 / 毛细血管扩张通透性增强； ②刺激支气管平滑肌收缩； ③促进黏膜杯状细胞分泌； ④趋化募集嗜酸性粒细胞； ⑤参与过敏即刻反应
趋化因子和细胞因子	CCL3（MIP-1α）	肥大细胞	①趋化募集单核 - 巨噬细胞、嗜酸性和中性粒细胞； ②参与过敏迟发相反应
	CXCL8（IL-8）	嗜酸性粒细胞	①趋化募集嗜碱性和中性粒细胞； ②参与过敏迟发相反应
	TNF-α	肥大细胞	①激活血管内皮和固有免疫细胞促进炎症反应； ②参与过敏迟发相反应
	IL-4、IL-13	肥大细胞	①诱导 B 细胞增殖分化和发生 IgE 类别转换； ② IL-13 可促进黏膜杯状细胞分泌和平滑肌收缩
	IL-3、IL-5、GM-CSF	肥大细胞 嗜酸性粒细胞	①刺激骨髓产生嗜酸性粒细胞； ② IL-5 可募集活化嗜酸性粒细胞； ③参与过敏迟发相反应

二、过敏即刻反应和迟发相反应

1. **过敏即刻反应**（immediate reaction）　是指变应原与患者致敏肥大细胞表面 IgE 抗体"桥联"结合后数秒 ~1 小时内发生的过敏反应（图 14-2）。致敏肥大细胞脱颗粒释放的组胺及其合成分泌的白三烯、前列腺素 D_2 和血小板活化因子等脂类介质是引发过敏即刻反应的主要生物活性介质。过敏即刻反应发生于皮下，可使局部皮肤出现红肿；过敏即刻反应发生于呼吸道，可因支气管平滑肌收缩和局部黏膜水肿而使患者气道狭窄出现呼吸困难。

2. **过敏迟发相反应**（late-phase reaction）　通常在变应原进入致敏患者体内 1 小时后发生，在 3 ~ 9 小时达到高峰，症状持续时间可超过 24 小时（图 14-2）。肥大细胞和嗜酸性粒细胞合成分泌的趋化因子和细胞因子是引发过敏迟发相反应的主要物质，例如：① CCL3 和 CXCL8 等趋化因子可将血液中单核细胞、中性粒细胞和嗜酸性粒细胞招募到过敏反应部位参与过敏迟发相反应；② IL-3、IL-5、GM-CSF 可刺激骨髓产生嗜酸性粒细胞参与过敏迟发相反应；③ TNF-α 可刺激血管内皮细胞、中性粒细胞、单核细胞、嗜酸性粒细胞活化，产生更多促炎细胞因子和其他炎症介质参与过敏迟发相反应。

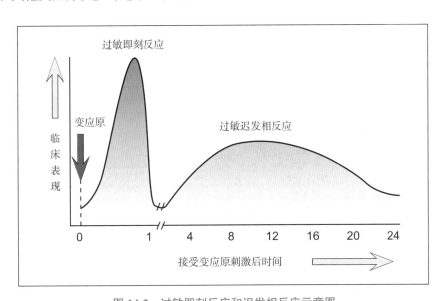

图 14-2　过敏即刻反应和迟发相反应示意图

①即刻反应：变应原进入致敏患者体内数秒 ~1 小时内发生的过敏反应

②迟发相反应：变应原进入致敏患者体内 1 小时后发生、持续时间超过 24 小时的过敏反应

三、Ⅰ型超敏反应的发生过程和作用机制

Ⅰ型超敏反应发生过程和作用机制可分为以下三个阶段：① IgE 抗体产生及效应细胞募集和致敏阶段；②效应细胞脱颗粒释放和分泌生物活性介质阶段；③生物活性介质作用于组织细胞产生效应阶段。

1. **IgE 抗体产生及效应细胞募集和致敏阶段**　IgE 抗体产生过程如图 14-3 所示，简述如下：①变应原通过黏膜上皮细胞进入体内后首先被局部黏膜组织中未成熟 DC（朗格汉斯细胞）摄取，上述未成熟 DC 经淋巴管迁徙到局部黏膜相关淋巴组织后发育成熟为并指状 DC；②成熟 DC 可将变应原加工产物表达于细胞表面供变应原特异性 $CD4^+$ 初始 T 细胞识别使之活化，并在 IL-4 诱导下发育分化为变应原特异性 Th2 细胞；③ B 细胞作为专职 APC 可摄取并将变应原加工产物表达于细胞表面，供变应原特异性 Th2 细胞识别使之活化；④活化 Th2 细胞通过表面膜结合效应分子 CD40L 及其分泌的 IL-4、IL-5、IL-13 等细胞因子，可诱导 B 细胞增殖分化为能够产生变应原特异性 IgE 抗体的浆细胞；⑤上述浆细胞返回变应原进入的黏膜组织后，可合成分泌变应原特异性 IgE 抗体。黏膜组织中的 ILC2 被局部黏膜上皮 / 血管内皮细胞产生的 TSLP、IL-25 和 IL-33 激活后，可通过合成分泌 IL-4、IL-5、IL-13 等细胞因子参与 Th2 细胞介导的体液免疫应答。效应细胞募集和致敏过程如图 14-3 所示，简述如下：①在变应原刺激黏膜上皮细胞产生的趋化因子 CCL11 和黏膜结缔组织中活化 ILC2 产生的 CCL11 和 IL-5、IL-9 等细胞因子作用下，表面具有相应受体 CCR3、IL-9R、IL-5R 的肥大细胞和嗜酸性粒细胞可被招募到变应原进入的黏膜组织中参与过敏性炎症反应；②其中肥大细胞通过表面 FcεR I 与局部黏膜组织中浆细胞合成分泌的 IgE 抗体结合而成为致敏肥大细胞。黏膜相关淋巴组织中的效应 Th2 细胞分泌的 CCL11、IL-5、IL-9 等细胞因子也参与上述效应细胞的趋化募集。

2. 效应细胞脱颗粒释放和分泌生物活性介质阶段　相应变应原进入体内与致敏肥大细胞表面两个或两个以上相邻 IgE 抗体"桥联"结合，可使其活化脱颗粒释放组胺等血管活性物质；同时合成分泌 LTs、PGD_2、PAF 及 TNF-α、IL-3、IL-5、GM-CSF 等细胞因子引发过敏性炎症反应（图 14-3）。肥大细胞和嗜酸性粒细胞可被局部微环境中 IL-9、PAF 或 IL-5 直接激活，通过产生组胺、LTs、PGD_2 及 IL-3、IL-5、GM-CSF 等细胞因子参与过敏性炎症反应（图 14-3）；嗜酸性粒细胞释放的主要碱性蛋白或过氧化物酶可激发肥大细胞脱颗粒释放组胺参与和促进过敏性炎症反应。

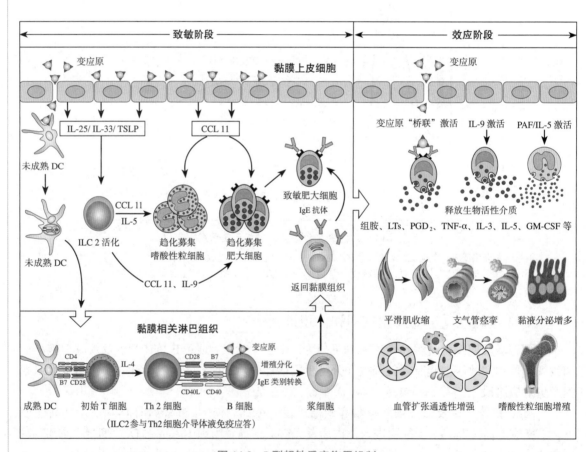

图 14-3　I 型超敏反应作用机制

①成熟 DC 将抗原加工产物提呈给初始 T 细胞后，在 IL-4 作用下可使之发育分化为 Th2 细胞；② B 细胞接受变应原刺激后，在 Th2 细胞协助下可增殖分化为浆细胞产生变应原特异性 IgE 抗体；③局部微环境中 CCL11、IL-5、IL-9 等细胞因子可将肥大细胞和嗜酸性粒细胞招募到变应原入侵黏膜组织中，肥大细胞通过表面 FcεR I 与 IgE 抗体结合而被致敏；④变应原与致敏肥大细胞表面相邻 IgE 抗体"桥联"结合或在 IL-9、IL-5、PAF 直接作用下，可使致敏肥大细胞或使肥大细胞、嗜酸性粒细胞活化，通过脱颗粒释放组胺、分泌脂类炎性介质、趋化因子和细胞因子引发过敏性炎症反应

3．**生物活性介质作用于组织细胞产生效应阶段**　上述效应细胞可通过产生组胺等血管活性物质、脂类炎性介质、趋化因子和细胞因子引发过敏相关临床症状。

（1）组胺等血管活性物质：肥大细胞和嗜碱性粒细胞释放的组胺可使小静脉/毛细血管扩张通透性增强，导致局部炎性水肿或出现全身过敏反应；可使支气管/胃肠道平滑肌收缩，导致支气管痉挛出现气道狭窄或胃肠道反应等相关症状。肥大细胞产生的 CGRP 和 VEGF 可刺激血管扩张/渗漏，使白细胞和血浆快速大量进入过敏反应部位引发急性炎性水肿。

（2）脂类炎性介质：肥大细胞和嗜酸性粒细胞合成分泌的 LTs、PAF 和 PGD_2 具有以下主要作用：①使小静脉/毛细血管扩张通透性增强，导致局部黏膜炎性水肿或出现全身过敏反应；②使支气管/胃肠道平滑肌强烈收缩，导致支气管痉挛出现气道狭窄或胃肠道反应等相关症状；③可促进黏膜杯状细胞分泌黏液，加之气道狭窄可影响气道通畅；④可募集活化中性粒细胞和血小板参与和扩大局部过敏性炎症反应。

（3）趋化因子和细胞因子：①肥大细胞产生的 CCL3 和嗜酸性粒细胞产生的 CXCL8 可募集单核细胞、巨噬细胞、中性粒细胞、嗜酸/嗜碱性粒细胞参与过敏迟发相反应；②肥大细胞产生的 TNF-α 可激活血管内皮细胞和多种免疫细胞参与过敏迟发相反应；③肥大细胞和嗜酸性粒细胞合成分泌的 IL-3、IL-5、GM-CSF 可刺激骨髓产生大量嗜酸性粒细胞，其中 IL-5 还可募集活化嗜酸性粒细胞参与和引发过敏迟发相反应。

四、临床常见的 I 型超敏反应性疾病

临床常见的 I 型超敏反应性疾病主要包括：①全身过敏反应引发的急性荨麻疹、药物过敏性休克和食物过敏性休克等；②局部过敏反应引发的过敏性鼻炎、季节性鼻结膜炎、过敏性哮喘和过敏性胃肠炎等。

1．**全身过敏反应**（systemic anaphylaxis）　通常是指某些药物、动物免疫血清和蜂毒作为变应原直接注入或某些药物/食物变应原从肠道迅速吸收进入过敏体质个体血液，导致全身沿血管周围结缔组织分布的致敏肥大细胞或其他效应细胞脱颗粒释放和产生一系列生物活性介质引发的过敏反应。

（1）急性荨麻疹（acute urticaria）：是机体针对某些能够通过血液循环进入皮肤组织中的外来变应原产生的一种轻症全身过敏反应。患者皮肤血管周围结缔组织中致敏肥大细胞被相应变应原激活后，可通过释放大量组胺等血管活性胺类物质引起全身瘙痒和一种称之为播散性风团与潮红反应（wheal and flare reaction）的皮肤不规则隆起斑块。该病临床特点是患者"风疹斑块"产生快、消失亦快且不留痕迹。

（2）药物过敏性休克（anaphylactic shock of drugs）：青霉素、头孢菌素、链霉素和普鲁卡因等药物均可引发过敏性休克，其中以青霉素类药物引发的过敏性休克最为常见。青霉素在某些过敏体质人体内可作为半抗原，以其具有抗菌活性的高反应性 β- 内酰胺环与宿主自身蛋白共价结合形成青霉素修饰蛋白（penicillin-modified protein）。此种青霉素修饰蛋白可被宿主免疫细胞视为非己外来抗原而引发免疫应答产生青霉素半抗原特异性 IgE 抗体，并与肥大细胞/嗜碱性粒细胞表面 FcεR I 结合形成致敏效应细胞后使机体处于对青霉素致敏的状态。青霉素致敏个体再次接受青霉素注射后，可因全身致敏肥大/嗜碱性粒细胞脱颗粒释放组胺等血管活性物质和产生白三烯等脂类炎性介质，而使全身毛细血管床开放导致患者有效血容量减少、血压降低引发过敏性休克。青霉素 β 内酰胺环结构在弱碱性注射液中不够稳定，这不仅影响青霉素抗菌活性，还可促使青霉素与宿主自身蛋白结合形成青霉素修饰蛋白诱导机体产生青霉素特异性 IgE 抗体。故临床规定青霉素注射液应在临用前配制，放置 2 小时后不可使用。临床发现少数人在初次注射青霉素时也可发生过敏性休克，这可能与其曾经使用过被青霉素污染的注射器等医疗器械或吸入空气中青霉菌孢子使机体处于致敏状态有关。

（3）食物过敏性休克（anaphylactic shock of foods）：是过敏体质人群摄入某些食物后产生的全身过敏反应。花生、坚果、海鲜作为临床常见的食物变应原经消化道吸收入血后，重症患者可因全身毛细血管扩张有效血容量减少导致循环衰竭而发生过敏性休克。在美国，每年死于食物过敏性休克的患者约 150 人，其中绝大多数死亡病例是因进食花生、坚果、海鲜所致。

（4）血清过敏性休克（anaphylactic shock of serum）：临床应用动物免疫血清（如破伤风抗毒素、白喉抗毒素、蛇毒抗血清）进行治疗或紧急预防时，有些患者可因曾经注射或接触过相同变应原已被致敏而发生过敏性休克，重症患者如不及时抢救可在短时间内死亡。

2. 局部过敏反应（local anaphylactis）　常因吸入花粉、尘螨、真菌孢子等变应原或摄入某些食物引发，主要包括过敏性鼻炎、季节性鼻结膜炎、过敏性哮喘和过敏性胃肠炎。

（1）过敏性鼻炎（allergic rhinitis）：是过敏体质人群针对花粉等吸入性变应原产生的一种 IgE 介导的局部过敏反应。其发生机制以花粉过敏为例，简述如下：①花粉与鼻腔上皮细胞接触时，可将其可溶性蛋白质释放并弥散至鼻黏膜下；②鼻黏膜下致敏肥大细胞通过表面 IgE 抗体与花粉相关变应原"桥联"结合而被激活；③活化肥大细胞通过释放组胺等生物活性物质，可使患者出现鼻痒、打喷嚏、鼻塞、流涕和鼻黏膜发炎等症状。上述变应原沉积在眼结膜引发的局部过敏反应称为过敏性结膜炎（allergic conjunctivitis）。患者主要表现为眼睛刺痒、流泪、结膜充血发炎。临床发现过敏性鼻炎患者随着患病时间和年龄的增长，发展为过敏性哮喘的人数比例在显著增加。

（2）季节性鼻结膜炎（seasonal rhinoconjunctivitis）：通常由环境中随季节变化产生的变应原，如每年春季某些花、草、树木的花粉或秋天产生的豚草花粉及某些真菌孢子引发。上述随季节变化产生的变应原与过敏体质人群鼻黏膜和眼结膜接触后，可进入相关黏膜结缔组织、并与局部致敏肥大细胞表面 IgE 抗体"桥联"结合而使之活化，通过释放组胺和产生白三烯等一系列生物活性介质使患者出现临床相关症状。

（3）过敏性哮喘（allergic asthma）：是由变应原特异性 IgE 抗体介导产生的较为严重的呼吸道过敏性疾病。过敏性哮喘包括即刻反应介导产生的急性反应和迟发相反应介导产生的慢性炎症性反应。过敏性哮喘急性反应是由下呼吸道黏膜致敏肥大细胞被相关变应原激活引发，可在数十秒内引起支气管收缩、黏液分泌增多、血管扩张通透性增强，从而导致患者因气道狭窄和局部黏膜水肿而出现呼吸困难，重症患者如未能及时治疗可危及生命。过敏性哮喘慢性炎症反应通常在患者接触变应原后 3 ~ 9 小时达到高峰，其症状持续时间延长，超过 24 小时。气道黏膜下活化肥大细胞和嗜酸性粒细胞产生的 CCL3、CXCL8、TNF-α、IL-5、GM-CSF 等细胞因子是引发哮喘慢性炎症反应的主要生物活性介质。它们可刺激血管内皮细胞活化表达参与血细胞黏附外渗的膜分子和 CCL2 等趋化因子，将血液中单核细胞、嗜酸/嗜碱和中性粒细胞招募并在过敏性炎症部位活化后产生炎性介质使患者症状持续时间延长。哮喘慢性炎症反应反复发作可引发气道高反应性和使呼吸道平滑肌层增生导致气道壁增厚和纤维化。在过敏性哮喘慢性炎症反应患者中，有些可因气道高反应性而对某些非免疫原性刺激物，如香料或易挥发刺激物产生应答导致哮喘发作。

（4）过敏性胃肠炎（allergic gastroenteritis）：是由食物变应原进入过敏体质人群消化道黏膜组织后与局部致敏肥大细胞表面 IgE 抗体"桥联"结合，使之脱颗粒释放和产生相关生物活性介质介导产生的局部过敏反应性疾病。患者主要表现为恶心、呕吐、腹痛、腹泻等胃肠道症状。IgE 介导的食物过敏与非 IgE 介导的食物不耐受（food intolerance）临床症状相似而作用机制不同。食物不耐受通常是因代谢缺陷所致，例如缺乏乳糖分解酶的人群服用牛奶后出现的胃肠道症状。

五、Ⅰ型超敏反应防治原则

通过询问过敏史和进行皮肤试验查明确定变应原，避免与之接触是预防Ⅰ型超敏反应发生的有效方法。药物和食物等变应原较易查明确定，也能避免再次接触或服用；花粉、尘螨和真菌孢子等变应原虽能查明确定，但难以避免再次接触，可采用脱敏疗法进行防治。临床对症治疗采用的抗组胺药、β_2 受体激动剂和皮质类固醇等药物通常只能减轻症状、防止疾病急性发作或挽救危重者生命，而不能治愈疾病。新型过敏反应抑制疗法的深入研究和临床应用有望获得令人满意的防治效果。

（一）确定变应原

1. **皮肤试验** 通常是将容易引起过敏反应的药物、生物制品或其他可疑变应原稀释后（青霉素 50U、抗毒素血清 1∶100、花粉 1∶10000、尘螨 1∶100000），取 0.1ml 在受试者前臂内侧做皮内注射，15～20 分钟后观察结果，以局部皮肤出现红晕、风团直径大于 1cm 为皮试阳性。

2. **血清总 IgE 测定** 血清总 IgE 含量升高虽然不能说明受试者对何种变应原过敏，但对鉴别受试者是否可能罹患Ⅰ型超敏反应性疾病有重要意义。统计资料表明，78% 的Ⅰ型超敏反应患者血清总 IgE 含量高于 110 Ku/L，84% 的非过敏反应性疾病患者血清总 IgE 含量低于 25 Ku/L，约 20% 的过敏反应患者血清特异性 IgE 升高而总 IgE 含量正常。

3. **血清特异性 IgE 检测** 受试者血清中变应原特异性 IgE 含量升高，对确定患者对何种变应原过敏具有重要诊断意义。早期常采用放射免疫吸附实验检测变应原特异性 IgE 含量。目前已有商品化定量特异性 IgE 含量的方法，其中 CAP 变应原检测系统操作简单、判读迅速，将待检血清加入 CAP 检测系统，只需 3～4 小时即可获得检测结果。该系统对花粉、尘螨、动物皮屑、牛奶、鸡蛋、坚果等变应原检测的灵敏度和特异性高达 90%～100%。

（二）脱敏治疗

1. **特异性变应原脱敏疗法** 对已查明而难以避免接触的花粉、尘螨和真菌孢子等变应原，可采用小剂量、间隔较长时间（开始数周，以后数月）、反复多次皮下注射相应变应原的方法进行脱敏治疗。变应原脱敏疗法在过敏性鼻炎和季节性鼻结膜炎等过敏反应疾病中已取得较好疗效，其作用机制如下：①改变变应原进入途径可使机体产生大量变应原特异性 IgG 类抗体，而使 IgE 类抗体应答降低；②变应原特异性 IgG 类抗体又称封闭抗体，可通过与致敏效应细胞表面特异性 IgE 类抗体竞争结合相应变应原的作用方式，减轻和缓解Ⅰ型超敏反应患者的临床症状；③诱导产生变应原特异性 Treg 细胞，后者通过合成分泌 IL-10 或 TGF-β 可减轻或抑制过敏性炎症反应的发生。

2. **异种免疫血清脱敏疗法** 抗毒素皮试阳性但又必须使用者，可采用小剂量（0.1ml → 0.2ml → 0.3ml →…）、短间隔（20～30min）多次注射，在 24 小时内将治疗剂量抗毒素全部注入体内的方法进行脱敏治疗。其作用机制可能是：①小剂量变应原进入体内与有限数量致敏细胞作用后释放的生物活性介质较少，不足以引起明显的临床症状；②相关生物活性介质作用时间较短，在体内快速降解而无累积效应；③短时间内小剂量多次注射抗血清，可使体内致敏细胞分期、分批脱敏，最终全部解除致敏状态后再给患者大量注射抗血清就不会发生过敏反应。但此种脱敏是暂时的，经一定时间后机体又可重新处于致敏状态。

（三）药物防治

1. **抑制生物活性介质合成和释放的药物** ①色甘酸二钠可稳定细胞膜，阻止致敏效应细胞脱颗粒释放生物活性介质；②肾上腺素和异丙肾上腺素可通过激活腺苷酸环化酶，促进 cAMP 合成而使 cAMP 浓度升高；甲基黄嘌呤和氨茶碱可通过抑制磷酸二酯酶，阻止 cAMP 分解而使 cAMP 浓度升高；二者殊途同归均可抑制靶细胞脱颗粒释放生物活性介质；③脂氧合酶抑制剂，如齐留通（zileuton）可抑制白三烯生成，缓解过敏性哮喘患者的临床症状；④环氧合酶抑制剂，如阿司匹林可抑制前列腺素生成，减轻和缓解Ⅰ型超敏反应患者临床症状。

2．生物活性介质拮抗剂 ①苯海拉明、氯苯那敏、异丙嗪等抗组胺药物，可通过与组胺竞争结合效应器官细胞膜上的组胺受体而产生抗组胺作用；②扎鲁司特（zafirlukast）和孟鲁司特（montelukast）作为平滑肌细胞、内皮细胞、黏膜细胞表面白三烯受体拮抗剂，可有效缓解过敏性哮喘患者的临床症状。

3．改善效应器官反应性的药物 ①肾上腺素不仅可解除支气管平滑肌痉挛，还能使外周毛细血管收缩导致患者血压升高，对抢救过敏性休克具有重要作用；②硫酸沙丁胺醇（salbutamol sulfate）等吸入性 β_2- 肾上腺素能受体激动剂可有效缓解急性哮喘发作；③葡萄糖酸钙、氯化钙、维生素 C 等除具有解痉作用外，还能降低毛细血管通透性和减轻皮肤黏膜炎症反应。

（四）新型过敏反应抑制疗法

1．人源化 IgE 单克隆抗体 针对 IgE 抗体 Fc 功能区的单克隆抗体，如奥马珠单克隆抗体（omalizumab）主要用于过敏性鼻炎和慢性过敏性哮喘的防治。此种单克隆抗体与变应原特异性 IgE 抗体结合后可通过空间位阻作用，抑制变应原特异性 IgE 抗体与肥大细胞 / 嗜碱性粒细胞表面 FcεRI 结合，并使上述效应细胞表面 FcεRI 表达下调有效减轻患者致敏状态。

2．抗 IL-5 单克隆抗体 可抑制骨髓产生嗜酸性粒细胞；研究发现，用抗 IL-5 单克隆抗体阻断 IL-5 的作用，可使动物外周血嗜酸性粒细胞数显著减少；临床采用抗 IL-5 单克隆抗体，即美泊珠单克隆抗体（mepolizumab）治疗重症嗜酸性粒细胞性哮喘可获得较好疗效。

第二节 Ⅱ型超敏反应

Ⅱ型超敏反应（type Ⅱ hypersensitivity）是由 IgG 或 IgM 类抗体与靶细胞表面相应抗原结合后，在补体系统、吞噬细胞、NK 细胞参与下引发的以细胞溶解破坏或组织损伤为主要特征的病理性免疫反应。Ⅱ型超敏反应又称细胞毒型超敏反应或细胞溶解型超敏反应；此外还包括一类特殊的Ⅱ型超敏反应，即抗体刺激型和抗体阻抑型超敏反应。

一、Ⅱ型超敏反应的发生机制

1．靶细胞及其表面抗原 正常组织细胞、改变的自身组织细胞、被抗原或半抗原结合修饰的自身组织细胞均可成为Ⅱ型超敏反应中被攻击杀伤的靶细胞。靶细胞表面的抗原主要包括：①正常存在于血细胞表面的同种异型抗原，如 ABO 血型抗原、Rh 抗原和 HLA 抗原；②外源性抗原与正常组织细胞之间具有的共同抗原，如链球菌胞壁成分与心脏瓣膜或关节组织糖蛋白之间的共同抗原；③感染和理化因素所致改变的自身抗原；④结合在自身组织细胞表面的药物半抗原或抗原 - 抗体复合物。

2．靶细胞破坏损伤机制 参与Ⅱ型超敏反应的抗体主要是 IgG 和 IgM 类抗体，上述抗体与靶细胞表面相应抗原特异性结合后，在补体系统、吞噬细胞和 NK 细胞参与下可使靶细胞溶解破坏。Ⅱ型超敏反应发生机制如图 14-4 所示，简述如下。

（1）补体激活介导的细胞损伤破坏机制：①IgG 或 IgM 类抗体与靶细胞表面相应抗原结合后可通过激活补体经典途径，在靶细胞膜上形成 C5b6789 攻膜复合物而使靶细胞溶解破坏；②补体裂解产物 C3b 以其断裂端与相邻游离靶细胞结合后，其羧基端（C 端）可被表面具有 C3bR 的吞噬细胞识别结合，即通过 C3b 介导的非特异性调理作用定向吞噬杀伤靶细胞。

（2）IgG 类抗体介导的细胞损伤破坏机制：① IgG 类抗体与游离靶细胞表面相应受体结合后，其 Fc 段可被表面具有 IgG Fc 受体的吞噬细胞识别结合，即通过 IgG 介导的特异性调理作用定向杀伤靶细胞；② IgG 类抗体与固定组织细胞表面相应抗原结合后，其 Fc 段可被表面具有 IgG Fc 受体（FcγRⅢ）的 NK 细胞或吞噬细胞识别结合，从而导致上述效应细胞活化定向释放颗粒酶、穿孔素或蛋白水解酶等细胞毒性介质，即通过抗体依赖细胞介导的细胞毒作用（ADCC 效应）使组织靶细胞溶解破坏。此外，体内某些针对细胞表面受体的自身抗体与组织细胞表面相应受体结合后，可导致组织细胞功能低下或亢进而非损伤破坏。

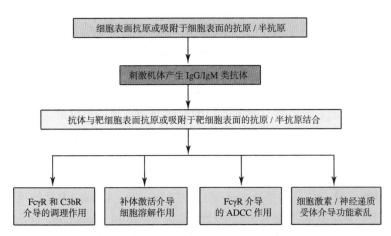

图 14-4　Ⅱ型超敏反应发生机制示意图

抗体与靶细胞表面抗原结合后，可通过激活补体经典途径产生攻膜复合物而使靶细胞溶解破坏；通过 C3b 或 IgG 抗体介导的调理作用，可增强吞噬细胞对靶细胞的吞噬杀伤作用；通过 IgG 抗体介导的 ADCC 效应杀伤破坏靶细胞；通过刺激或抑制细胞表面激素或神经递质受体使靶细胞功能亢进或低下

二、Ⅱ型超敏反应相关的疾病

1. 输血反应　多发生于 ABO 血型不符的输血，如将 A 型供血者的血液误输给 B 型受血者时，可因供者 A 型血红细胞与受者血清中 IgM 类天然血型抗 A 抗体结合而使补体经典途径激活，产生攻膜复合物导致红细胞溶解破坏引起输血反应。

2. 新生儿溶血症　包括母子间 Rh 血型不符引起的新生儿溶血症和母子间 ABO 血型不符引起的新生儿溶血症：前者临床少见，症状较重，可以预防；后者临床多见，症状较轻，目前尚无有效预防措施。

（1）Rh 血型不符引起的新生儿溶血症：血型为 Rh⁻ 的母亲由于输血、流产或分娩等原因接受 Rh⁺ 红细胞表面相应抗原刺激后可产生 IgG 类 Rh 抗体，此类免疫血型抗体可通过胎盘进入胎儿体内。当体内产生 Rh 抗体的 Rh⁻ 母亲妊娠或再次妊娠且胎儿血型为 Rh⁺ 时，母体内 IgG 类 Rh 抗体通过胎盘进入胎儿体内后能与其红细胞表面 Rh 抗原结合，并通过激活补体系统或 IgG 抗体介导的调理吞噬作用使胎儿红细胞溶解破坏，从而导致流产、死产或发生新生儿溶血症。产后 72 小时内给母体注射抗 Rh 抗体及时清除进入母体内的 Rh⁺ 红细胞，可有效预防再次妊娠时发生新生儿溶血症。

（2）ABO 血型不符引起的新生儿溶血症：母亲为 O 型、胎儿为 A 型或 B 型引发的新生儿溶血症临床多见，其发生机制简述如下：母体内 IgM 类天然血型抗体不能通过胎盘屏障进入胎儿体内，与此类新生儿溶血症的发生无关；分娩时少量进入母体内的胎儿红细胞可通过表面 A 或 B 血型物质刺激母体产生 IgG 类抗 A 或抗 B 抗体，上述 IgG 类血型抗体通过胎盘进入胎儿体内后能与其红细胞结合，并通过激活补体经典途径而使红细胞溶解破坏引发新生儿溶血症。鉴于胎儿血清或某些组织中也存在 A、B 血型物质，上述血型物质能与红细胞表面 A 或 B 血型物质竞争结合 IgG 类血型抗体，故 ABO 血型不符引发的新生儿溶血症症状相对较轻，通常可自然痊愈。

3. 自身免疫性溶血性贫血 患者服用甲基多巴类药物或被某些病毒感染后，可因其红细胞膜表面成分发生改变而刺激机体产生抗红细胞抗体。此类抗体与红细胞表面相应抗原表位特异性结合后，可通过激活补体系统使红细胞溶解破坏引发自身免疫性溶血性贫血。

4. 药物过敏性血细胞减少症 青霉素、磺胺、安替比林和奎尼丁等药物半抗原可通过与血细胞膜蛋白或血浆蛋白结合而获得免疫原性，并刺激机体产生药物半抗原特异性 IgG 类抗体。上述抗体与携带相关药物半抗原的红细胞、粒细胞或血小板结合后，可通过激活补体系统产生攻膜复合物、IgG 介导的调理吞噬、抗体依赖细胞介导的细胞毒（ADCC）作用，使上述血细胞溶解破坏引发药物溶血性贫血、粒细胞减少症或血小板减少性紫癜。

5. 肺出血 - 肾炎综合征 又称 Goodpasture 综合征，临床以肺出血和进行性肾衰竭为特征，严重者可死于肺出血和尿毒症。其发病原因可能与病毒或细菌感染导致肺泡基底膜抗原改变，诱导机体产生相应 IgG 类自身抗体有关。鉴于肺泡基底膜和肾小球基底膜具有共同抗原表位，因此抗肺泡基底膜自身抗体既能与肺泡基底膜结合又能与肾小球基底膜结合，并通过激活补体系统和在吞噬细胞、NK 细胞参与作用下使肺泡和肾小球基底膜发生破坏损伤。

6. 弥漫性甲状腺肿 是一种特殊的 II 型超敏反应，即抗体刺激型超敏反应，又称 Graves 病。患者体内产生针对甲状腺细胞表面促甲状腺激素（thyroid stimulating hormone, TSH）受体的自身抗体是引发疾病的主要原因。上述自身抗体与甲状腺细胞表面 TSH 受体结合后，可持续刺激甲状腺细胞合成分泌大量甲状腺激素引起甲状腺功能亢进（图 14-5）。

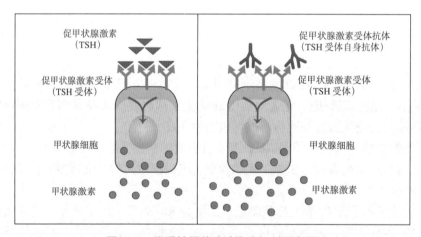

图 14-5 弥漫性甲状腺肿发病机制示意图
①生理条件下，TSH 与甲状腺细胞表面相应受体结合可刺激甲状腺激素合成分泌；②病理情况下，针对 TSH 受体的自身抗体与甲状腺细胞表面 TSH 受体结合后可持续刺激甲状腺激素合成分泌

7. 重症肌无力 是一种特殊的 II 型超敏反应，即抗体阻抑型超敏反应。患者体内产生针对肌肉突触后膜上乙酰胆碱受体（acetylcholine receptor, ACh-R）的自身抗体是引发疾病的主要原因。重症肌无力作用机制如图 14-6 所示：骨骼肌肌肉突触后膜与运动神经末梢紧密相邻，上述自身抗体与肌肉突触后膜上乙酰胆碱受体结合可使其内化降解，并由此导致骨骼肌细胞对运动神经元释放的乙酰胆碱的反应性降低，使患者出现进行性肌无力等临床症状。

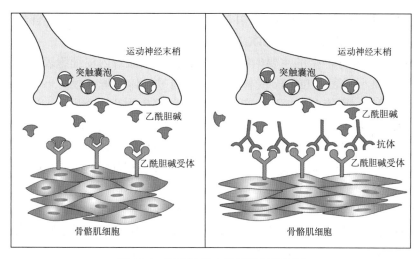

图 14-6　重症肌无力发病机制示意图

①生理条件下，神经末梢释放的乙酰胆碱与相应受体结合后可使骨骼肌收缩；②病理情况下，乙酰胆碱受体特异性抗体与相应受体结合后可阻断乙酰胆碱作用导致骨骼肌松弛无力

第三节　Ⅲ型超敏反应

Ⅲ型超敏反应（type Ⅲ hypersensitivity）又称免疫复合物型超敏反应或血管炎型超敏反应。该型超敏反应是由中分子可溶性免疫复合物沉积于毛细血管或 IgG 类抗体与相应可溶性抗原在皮肤黏膜组织结合形成免疫复合物后，通过激活补体系统和在血小板、嗜碱性粒细胞、肥大细胞、中性粒细胞等效应细胞参与作用下引发的以充血水肿、局部组织细胞坏死和中性粒细胞浸润为主要特征的病理性免疫反应。

一、Ⅲ型超敏反应的发生机制

中分子可溶性循环免疫复合物或皮肤黏膜组织中形成的免疫复合物是引发Ⅲ型超敏反应的主要物质。现以中分子可溶性循环免疫复合物引发的Ⅲ型超敏反应为例，简述其发病机制。

1. 中分子可溶性循环免疫复合物形成　血循环中可溶性抗原与相应 IgG 或 IgM 类抗体结合可形成抗原 - 抗体复合物。上述循环免疫复合物形成的大小与抗原和抗体的比例有关：抗原与抗体比例适合时形成的大分子免疫复合物易被吞噬细胞吞噬清除；抗原或抗体过剩时形成的小分子可溶性免疫复合物可通过肾小球滤出；只有当抗原量略多于抗体或抗体量略多于抗原时形成的中等大小可溶性免疫复合物（沉降系数为 19s），才能随血液循环沉积在毛细血管基底膜引发Ⅲ型超敏反应。研究发现：机体吞噬细胞功能低下，不能及时清除循环免疫复合物是引发Ⅲ型超敏反应的主要原因之一。

2. 中分子可溶性循环免疫复合物沉积引发组织细胞损伤　中分子可溶性循环免疫复合物在管腔狭窄 / 血流缓慢的毛细血管内皮细胞表面沉积后，可通过激活补体系统、血小板和在嗜碱性粒细胞、中性粒细胞参与作用下引起炎症反应和组织细胞损伤（图 14-7）。

（1）补体系统激活介导产生的主要生物学效应：沉积在血管内皮细胞表面的免疫复合物激活补体系统后产生的过敏毒素（C3a/C5a）可使嗜碱性粒细胞活化，产生组胺等血管活性介质从而导致血管扩张 / 通透性增强引起局部组织充血水肿（图 14-7A）；同时可因内皮细胞间隙增大而使免疫复合物沉积于血管内皮细胞间隙之中，扩大补体和血小板活化介导产生的生物学效应（图 14-7A）。补体裂解产物 C5a 可将中性粒细胞招募到免疫复合物沉积部位，参与炎症反应引发组织细胞损伤（图 14-7B）；补体攻膜复合物（C5b6789）在局部组织细胞表面形成后可通过补体依赖的细胞毒作用（CDC）使组织细胞溶解破坏。

（2）血小板活化介导产生的主要生物学效应：沉积在血管内皮细胞表面的免疫复合物通过其抗体 Fc 段与血小板表面 IgG Fc 受体结合，或通过补体裂解片段 C3b 与血小板表面 C3b 受体结合相互作用后，可使血小板活化产生 5- 羟色胺等生物活性介质。上述血管活性胺类物质可使血管扩张 / 通透性增强从而导致局部组织充血水肿；同时可因内皮细胞间隙增大而使免疫复合物沉积于血管内皮细胞间隙之中，扩大血小板和补体活化介导产生的生物学效应（图 14-7A）。此外，血小板与受损血管内皮细胞结合后可使其黏附于血管内皮表面并不断聚集，同时激活凝血系统促进微血栓形成从而导致局部组织缺血 / 出血和坏死（图 14-7B）。

（3）中性粒细胞募集活化介导产生的主要生物学效应：中性粒细胞浸润是Ⅲ型超敏反应主要病理学特征之一。在补体裂解产物 C5a 趋化作用下，中性粒细胞被招募到免疫复合物沉积部位后，通过其表面 IgG Fc 受体与免疫复合物中 IgG Fc 段结合而被激活释放溶酶体酶等多种蛋白水解酶类物质，对免疫复合物沉积部位血管内皮细胞和基底膜等组织细胞产生溶解破坏作用（图 14-7B）。

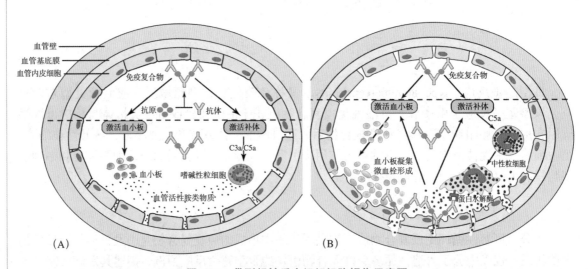

图 14-7　Ⅲ型超敏反应组织细胞损伤示意图

（A）免疫复合物通过激活补体产生过敏毒素诱导嗜碱性粒细胞活化，产生组胺等血管活性物质导致血管扩张通透性增强

（B）免疫复合物沉积于血管内皮细胞间隙导致血小板和中性粒细胞活化，产生血管活性胺类物质和蛋白水解酶类物质使局部组织充血水肿和组织细胞溶解破坏

综上所述，中分子可溶性循环免疫复合物引发Ⅲ型超敏反应的作用机制如图 14-8 所示：沉积在毛细血管内皮细胞表面的中分子免疫复合物首先激活补体系统产生过敏毒素（C3a/C5a）和 C3b 等功能性片段：前者（C3a/C5a）可使嗜碱性粒细胞脱颗粒释放组胺；后者（C3b）可激活血小板使之产生 5- 羟色胺等血管活性胺类物质。上述血管活性胺类物质可使局部毛细血管扩张通透性增强从而导致局部组织充血水肿；同时可因血管内皮细胞间隙增大而使免疫复合物沉积于血管内皮细胞间隙之中，进一步扩大补体和血小板活化介导产生的生物学效应。补体裂解产物 C5a 可将中性粒细胞趋化募集到免疫复合物沉积部位，使之活化并通过释放溶酶体酶等多种蛋白水解酶使局部组织细胞损伤；血小板与受损血管内皮细胞黏附并不断聚集，同时激活凝血系统在毛细血管内形成微血栓导致局部组织缺血 / 出血和坏死。

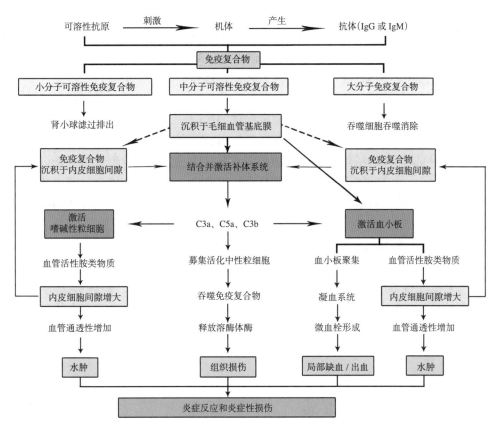

图 14-8　Ⅲ型超敏反应的发生和作用机制示意图

中分子可溶性免疫复合物沉积于毛细血管内皮细胞表面后可通过激活补体系统、嗜碱性粒细胞、中性粒细胞和血小板，引起炎症反应和组织细胞损伤

二、Ⅲ型超敏反应相关的疾病

Ⅲ型超敏反应相关疾病包括：①免疫复合物在皮肤黏膜组织中沉积引发的局部免疫复合物病，如 Arthus 反应和类 Arthus 反应；②循环免疫复合物引发的全身免疫复合物病，如血清病、链球菌感染后肾小球肾炎和类风湿关节炎。

1. Arthus 反应　一种实验性局部Ⅲ型超敏反应。1903 年 Arthus 发现用马血清经皮下反复免疫家兔数周后，再次给家兔注射马血清时可在注射局部出现红肿、出血和坏死等剧烈炎症反应，并将此种现象称为 Arthus 反应。Arthus 反应发生机制简述如下：①马血清作为可溶性抗原经皮下反复免疫后，可诱导机体产生高效价马血清特异性 IgG 抗体；②上述 IgG 抗体通过血液循环进入皮下毛细血管周围组织后，能与再次皮下注射的马血清结合形成免疫复合物；③上述免疫复合物可通过激活补体系统产生过敏毒素（C3a/C5a）而使局部组织中肥大细胞活化；④活化肥大细胞可通过释放组胺等生物活性介质而使血管扩张通透性增强，这不仅能够引发局部组织充血水肿，还有助于血管内中性粒细胞向免疫复合物存在部位渗出；⑤过敏毒素 C5a 还可招募中性粒细胞进入免疫复合物存在部位，并使之活化释放多种蛋白水解酶类物质引发局部炎症反应和损伤。

2. 类 Arthus 反应　研究发现：①局部反复注射胰岛素也可刺激机体产生相应 IgG 类抗体，若此时再次注射胰岛素即可出现红肿、出血和坏死等与 Arthus 反应类似的局部炎症反应和损伤；②长期吸入某种真菌孢子或含有动/植物蛋白的粉尘也可刺激机体产生相应 IgG 类抗体，当上述可溶性抗原与相应抗体在肺泡和肺泡间质内结合形成免疫复合物后，可引发临床称之为超敏反应性肺炎的局部炎症反应和损伤。

3. 血清病   通常在初次大量注射抗毒素，如破伤风抗毒素或抗蛇毒素等异种动物免疫血清后 1～2 周发生，患者主要临床症状是发热、皮疹、淋巴结肿大、关节肿痛和一过性蛋白尿等。血清病是由于患者体内已经产生抗毒素抗体而抗毒素尚未完全清除，二者结合形成中分子可溶性循环免疫复合物所致。血清病具有自限性，停止注射抗毒素后症状可自行消退。应用大剂量青霉素、磺胺类药物等也可引起类似血清病样的反应。

4. 链球菌感染后肾小球肾炎   一般发生于 A 族溶血性链球菌感染后 2～3 周，此时患者已产生抗链球菌抗体而体内链球菌裂解产物尚未完全清除，二者结合形成中分子可溶性循环免疫复合物沉积在肾小球基底膜上可引发免疫复合物型肾炎，即链球菌感染后肾小球肾炎。此类免疫复合物型肾炎也可在其他病原微生物如葡萄球菌、肺炎链球菌、乙型肝炎病毒或疟原虫感染后发生。

5. 类风湿关节炎   病因复杂尚未完全阐明，可能与病毒或支原体等病原微生物在体内反复持续感染有关。目前认为，上述病原体或其代谢产物能使体内 IgG 分子发生变性，从而刺激机体产生抗变性 IgG 的自身抗体。这种自身抗体以 IgM 为主，临床称之为类风湿因子（rheumatoid factor, RF）。上述自身变性 IgG 与类风湿因子结合形成的免疫复合物反复沉积于小关节滑膜可不断募集中性粒细胞，并使之活化产生多种酶类物质和促炎细胞因子从而导致滑膜组织或软骨发生炎性损伤引发类风湿关节炎。

第四节   Ⅳ型超敏反应

Ⅳ型超敏反应（type Ⅳ hypersensitivity）是由抗原特异性效应 T 细胞与相应抗原结合作用后引发的以单个核细胞浸润和组织细胞损伤为主要特征的病理性免疫反应。Ⅳ型超敏反应通常在患者再次接受相应抗原刺激后 24～72 小时方可出现，又称迟发型超敏反应（delayed type hypersensitivity, DTH）。参与Ⅳ型超敏反应的效应细胞主要包括 CD4$^+$Th1 细胞、CD8$^+$CTL、巨噬细胞，也包括 CD4$^+$Th17 细胞和中性粒细胞。

一、Ⅳ型超敏反应的发生机制

Ⅳ型超敏反应发生机制与细胞免疫应答机制基本相同，只是前者可产生对机体有害的免疫病理损伤，而后者产生对机体有益的免疫保护作用。

Ⅳ型超敏反应如图 14-9 所示，简述如下：临床常见Ⅳ型超敏反应通常是由胞内寄生菌、某些病毒或化学物质诱导产生；摄取上述病原体等抗原性异物或被胞内病原体感染的专职 APC（树突状细胞）可将外源 / 内源性抗原加工产物以抗原肽 -MHC Ⅱ / Ⅰ类分子复合物形式表达于细胞表面，供抗原特异性 CD4$^+$ 初始 Th 细胞或 CD8$^+$ 初始 CTL 识别、使之活化增殖分化为 CD4$^+$ 效应 Th 细胞或 CD8$^+$ 效应 CTL，简称效应 T 细胞。

1. 效应 T 细胞介导产生的炎症反应和组织损伤   效应 Th1 细胞通过表面 TCR-CD3 复合体及其辅助受体 CD4 分子与专职 APC 表面相关抗原肽 -MHC Ⅱ类分子复合物结合相互作用后，①可通过分泌 IFN-γ 和 TNF-α 等 Th1 型细胞因子介导产生炎症反应和诱导巨噬细胞活化参与炎症反应引发组织细胞损伤；②通过分泌 IL-3 和 GM-CSF 可促进骨髓产生单核细胞使炎症反应部位巨噬细胞得到补充，增强或扩大炎症反应引发的组织细胞损伤。效应 CTL 通过表面 TCR-CD3 复合体及其辅助受体 CD8 分子与胞内病原体感染等靶细胞表面相关抗原肽 -MHC Ⅰ类分子复合物结合相互作用后，可通过释放颗粒酶、穿孔素、分泌 LT-α 和表达 FasL 等作用方式使相关组织细胞溶解破坏或发生凋亡。

2. 巨噬细胞活化促进炎症反应和组织损伤　巨噬细胞不仅是专职 APC，也是参与 IV 型超敏反应的重要效应细胞。效应 Th1 细胞产生的 IFN-γ 可直接激活局部组织巨噬细胞，使其合成分泌 CCL2、CXCL8 和 CCL5 等趋化因子及 IL-1、TNF-α 等促炎细胞因子，参与和促进炎症反应。效应 Th1 细胞和活化巨噬细胞产生的 TNF-α 可诱导局部血管内皮细胞活化，表达一系列与血液中白细胞黏附和外渗相关的功能分子；同时在活化血管内皮细胞和巨噬细胞产生的 CCL2、CXCL8 和 CCL5 等趋化因子作用下，可将血液中单核细胞、中性粒细胞和淋巴细胞招募到感染或抗原存在部位参与和促进炎症反应，其中单核细胞可发育分化为新的组织巨噬细胞。上述组织巨噬细胞被效应 Th1 细胞产生的 IFN-γ 激活后，可通过合成分泌趋化因子、促炎细胞因子、脂类炎症介质、释放 ROI、NO、溶酶体酶等细胞毒性介质促进炎症反应引发的组织细胞损伤。

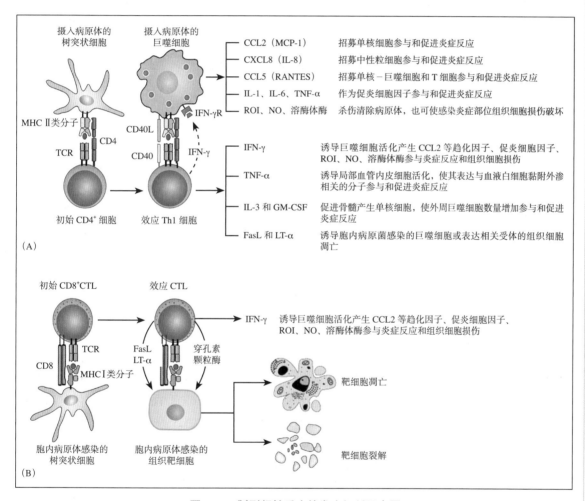

图 14-9　IV 型超敏反应的发生机制示意图

（A）效应 Th1 细胞通过表面 TCR/CD4 分子与巨噬细胞表面相应抗原肽 -MHC II 类分子复合物结合相互作用后，通过产生不同类型的细胞因子介导的主要生物学作用；（B）效应 CTL 通过表面 TCR/CD8 分子与胞内病原体感染等靶细胞表面相应抗原肽 -MHC I 类分子复合物结合相互作用后，通过产生细胞毒性介质和 IFN-γ 介导的主要生物学作用

二、IV 型超敏反应相关的试验和疾病

1. 结核菌素试验（tuberculin test）　是用来检测受试者是否被结核分枝杆菌感染或 BCG（卡介苗）疫苗接种是否成功的一种皮肤迟发型超敏反应，又称 Mantoux 试验。结核菌素是从结核分枝杆菌中获得的一种多肽和多糖复合提取物。受试者上臂皮内注射适量结核菌素后，若

在 24～72 小时内注射部位皮肤出现红肿、硬结，则为皮试阳性。组织切片显示，真皮和表皮发生以单核细胞、巨噬细胞和淋巴细胞浸润为主的病理学改变。

结核菌素引发迟发型超敏反应的过程和作用机制简述如下：①结核菌素作为抗原注入受试者皮下组织后首先被局部组织巨噬细胞摄取，使其活化并将抗原加工产物以抗原肽-MHC Ⅱ类分子复合物形式表达于细胞表面供 CD4⁺Th 细胞识别；②活化巨噬细胞产生的趋化因子 CCL5 可将结核菌素特异性 CD4⁺Th1 细胞招募到抗原注射部位，并通过表面 TCR-CD3 复合体及其辅助受体 CD4 分子与上述组织巨噬细胞表面相应抗原肽-MHC Ⅱ类分子复合物结合而被激活；③活化 Th1 细胞通过合成分泌 TNF-α 和 LT-α 可诱导局部血管内皮细胞活化，使其表达与血液中白细胞黏附相关的膜分子和产生 CCL2、CXCL8 等趋化因子；同时在局部活化巨噬细胞产生的 CCL2、CCL5 等趋化因子协同作用下，使血液中单核细胞、淋巴细胞和周围组织中的巨噬细胞趋化募集到结核菌素注入部位参与局部炎症反应；④活化 Th1 细胞产生的 IFN-γ 可激活上述组织巨噬细胞，使其合成分泌 IL-1、IL-6、TNF-α 等促炎细胞因子和释放 ROI、NO、溶酶体酶等细胞毒性介质，导致局部血管扩张通透性增强引起局部炎性水肿和组织细胞损伤；⑤活化 Th1 细胞产生的 IL-3 和 GM-CSF 可刺激骨髓产生单核细胞，使外周组织巨噬细胞数量不断增加，并通过产生 IL-1 等促炎细胞因子及 ROI、NO、溶酶体酶等细胞毒性介质促进局部炎症反应和组织细胞损伤。

2. 过敏性接触性皮炎（allergic contact dermatitis）　包括 CD4⁺Th 细胞和 CD8⁺CTL 介导产生两种类型。致敏抗原通常是具有高反应性的小分子化合物，其中非脂溶性化学物质作为半抗原能与皮肤组织中某些自身抗原结合形成半抗原化蛋白而被专职 APC 摄取，并通过 MHC Ⅱ类分子加工提呈途径激活 CD4⁺Th1 细胞介导产生过敏性接触性皮炎；某些脂溶性化学物质可直接进入皮肤角质细胞或上皮细胞等非专职 APC 内，并与胞质内某些自身蛋白结合形成半抗原化蛋白后，通过 MHC Ⅰ类分子加工提呈途径激活 CD8⁺CTL 介导产生过敏性接触性皮炎。

（1）非脂溶性致敏化学物质引发的过敏性接触性皮炎：三硝基氯苯作为非脂溶性致敏化学物质，诱导相应 CD4⁺Th1 细胞活化介导产生过敏性接触性皮炎的作用机制简述如下：①三硝基氯苯与皮下组织中某些自身蛋白共价结合形成的半抗原化蛋白（haptenated proteins）可被朗格汉斯细胞视为非己抗原性物质而将其摄取加工；②上述未成熟 DC 迁徙到相邻局部淋巴结后，可发育成熟为高表达半抗原化肽-MHC Ⅱ类分子复合物和 B7 等共刺激分子的并指状 DC；③上述成熟 DC 可激活相应 CD4⁺ 初始 T 细胞，使其增殖分化为半抗原特异性 CD4⁺Th1 细胞和相关记忆 T 细胞；④三硝基氯苯再次进入体内后可被真皮组织中巨噬细胞摄取加工，并以半抗原化肽-MHC Ⅱ类分子复合物形式表达于细胞表面供相应 CD4⁺Th1 细胞识别使其活化增殖分化为效应 Th1 细胞；⑤上述效应 Th1 细胞通过合成分泌 CCL5 等趋化因子，可吸引周围组织巨噬细胞和淋巴细胞进入半抗原沉积部位参与炎症反应；通过分泌 IFN-γ 可诱导局部组织巨噬细胞活化，合成分泌 IL-1、TNF-α 等促炎细胞因子介导产生炎症反应；通过分泌 TNF-α 可诱导局部血管内皮细胞表达参与白细胞黏附外渗相关的膜分子和 CCL2 等趋化因子，同时又可激活局部表皮角质细胞产生 CXCL8、CXCL10（IP-10）等趋化因子和促炎细胞因子增强局部炎症反应。在上述活化组织巨噬细胞、血管内皮细胞和表皮角质细胞产生的趋化和促炎细胞因子作用下，可使血液中单核细胞和中性粒细胞不断进入炎症反应部位，并使其活化产生更多促炎细胞因子及 ROI、NO、溶酶体酶等细胞毒性介质使局部皮肤炎症损伤加重；同时还可招募包括记忆 T 细胞在内的多种 T 淋巴细胞参与和增强皮肤迟发型超敏反应。

（2）脂溶性致敏化学物质引发的过敏性接触性皮炎：漆酚油（urushiol oil）作为脂溶性化学物质，诱导相应 CD8⁺CTL 活化介导产生过敏性接触性皮炎的作用机制简述如下：①漆酚油作为半抗原穿过皮肤屏障后可直接进入局部角质细胞和上皮细胞内，并与胞质中某些自身抗原结合形成漆酚油修饰蛋白；②上述半抗原化蛋白能够被胞质中蛋白酶体识别降解，并将其产物转运到内质网中与 MHC Ⅰ类分子结合形成半抗原化肽 -MHC Ⅰ类分子复合物；③该种半抗原化肽 -MHC Ⅰ类分子复合物能以分泌囊泡形式进入高尔基体，经糖基化修饰后转运至皮肤角质 / 上皮细胞表面供相应 CD8⁺CTL 识别、使之活化增殖分化为半抗原特异性 CD8⁺ 效应 CTL 和相关记忆 T 细胞；④上述 CD8⁺ 效应 CTL 通过表面 TCR/CD8 分子与皮肤组织细胞表面相应半抗原化肽 -MHC Ⅰ类分子复合物结合相互作用后，可通过释放穿孔素、颗粒酶、分泌 LT-α 和表达 FasL 等作用方式使上述皮肤组织细胞溶解破坏或发生凋亡；也可通过合成分泌 IFN-γ 等细胞因子激活巨噬细胞使之产生 IL-1、IL-6、TNF-α 等促炎细胞因子及 ROI、NO、溶酶体酶等细胞毒性介质引发皮肤炎症损伤；⑤相关记忆 T 细胞可参与和增强半抗原特异性 CD8⁺CTL 介导产生的皮肤迟发型超敏反应。

第五节 各型超敏反应比较及其与疾病的关系

根据超敏反应发生机制和临床特点可将其分为四种类型，但临床实际情况非常复杂，有些超敏反应性疾病可由多种免疫损伤机制引起：如系统性红斑狼疮引起的肾损伤主要由Ⅲ型超敏反应所致，而患者同时发生的血细胞减少症则起因于Ⅱ型超敏反应；链球菌感染后肾小球肾炎主要是由Ⅲ型超敏反应引起，也可由Ⅱ型超敏反应所致。同一抗原也可在不同条件下引起不同类型的超敏反应。如青霉素引发的超敏反应通常以过敏性休克、荨麻疹、哮喘等Ⅰ型超敏反应为主，亦可引起类似血清病样的Ⅲ型超敏反应；长期大剂量静脉注射还可引发由Ⅱ型超敏反应引起的溶血性贫血；反复多次局部涂抹则可造成由Ⅳ型超敏反应引起的接触性皮炎。此外，由青霉素引起的Ⅰ、Ⅲ和Ⅱ、Ⅳ混合型超敏反应病例也偶有发生。超敏反应分型及其特征比较如表 14-2 所示。

表14-2 超敏反应分型及其特征比较

反应类型	发生机制	病种举例
Ⅰ型超敏反应	① B 细胞接受变应原刺激后，在相关 Th2 细胞协同作用下增殖分化为浆细胞产生变应原特异性 IgE 抗体； ② 肥大 / 嗜碱性粒细胞通过表面 FcεRI 与 IgE 抗体结合后处于致敏状态； ③ 致敏效应细胞通过表面 IgE 抗体与变应原"桥联"结合后可被激活，产生一系列生物活性介质引发临床相关症状； ④ 效应 Th2 细胞和活化 ILC2 产生的趋化因子 CCL11 和 IL-5、IL-9 可直接募集活化肥大 / 嗜酸性粒细胞，产生一系列生物活性介质引发临床相关症状	药物过敏性休克 食物过敏性休克 急性荨麻疹 过敏性哮喘 过敏性鼻炎 过敏性鼻结膜炎 过敏性胃肠炎
Ⅱ型超敏反应	① IgG/IgM 类抗体与细胞表面抗原或附着在细胞表面的抗原 / 半抗原结合后，可激活补体经典途径形成攻膜复合物导致靶细胞溶解破坏； ② 在巨噬细胞和 NK 细胞参与下，通过调理吞噬和 ADCC 效应杀伤靶细胞； ③ 细胞表面激素 / 神经递质受体与相应自身抗体结合后，可使上述靶细胞功能亢进 / 低下	输血反应 新生儿溶血症 自身免疫性溶血性贫血 药物过敏性血细胞减少症 肺出血 - 肾炎综合征 弥漫性甲状腺肿 重症肌无力

续表

反应类型	发生机制	病种举例
Ⅲ型超敏反应	① 中分子可溶性免疫复合物沉积于血管内皮细胞表面 / 间隙或免疫复合物在皮肤黏膜下组织中形成； ② 激活补体经典途径产生补体裂解功能片段 C3a、C5a、C3b，上述功能片段可分别诱导肥大 / 嗜碱性粒细胞和血小板活化产生组胺和 5- 羟色胺，使毛细血管扩张通透性增强导致局部组织充血水肿； ③ C5a 可募集活化中性粒细胞产生溶酶体酶等多种蛋白水解酶使局部组织细胞损伤；血小板与受损血管内皮细胞黏附不断聚集，同时激活凝血系统在毛细血管内形成微血栓导致局部组织缺血 / 出血和坏死	Arthus 反应 类 Arthus 反应 血清病 类风湿关节炎 链球菌感染后肾小球肾炎
Ⅳ型超敏反应	① 抗原诱导初始 T 细胞活化，使之增殖分化为效应 Th1 细胞和效应 CTL； ② 效应 Th1 细胞再次接受相同抗原刺激后，通过合成分泌 IFN-γ、TNF-α、IL-3、GM-CSF 等细胞因子和在单核 - 巨噬细胞参与下引起炎症反应和组织细胞损伤； ③ 效应 CTL 接受靶细胞表面相应抗原刺激后，通过释放穿孔素、颗粒酶等细胞毒性物质使靶细胞溶解破坏或凋亡	结核菌素试验 过敏性接触性皮炎

小结

　　超敏反应是指机体对某些抗原初次应答后，再次接受相同抗原刺激时发生的一种以机体生理功能紊乱或组织细胞损伤为主要特征的病理性免疫反应。Ⅰ型超敏反应主要由变应原特异性 IgE 类抗体介导产生，肥大细胞、嗜酸 / 嗜碱性粒细胞是参与Ⅰ型超敏反应的主要免疫效应细胞；常见疾病主要包括过敏性休克、过敏性哮喘和过敏性鼻炎等。Ⅱ型超敏反应是 IgG 或 IgM 类抗体与靶细胞表面相应抗原结合后，激活补体系统和在吞噬细胞、NK 细胞参与下引发的以细胞溶解破坏为主的病理性免疫反应；常见疾病主要包括新生儿溶血症、自身免疫性溶血性贫血和药物过敏性血细胞减少症等。Ⅲ型超敏反应是 IgG 或 IgM 类抗体与可溶性抗原结合形成中分子可溶性免疫复合物后，激活补体系统和在血小板、嗜碱性粒细胞、中性粒细胞参与下引发的以充血水肿、局部组织坏死和中性粒细胞浸润为主要特征的病理性免疫反应；常见疾病主要包括血清病、类风湿关节炎、链球菌感染后肾小球肾炎等。Ⅳ型超敏反应是抗原特异性 CD4⁺Th1 细胞和 CD8⁺CTL 介导产生的以单个核细胞浸润和组织细胞损伤为主要特征的病理性免疫反应；相关试验和疾病包括结核菌素试验和过敏性接触性皮炎。有些超敏反应性疾病可由多种免疫损伤机制引起，如链球菌感染后肾小球肾炎可由Ⅲ型或Ⅱ型超敏反应引发。

复习思考题

　　1. 简述肥大细胞和嗜酸性粒细胞产生的生物活性介质及其主要作用。

　　2. 简述过敏即刻反应和迟发相反应及引发上述反应的生物活性介质。

　　3. 试述青霉素过敏性休克的发生机制和防治原则。

4．简述特异性变应原脱敏疗法和异种免疫血清脱敏疗法及其作用机制。

5．试述新生儿溶血症的发生机制和预防措施。

6．举例说明抗体刺激性超敏反应和抗体阻抑型超敏反应及其发生机制。

7．以 Arthus 反应或链球菌感染后肾小球肾炎为例，简述Ⅲ型超敏反应发生机制。

8．以过敏性接触性皮炎为例，简述Ⅳ型超敏反应发生机制。

（孔庆利　马新博　安云庆）

第 15 章 自身免疫病

免疫系统具有区分"自身"和"非己"的能力，对外来病原体等非己抗原能够产生适度免疫应答而将其清除，对自身抗原则处于无应答状态，即形成自身免疫耐受。但自身免疫耐受有一定限度，事实上在正常人体内仍有一定数量自身反应性 T、B 淋巴细胞克隆存在，并能对某些自身抗原发生应答产生天然自身抗体（nature autoantibody）和（或）自身反应性效应 T 细胞。上述自身免疫应答有助于清除体内衰老损伤或变性的自身组织细胞和成分，对维持机体生理平衡和自身稳定具有重要意义。自身免疫病（autoimmune disease）是机体自身免疫耐受机制失调或破坏，导致自身组织器官损伤或出现功能异常的免疫病理状态。自身免疫病种类很多，其诱因和临床表现各不相同，但有如下共同特征：①女性发病率高于男性，初发多在育龄阶段；②有明显的遗传倾向；③多呈反复发作和慢性迁延趋势，严重影响患者的工作和生活质量；④患者体内可检出高效价自身抗体和（或）自身反应性 T 细胞；⑤病情转归与自身免疫反应强度密切相关，应用免疫抑制剂治疗有效。

第一节 自身免疫病分类及其诱发因素和作用机制

一、自身免疫病的分类

自身免疫病临床表现复杂多样，尚无统一分类标准。根据自身抗原在组织器官中的分布，可将自身免疫病分为器官特异性自身免疫病和系统性自身免疫病。

器官特异性自身免疫病（organ specific autoimmune disease）是指患者病变通常只局限于具有某种自身抗原的特定器官，而极少累及其他组织器官的自身免疫病，如桥本甲状腺炎、2 型糖尿病（胰岛素抗性糖尿病）、1 型糖尿病（胰岛素依赖性糖尿病）和重症肌无力等。系统性自身免疫病（systemic autoimmune disease）是机体针对多种自身抗原产生的病变累及多个组织器官的病理性免疫反应，如系统性红斑狼疮、类风湿关节炎和多发性硬化症等（表 15-1）。

表15-1 几种常见的人类自身免疫病

自身免疫病	自身抗原	免疫效应分子和细胞	发病范围
桥本甲状腺炎	甲状腺球蛋白、甲状腺过氧化物酶	自身抗体	器官特异性
胰岛素抗性糖尿病	胰岛素受体	自身抗体	器官特异性
自身免疫性溶血性贫血	红细胞膜表面蛋白	自身抗体	器官特异性
重症肌无力	乙酰胆碱受体	自身抗体（阻断）	器官特异性
弥漫性甲状腺肿	促甲状腺激素受体	自身抗体（刺激）	器官特异性
交感性眼炎	眼晶状体蛋白（隐蔽抗原）	自身反应性 CTL	器官特异性

自身免疫病	自身抗原	免疫效应分子和细胞	发病范围
1 型糖尿病	胰岛 β 细胞	自身反应性 CTL、自身抗体	器官特异性
多发性硬化症（MS）	髓磷脂碱性蛋白	自身反应性 Th1 细胞	全身性（系统性）
强直性脊柱炎（AS）	脊柱关节抗原	自身抗体、免疫复合物	全身性（系统性）
类风湿关节炎（RA）	关节滑膜抗原、变性 IgG	自身抗体、免疫复合物	全身性（系统性）
系统性红斑狼疮（SLE）	DNA、核蛋白等	自身抗体、免疫复合物	全身性（系统性）

二、自身免疫病的诱发因素和作用机制

自身免疫病是因机体自身免疫耐受机制失调或破坏，导致体内自身反应性淋巴细胞异常或过度活化所致。自身免疫病诱发因素复杂，主要包括：①抗原相关因素，如隐蔽抗原释放、自身抗原性质改变、分子模拟和表位扩展；②免疫细胞和组织相关因素，如 T-B 细胞旁路活化、调节性 T 细胞异常、MHC 分子和共刺激分子表达异常；③遗传相关因素，如 HLA 与自身免疫病的相关性、Fas/FasL 等免疫相关基因缺陷与自身免疫病的相关性等。

（一）抗原相关因素

1. 隐蔽抗原释放　隐蔽抗原（sequestered antigen）是指正常情况下与免疫系统相对隔绝，即从未与适应性免疫细胞接触过的自身抗原成分。隐蔽抗原主要存在于脑、睾丸、眼睛等部位。在个体发育过程中，针对上述隐蔽自身抗原的自身反应性淋巴细胞因未能与之接触而被保留。在手术、外伤或感染等情况下，上述隐蔽抗原一旦暴露或释放即能与体内相应自身反应性淋巴细胞结合，使之活化产生免疫应答或引发自身免疫病。例如：①输精管结扎术或输精管损伤导致精子释放入血，可刺激机体产生抗精子抗体引发自身免疫性睾丸炎；②一侧眼外伤导致晶状体或葡萄膜色素蛋白释放刺激机体产生的效应 CTL 克隆，可对健侧眼组织发动攻击引发自身免疫性交感性眼炎。

2. 自身抗原性质改变　微生物感染、物理、化学等因素有可能使自身抗原发生改变，从而诱导机体产生免疫应答或引发自身免疫病。例如：①肺炎支原体感染导致红细胞表面抗原成分发生改变，可诱导机体产生抗红细胞抗体引发溶血性贫血；②变性自身 IgG 可刺激机体产生相应 IgM 类自身抗体（类风湿因子），二者结合形成的免疫复合物可引发类风湿关节炎等自身免疫病。

3. 分子模拟假说　共同抗原介导产生的交叉反应是建立分子模拟假说（molecular mimicry hypothesis）的实验和理论基础。分子模拟假说认为：某些微生物具有与人体正常组织细胞相同或相似的抗原表位，它们感染后诱导机体产生的抗体不仅能与微生物表面相应抗原表位结合，也能与人体正常组织细胞表面相关抗原表位结合，并在其他固有免疫细胞和分子参与下使上述自身组织细胞损伤引发相应自身免疫病。例如，A 族链球菌 M 蛋白与人心肌肌球蛋白具有相同的抗原表位，A 族链球菌感染后诱导机体产生的抗体不仅能与链球菌 M 蛋白抗原表位结合，也能与人心肌肌球蛋白相应抗原表位结合导致心肌损伤。

4. 表位扩展　根据抗原表位刺激机体产生免疫应答的强弱和先后，可将其分为原发表位和继发表位：原发表位（primary epitope）是抗原分子众多表位中最先诱导机体产生免疫应答的表位，又称优势表位（dominant epitope）；继发表位（secondary epitope）通常在机体后续免疫应答中发挥作用，包括抗原表面密度较低的表位或隐藏于抗原内部的隐蔽表位（cryptic epitope）。表位扩展（epitope spreading）是指机体免疫系统首先针对抗原优势表位发生免疫应答，但在不能有效清除抗原的情况下对低密度表位或清除抗原过程中暴露的隐蔽表位相继发生

免疫应答的现象。表位扩展是系统性红斑狼疮、类风湿关节炎等全身性自身免疫病迁延不愈和不断加重的主要原因之一。

（二）免疫细胞和组织相关因素

1. T-B 细胞旁路活化　B 细胞作为专职抗原提呈细胞，可通过其 BCR 直接识别结合抗原，并将其加工产物以抗原肽 -MHC Ⅱ类分子复合物形式表达于细胞表面，供相应 CD4⁺Th 细胞识别引发适应性免疫应答。上述 T 细胞与 B 细胞间的相互作用是由 TD 抗原将二者"桥联"结合介导产生。研究证实：①体内存在某些能够识别自身组织抗原成分的自身反应性 B 细胞，而缺乏能够识别同一自身组织抗原成分的自身反应性 T 细胞，因此上述自身反应性 B 细胞由于未能获得相应自身反应性 T 细胞协助而处于活化无能状态（图 15-1）；②T 细胞和 B 细胞在不识别同一 TD 抗原分子情况下，二者可通过"旁路活化"途径诱导 B 细胞活化产生抗体，例证如下：超抗原作为连接 T 细胞和 B 细胞的"桥梁"，既能与自身反应性 B 细胞表面 MHC Ⅱ类分子抗原肽结合槽外侧保守序列结合，又能与 Th 细胞表面 TCRβ 链可变区（Vβ3）外侧保守氨基酸序列结合，并由此导致 T-B 细胞相互作用，即通过 T-B 细胞"旁路活化"途径诱导自身反应性 B 细胞活化产生相应自身抗体。

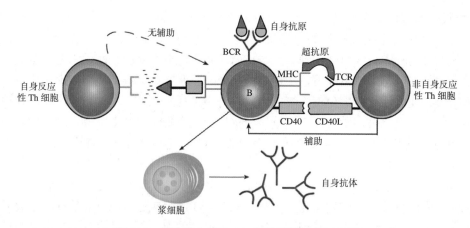

图 15-1　超抗原介导的 T-B 细胞旁路活化示意图

B 细胞接受自身抗原刺激后，因缺乏相应自身反应性 Th 细胞协助而不能活化；B 细胞表面 MHC Ⅱ类分子抗原肽结合槽和 T 细胞表面 TCR Vβ3 被超抗原"桥联"结合后，可诱导自身反应性 B 细胞活化产生自身抗体

2. 调节性 T 细胞异常　CD4⁺CD25⁺Foxp3⁺ 自然调节 T 细胞（nTreg）是一种具有免疫抑制作用的 T 细胞亚群，其功能异常是引发自身免疫病的主要原因之一。研究证实，nTreg 功能缺陷或 Foxp3 基因敲除小鼠易发生自身免疫病，将同系正常小鼠 nTreg 过继给上述小鼠则可抑制自身免疫病的发生。

3. MHC 分子和共刺激分子表达异常　体内某些组织细胞能够表达器官特异性自身抗原，但通常上述组织细胞不表达 MHC Ⅱ类分子或共刺激分子，因此不能将上述自身抗原以抗原肽 -MHC Ⅱ类分子复合物形式表达于细胞表面或因缺乏共刺激信号而无法诱导体内自身反应性 T 细胞产生免疫应答。某些微生物或其产物刺激机体产生的 IFN-γ 等细胞因子，可诱导上述组织细胞表达器官特异性自身抗原肽 -MHC Ⅱ类分子复合物和共刺激分子，从而能使相应自身反应性 T 细胞活化引发器官特异性自身免疫病。

（三）遗传相关因素

1. HLA Ⅰ/Ⅱ类基因与人类自身免疫病的相关性　研究发现：①重症肌无力、系统性红斑狼疮和 1 型糖尿病与 HLA-DR3 有关；②类风湿关节炎和寻常型天疱疮与 HLA-DR4 有关；③

肺出血 - 肾炎综合征和多发性硬化症与 HLA-DR2 有关；④强直性脊柱炎与 HLA-B27 有关；⑤桥本甲状腺炎与 HLA-DR5 有关。携带上述特定基因者与同种族健康人相比，相关自身免疫病的发生概率明显增高。

2．免疫相关基因与人类自身免疫病的关系　研究发现：① C1q 或 C4 基因缺陷个体可因清除免疫复合物能力减弱，使体内循环免疫复合物持续存在而易患系统性红斑狼疮；② Fas/FasL 基因缺陷个体可因活化诱导的细胞死亡机制出现障碍，而易患自身反应性淋巴细胞增殖综合征等自身免疫病；③ CTLA-4 等位基因突变个体可因产生无活性 CTLA-4 分子，而易患糖尿病和甲状腺疾病等自身免疫病。

3．性别与人类自身免疫病的关系　研究发现：①女性发生系统性红斑狼疮和多发性硬化症的概率比男性高 10 ~ 20 倍；②女性类风湿关节炎发病率为男性的 3 ~ 4 倍；③男性强直性脊柱炎发病率约为女性的 3 倍。

第二节　自身免疫病及其组织细胞损伤机制和防治原则

一、常见的自身免疫病

自身免疫病组织细胞损伤机制与某些超敏反应性疾病相同，许多自身免疫病已在超敏反应性疾病中论述，本节将对在超敏反应性疾病中尚未提及的几种常见自身免疫病进行简要介绍。

1．桥本甲状腺炎（Hashimoto's thyroiditis, HT）　是由体内甲状腺过氧化物酶特异性自身抗体或甲状腺球蛋白特异性自身抗体与甲状腺组织相应自身抗原结合后，通过抗体依赖性细胞介导的细胞毒作用（ADCC）和补体激活介导产生的细胞毒作用，使甲状腺组织损伤破坏或萎缩的一种器官特异性自身免疫病。病程早期患者没有临床症状，但可检出上述自身抗体；中期患者甲状腺轻度肿大、滤泡破坏，可检出高滴度自身抗体；晚期甲状腺萎缩、功能减退，出现明显临床症状。桥本甲状腺炎是最常见的自身免疫性甲状腺病，女性发病率是男性的 3 ~ 4 倍。

2．1 型糖尿病（diabetes mellitus type 1）　是由体内胰岛 β 细胞特异性自身反应性 CTL 和抗胰岛 β 细胞自身抗体作用于胰岛 β 细胞，使之损伤导致胰岛素分泌不足引发的器官特异性自身免疫病，又称胰岛素依赖性糖尿病（insulin-dependent diabetes mellitus, IDDM）。患者发病年龄多为 11 ~ 12 岁，可因胰岛素水平低下而使其糖代谢紊乱和血糖浓度增高，主要临床症状是多尿、烦渴、体重减轻和视力下降等。

3．多发性硬化（multiple sclerosis, MS）　是由体内髓磷脂碱性蛋白特异性 CD4$^+$Th1 细胞持续作用于中枢神经组织引发的慢性进行性中枢神经系统脱髓鞘病。患者反复出现短暂视觉、运动和触觉等神经功能障碍，最终导致全身瘫痪和中枢神经系统功能丧失。研究发现：①患者中枢神经组织布满脱髓鞘而形成的白斑，其内富含巨噬细胞、T 细胞和 B 细胞；②多数患者血清中含有高水平抗麻疹病毒抗体，目前认为 MS 发生可能与麻疹病毒感染有关。

4．系统性红斑狼疮（systemic lupus erythematosus, SLE）　是由抗 DNA、抗组蛋白等多种自身抗体与相应自身抗原结合形成的循环免疫复合物沉积于皮下、关节、肾小球基底膜等处，通过激活补体系统和固有免疫细胞使局部组织细胞发生损伤引发的全身性自身免疫病。患者多为育龄妇女，主要临床表现为发热、关节疼痛、面部红斑、血尿、蛋白尿、红细胞沉降率加快和高丙种球蛋白血症等。SLE 病因尚不明确，可能与易感患者发生持续性病毒感染或免疫调节功能紊乱，导致体内某些自身抗原发生改变或多克隆自身反应性 B 细胞过度活化有关。

二、自身组织器官和细胞损伤机制

自身免疫应答引发的组织器官或细胞损伤机制与超敏反应性疾病相同或相似。其中多数自身免疫病主要通过某种超敏反应机制引发；有些自身免疫病，如强直性脊柱炎、类风湿关节炎和系统性红斑狼疮，也可通过多种超敏反应机制引发。

1. **自身抗体介导的组织细胞损伤**　组织细胞特异性自身抗体与靶细胞表面相应抗原结合后，可通过经典 II 型超敏反应机制，即通过激活补体系统、调理吞噬和 ADCC 作用使上述组织细胞溶解破坏。自身免疫性血细胞减少症是典型的由抗血细胞自身抗体介导产生的自身免疫病。

2. **自身抗体介导的组织细胞功能异常**　某些针对组织细胞表面激素受体或神经递质受体的自身抗体，可通过模拟相应配体或竞争性抑制相应配体的作用方式使相关组织细胞功能发生紊乱引发自身免疫病。例如：①弥漫性甲状腺肿患者体内抗促甲状腺激素（TSH）受体的自身抗体与甲状腺上皮细胞表面 TSH 受体结合后，可模拟 TSH 刺激甲状腺上皮细胞合成分泌过量甲状腺激素引发甲状腺功能亢进；②重症肌无力患者体内抗乙酰胆碱受体（AchR）的自身抗体可通过与乙酰胆碱竞争结合神经肌肉接头处 AchR 的作用方式，对乙酰胆碱产生抑制或阻断作用从而导致患者出现肌肉无力等临床症状。

3. **自身抗原 - 抗体复合物介导的组织器官损伤**　自身抗体与相应可溶性抗原结合形成的循环免疫复合物，可通过以 III 型超敏反应为主的作用机制引发全身性自身免疫病。如类风湿关节炎患者体内由类风湿因子（IgM 类自身抗体）与相应抗原（变性自身 IgG）结合形成的循环免疫复合物沉积于皮肤、关节、肾小球等处毛细血管基底膜后，可通过激活补体系统、嗜碱性粒细胞、中性粒细胞而使多种组织细胞损伤引发全身性自身免疫病。

4. **自身反应性 T 细胞介导的组织细胞损伤**　某些自身免疫病主要由自身反应性 $CD4^+Th1$ 细胞或 $CD8^+CTL$ 介导产生，其组织细胞损伤机制与 IV 型超敏反应相同。自身反应性 Th1 细胞可通过释放 Th1 型细胞因子和在活化巨噬细胞参与作用下，使局部组织细胞发生慢性炎症性损伤；自身反应性 $CD8^+CTL$ 则可通过对局部自身组织细胞表面相应自身抗原肽 -MHC I 类分子复合物的识别结合而使上述组织细胞溶解破坏或发生凋亡。举例如下：①多发性硬化患者体内髓磷脂碱性蛋白特异性 $CD4^+Th1$ 细胞可持续作用于中枢神经组织，引发慢性炎症性脱髓鞘病；② 1 型糖尿病患者体内胰岛 β 细胞特异性 $CD8^+CTL$ 可持续杀伤胰岛 β 细胞，导致胰岛素分泌不足引发胰岛素依赖性糖尿病。

三、自身免疫病的治疗原则

自身免疫病最佳治疗方案是帮助机体恢复正常免疫耐受状态，但因人工诱导免疫耐受方法尚未成功建立而使上述目标难以实现。目前临床治疗方案除控制发病诱因外，主要采用抑制或阻断体内病理性自身免疫应答方法以缓解或减轻患者临床症状。现行和试验性治疗方案举例如表 15-2 所列。

表15-2　自身免疫病的治疗

治疗方案	作用机制
现行治疗	
注射甲状腺激素治疗桥本甲状腺炎	补充缺失的激素
注射胰岛素治疗糖尿病	补充缺失的激素
口服阿司匹林治疗关节肿痛	非激素类消炎药

续表

治疗方案	作用机制
口服布洛芬治疗关节肿痛	非激素类消炎药
口服泼尼松	抑制炎症反应
口服硫唑嘌呤	抑制 T/B 细胞活化
口服 / 注射环磷酰胺	抑制 T/B 细胞活化
口服 / 注射环孢素 A	抑制 T 细胞产生 IL-2
可溶性 TNF-α 受体治疗类风湿关节炎	抑制 TNF 介导产生的炎症反应和细胞损伤
抗 TNF-α 单克隆抗体治疗类风湿关节炎	抑制 TNF 介导产生的炎症反应和细胞损伤
IL-1R 拮抗剂治疗类风湿关节炎	抑制 IL-1 介导产生的炎症反应
试验治疗	
CTLA-4-Ig 治疗多发性硬化症	高亲和力结合 B7 分子,抑制 T 细胞活化;
抗 CD40L 治疗多发性硬化症	阻断 CD40L 与 CD40 结合,抑制 B 细胞活化
髓鞘碱性蛋白治疗多发性硬化症	口服激素产生免疫耐受

小结

　　自身免疫病是机体自身免疫耐受机制失调或破坏,导致自身组织器官损伤或出现功能异常的免疫病理状态。自身免疫病可分为器官特异性自身免疫病和系统性自身免疫病两类:前者通常只局限于具有某种自身抗原的特定器官,后者病变累及多个组织器官。自身免疫病发生因素包括抗原相关因素、免疫细胞和组织相关因素及遗传相关因素。自身抗体或自身抗体与相应可溶性抗原结合形成的免疫复合物可介导组织细胞损伤及功能异常;自身反应性 Th1 细胞或 CTL 介导的组织细胞损伤机制与Ⅳ型超敏反应相同。自身免疫病临床治疗除控制发病诱因外,可采用抑制或阻断体内病理性自身免疫应答等方法以缓解或减轻患者临床症状。

复习思考题

1. 简述自身免疫病及其共同特征。
2. 试述自身免疫病诱发抗原相关因素及其作用机制。
3. 简述某些自身免疫病易迁延不愈和不断加重的主要原因。
4. 简述桥本甲状腺炎和 1 型糖尿病的发生机制。
5. 试述自身免疫病组织细胞 / 器官损伤或功能异常作用机制及典型疾病。

（白　虹　姚　智）

第16章

免疫缺陷病

免疫缺陷病（immunodeficiency disease, IDD）是免疫系统先天发育障碍或后天感染损伤等原因所致免疫功能低下或缺陷引发的一组临床综合征。按其发病原因，可分为原发性（先天性）免疫缺陷病和继发性（获得性）免疫缺陷病两大类。免疫缺陷病种类很多，临床表现形式多样，但通常具有以下共同特点：①患者对病原体易感性增加，临床表现为反复感染且难以控制；②感染性质和严重程度主要取决于免疫缺陷的类型，如体液免疫缺陷、吞噬细胞缺陷、补体缺陷导致的感染主要由化脓性细菌引起，而细胞免疫缺陷导致的感染主要由病毒、真菌、胞内寄生菌和原虫引起；③细胞免疫缺陷病患者易发肿瘤，特别是淋巴系统恶性肿瘤；④患者常伴发自身免疫病、超敏反应和炎症性疾病；⑤多数免疫缺陷病患者有遗传倾向，约 1/3 为常染色体遗传，1/5 为性染色体隐性遗传。

第一节　原发性免疫缺陷病

原发性免疫缺陷病（primary immunodeficiency disease, PIDD）是由于免疫系统遗传基因异常或先天发育障碍所致免疫功能不全或缺失引发的疾病。PIDD 大致分为五类：抗体缺陷为主的免疫缺陷病、原发性 T 细胞缺陷病、联合免疫缺陷病、吞噬细胞缺陷、补体系统缺陷。

一、抗体缺陷为主的免疫缺陷病

抗体缺陷为主的免疫缺陷病是指 B 细胞发育缺陷或 B 细胞 Ig 类别转换机制失调引发的以抗体生成或功能缺陷为特征的免疫缺陷病，主要包括 X 连锁无丙种球蛋白血症、X 连锁高 IgM 综合征、选择性 IgA 缺陷等（表 16-1）。

1. **X 连锁无丙种球蛋白血症**（X-linked agammaglobulinemia, XLA）　是最常见的原发性 B 细胞免疫缺陷病，因其首次被 Bruton 报道，故又称 Bruton 病。该病为 X 连锁隐性遗传，女性为携带者，男性婴儿出生后 6~9 个月开始发病；临床以反复化脓性细菌感染为主要特征，约 20% 的患儿伴有自身免疫病。患者外周血和淋巴组织中成熟 B 细胞、浆细胞及各类 Ig 减少或缺失，但外周血 T 细胞数目和功能正常。该病是因位于 X 染色体（Xq22）上 B 细胞酪氨酸激酶（B cell tyrosine kinase, Btk）基因缺陷导致 B 细胞成熟障碍所致。*Btk* 基因突变或缺失导致 B 细胞酪氨酸激酶合成障碍可使 B 细胞发育停滞在前 B 细胞阶段，从而导致患者成熟 B 细胞减少或缺失。

2. **X 连锁高 IgM 综合征**（X-linked hyper immunoglobulin M syndrome, XHIM）　是一种较为罕见的以抗体缺陷为主的免疫缺陷病，约 70% 的患者呈 X 连锁隐性遗传，多见于男性。患者血清中 IgG、IgA、IgE 水平明显降低或缺乏而 IgM 含量正常或代偿性升高，临床表现为反复发生细菌性感染和卡氏肺孢子菌病等机会感染，上述所见提示患者体液免疫功能缺陷与其细胞免疫功能缺陷密切相关。研究证实：患者可因 X 染色体（Xq26）上 *CD40L* 基因突变导致

CD4⁺Th 细胞不能表达或表达无功能 CD40L，导致 B 细胞不能获得共刺激信号而使血清 IgG、IgA、IgE 含量显著降低或缺失。

3. **选择性 IgA 缺陷**（selective IgA deficiency）　是一种常见的以 IgA 缺陷为主的原发性免疫缺陷病，病因尚未查明。患者血清 IgA 和分泌型 IgA 含量极低，IgG、IgM 水平正常或略高。多数患者无明显临床症状或仅表现为呼吸道和消化道的轻度感染；少数患者可反复出现严重感染，常伴有类风湿关节炎（RA）和系统性红斑狼疮（SLE）等自身免疫病。

表16-1　抗体缺陷为主的免疫缺陷病及其发生机制

疾病名称	发生机制	免疫功能缺陷
X 连锁无丙种球蛋白血症	Btk 基因突变或功能缺陷	成熟 B 细胞和各类 Ig 减少或缺失
X 连锁高 IgM 综合征	CD40L 基因突变或功能缺陷	IgM 含量升高，其余各类 Ig 水平低下
选择性 IgA 缺陷	尚未确定	血清和分泌型 IgA 水平低下或缺失

二、原发性 T 细胞缺陷病

原发性 T 细胞缺陷病（primary T cell immunodeficiency）　是 T 细胞分化发育或功能出现障碍引发的以细胞免疫功能低下为主，同时体液免疫功能也受损的一类免疫缺陷病（表 16-2）。

1. **先天性胸腺发育不全**（congenital thymic aplasia）　是因妊娠早期胎儿第 Ⅲ、Ⅳ 咽囊障碍，导致胸腺、甲状旁腺、主动脉弓和面部器官发育不全所致的疾病，又称 DiGeorge 综合征。患者 T 细胞数目减少而 B 细胞数目正常，接受抗原刺激后其细胞免疫应答和体液免疫应答能力显著下降。患者易被胞内寄生菌、病毒和真菌感染，接种牛痘、麻疹等减毒活疫苗后可导致全身感染甚至死亡。

2. **T 细胞活化与功能缺陷**　T 细胞膜分子表达异常或细胞内信号转导分子缺陷，可使 T 细胞在识别、活化、发育和功能等多方面出现障碍。例如：① TCR 表达异常或缺失可影响 T 细胞的识别功能；② CD3 分子 γ、ε 或 δ 链变异或缺失可使胞内信号转导受阻影响 T 细胞活化；③ *ZAP-70* 基因突变可阻断 TCR-CD3 复合体分子胞内的信号转导，并能影响 CD8⁺T 细胞的正常发育；④ *NF-AT* 基因缺陷可影响 T 细胞正常转录功能，使其 IL-2、IFN-γ 合成减少或 IL-2R 表达降低导致 T 细胞功能缺陷。

三、联合免疫缺陷病

联合免疫缺陷病（combined immunodeficiency disease, CID）　多见于新生儿和婴幼儿，是一类因 T、B 淋巴细胞发育或功能障碍导致患者细胞和体液免疫功能缺陷引发的疾病。联合免疫缺陷病包括重症联合免疫缺陷病（SCID）、毛细血管扩张性共济失调综合征和 Wiskott-Aldrich 综合征。本节摘要介绍如下几种重症联合免疫缺陷病（表 16-2）。

1. **X 连锁重症联合免疫缺陷病**（X-linked SCID, XSCID）　是因 IL-2 受体 γ 链基因突变和缺失引发的一种 X 连锁隐性遗传病，占 SCID 的 50%～60%。患儿外周血 T 细胞和 NK 细胞数量减少，细胞免疫功能缺陷；B 细胞数量正常，但因缺乏 T 细胞辅助而使血清 Ig 水平显著降低；患儿多因反复感染而死亡。IL-2 受体 γ 链是 IL-2R、IL-4R、IL-7R、IL-9R、IL-15R 和 IL-21R 等细胞因子受体所共有和参与信号转导的亚单位，其中 IL-7R 和 IL-15R γ 链信号转导障碍可影响 T 细胞和 NK 细胞早期发育，导致功能缺陷；IL-2R 和 IL-4R γ 链信号转导障碍可导致 B 细胞功能缺陷。

2. 腺苷脱氨酶缺陷引发的重症联合免疫缺陷病 是因腺苷脱氨酶（adenosine deaminase, ADA）基因突变或缺失引发的一种常染色体隐性遗传性疾病，约占 SCID 的 15%。患者可因缺失 ADA 而使淋巴细胞内核苷酸代谢产物 dATP 大量累积。dATP 对合成 DNA 所必需的核糖核酸还原酶具有抑制作用，可影响 T、B 淋巴细胞的发育、分化和成熟（表 16-2）。患者成熟淋巴细胞数目减少、功能受损，其细胞和体液免疫应答能力下降，常反复发生病毒、真菌或细菌感染。

3. 嘌呤核苷磷酸化酶缺陷引发的重症联合免疫缺陷病 是因嘌呤核苷磷酸化酶（purine nucleotide phosphorylase, PNP）基因突变或缺失引发的一种常染色体隐性遗传性疾病，约占 SCID 的 4%。患者可因缺失 PNP 而使鸟嘌呤核苷转化为鸟嘌呤通路和次黄嘌呤核苷肌苷转化为次黄嘌呤通路受阻，从而导致脱氧鸟苷（dG）和脱氧三磷酸鸟嘌呤核苷（dGTP）等代谢产物大量累积。上述代谢产物对合成 DNA 所需的核糖核酸还原酶具有抑制作用，可影响 T、B 淋巴细胞的增殖分化和成熟（表 16-2）。患者临床表现为成熟淋巴细胞数目减少、功能低下，其细胞和体液免疫应答能力下降，常反复发生病毒、细菌或真菌感染。

4. MHC 分子缺陷引发的重症联合免疫缺陷病

（1）MHC Ⅰ类分子缺陷：是因抗原加工相关转运体（TAP）基因突变引发的一种常染色体隐性遗传性疾病。患者可因不能将内源性抗原肽转运至内质网而使抗原肽 -MHC Ⅰ类分子在胸腺基质细胞和其他抗原提呈细胞表面的表达受到影响，结果导致患者 CD8$^+$T 细胞功能低下，常反复发生慢性呼吸道病毒感染（表 16-2）。

（2）MHC Ⅱ类分子缺陷：是因 MHC Ⅱ类分子相关调节基因突变引发的一种常染色体隐性遗传性疾病，又称Ⅱ型裸淋巴细胞综合征（type Ⅱ bare lymphocyte syndrome）。MHC Ⅱ类蛋白转录因子（CⅡTA、RFX5）突变，导致 MHC Ⅱ类分子功能障碍是引发此类疾病的主要原因。上述基因突变可使患者胸腺基质细胞和抗原提呈细胞表面 MHC Ⅱ类分子表达障碍，从而影响 CD4$^+$T 细胞的发育和增殖分化。患者细胞和体液免疫功能下降，对各类病原体的易感性显著增高，常因反复感染而死亡。

表16-2 原发性T细胞和联合免疫缺陷病及其发生机制

疾病名称	发病机制	免疫功能缺陷
原发性 T 细胞缺陷病		
先天性胸腺发育不全（DiGeorge 综合征）	胸腺发育不全	T 细胞发育和功能障碍 B 细胞介导的体液免疫功能下降
T 细胞活化与功能缺陷	TCR 表达异常 / 缺失	T 细胞识别活化功能障碍
	CD3 γ、ε、δ 链异常	T 细胞活化信号转导障碍
	ZAP-70 基因突变 / 缺失	T 细胞活化信号转导障碍
	NF-AT 基因突变 / 缺失	T 细胞功能障碍
重症联合免疫缺陷病		
X 连锁重症联合免疫缺陷病	IL-2R γ 链基因突变	T 细胞数目减少、功能障碍 B 细胞功能缺陷，血液 Ig 水平低下
腺苷脱氨酶缺陷	*ADA* 基因突变 / 缺失	T/B 细胞功能障碍，血液 Ig 水平低下
嘌呤核苷磷酸化酶缺陷	*PNP* 基因突变 / 缺失	T/B 细胞功能障碍，血液 Ig 水平低下
MHC Ⅰ类分子缺陷	*TAP* 基因突变	CD8$^+$T 细胞功能低下

续表

疾病名称	发病机制	免疫功能缺陷
MHC Ⅱ类分子缺陷	MHC Ⅱ类蛋白转录因子突变	CD4+T 细胞功能障碍，Ig 水平低下
其他联合免疫缺陷病		
毛细血管扩张性共济失调综合征	DNA 修复缺陷	T 细胞数目减少、功能受损
	PI3K 基因缺陷	IgA、IgG2 和 IgG4 减少或缺失
Wiskott-Aldrich 综合征	WAS 蛋白基因缺陷	T 细胞数目减少、功能受损
		血液 IgM 减少或缺失

四、吞噬细胞缺陷

吞噬细胞缺陷包括吞噬细胞数量减少和功能异常，患者临床表现为反复发生化脓性细菌或真菌感染，轻者仅累及皮肤黏膜，重者可因全身重要器官感染而危及生命。

1. **白细胞黏附缺陷**（leukocyte adhesion deficiency, LAD）　分为 LAD-1 和 LAD-2 两种类型，为常染色体隐性遗传性疾病。患者临床表现相似，均易反复发生细菌和真菌感染。LAD-1 是因 CD18 基因突变或缺陷导致白细胞表面整合素家族中具有共同 β2 亚单位（CD18）的 LFA-1、Mac-1（CR3）、P150/P95 等分子表达缺陷所致。患者吞噬细胞趋化、黏附和吞噬功能发生障碍，NK 细胞和 T 细胞趋化、激活和杀伤作用受损。LAD-2 是因岩藻糖转移酶基因突变导致白细胞和内皮细胞表面唾液酸化的路易斯寡糖（sialyl-Lewis^x）表达缺陷所致。患者白细胞或内皮细胞表面缺乏能与选择素家族成员结合的 sialyl-Lewis^x，可影响白细胞与内皮细胞之间的黏附作用。

2. **慢性肉芽肿病**（chronic granulomatous disease, CGD）　是因编码还原型辅酶Ⅱ氧化酶（NADPH oxidase）系统的基因缺陷引发的一种吞噬细胞功能缺陷性疾病，多数为 X 连锁隐性遗传，少数为常染色体隐性遗传。患者可因吞噬细胞不能产生足量超氧阴离子、过氧化氢和单态氧离子，而使摄入胞内的病原菌能够存活繁殖并随吞噬细胞游走播散至其他组织器官。上述持续慢性感染可使吞噬细胞在局部聚集，并持续刺激 CD4$^+$T 细胞使之活化招募巨噬细胞从而形成肉芽肿。患者对某些毒力较低的细菌和真菌易感，常反复出现全身性感染，在淋巴结、肝、肺、骨髓等多个器官形成化脓性肉芽肿。

五、补体系统缺陷

补体系统缺陷多为常染色体隐性遗传，少数为常染色体显性遗传。补体系统中任何一种成分均有可能发生缺陷，其中补体固有成分缺陷常伴发自身免疫病和反复化脓性细菌感染；补体调节蛋白或补体受体缺陷还可表现出特有的临床症状和体征。

1. **遗传性血管神经性水肿**（hereditary angioneurotic edema, HAE）　是因 C1 抑制物（C1INH）缺陷引发的一种常染色体显性遗传病。其发生机制简述如下：C1INH 缺陷不能有效抑制 C1 活化，从而导致 C4、C2 持续过度裂解产生大量 C2b 和 C2a，其中 C2b 可进一步裂解生成大量 C2 激肽，并由此导致毛细血管扩张通透性增高，在局部皮肤和黏膜出现水肿。患者临床表现为皮肤和黏膜反复发生水肿，若水肿发生于咽喉可使患者因窒息而死亡。

2. **阵发性睡眠性血红蛋白尿**（paroxysmal nocturnal hemoglobinuria, PNH）　是因编码 *N*-乙酰葡糖胺转化酶的 *PIG-A* 基因突变导致糖基化磷脂酰肌醇（glycosylphosphatidylinositol, GPI）合成障碍，使补体调节蛋白衰变加速因子（DAF）和膜反应性溶解抑制物（MIRL）无法锚定在血细胞表面所致。DAF 和 MIRL 是抑制补体激活和攻膜复合物形成的膜结合型补体调节蛋白，它们可借助 GPI 锚定在红细胞表面，抗御补体激活引发的溶解破坏作用。*PIG-A* 基因突变导致 GPI 合成障碍，可使 DAF 和 MIRL 无法锚定在红细胞表面，从而导致红细胞丧失抗御补体激活介导产生的溶解破坏作用。患者临床表现为慢性溶血性贫血、全血细胞减少和静脉血栓形成，在晨尿中可检出血红蛋白。

第二节　获得性免疫缺陷病

获得性免疫缺陷病（acquired immunodeficiency disease, AIDD）又称继发性免疫缺陷病（secondary immunodeficiency disease, SIDD），是指后天继发于某些疾病（如感染、肿瘤）或使用化学药物治疗后导致患者免疫功能受损或障碍引发的免疫缺陷病。获得性免疫缺陷病与原发性免疫缺陷病相比更为常见，对人类健康的威胁也更加严重。

一、获得性免疫缺陷病的主要诱发因素

1. 非感染性因素　恶性肿瘤患者可因长期大量使用免疫抑制药物和（或）营养不良而易发获得性免疫缺陷病。举例如下：①白血病、淋巴瘤和骨髓瘤等免疫系统肿瘤患者可因免疫功能障碍而易发 AIDD；②长期大量使用糖皮质激素、环磷酰胺、环孢素 A 等免疫抑制药物或放射治疗的患者可因其免疫系统功能受损而易发 AIDD；③贫穷落后地区营养不良人群可因机体淋巴细胞发育不良、功能低下而易发 AIDD。

2. 感染性因素　病毒、细菌、寄生虫感染均能不同程度地降低机体的免疫功能，重症患者可引发获得性免疫缺陷病。常见病原体主要包括人类免疫缺陷病毒、麻疹病毒、风疹病毒、巨细胞病毒、EB 病毒、结核分枝杆菌、麻风杆菌和疟原虫。对人类危害最大的是人类免疫缺陷病毒感染后引发的获得性免疫缺陷综合征（AIDS）。

二、获得性免疫缺陷综合征

获得性免疫缺陷综合征（acquired immune deficiency syndrome, AIDS）是人类免疫缺陷病毒（human immunodeficiency virus, HIV）感染机体后引发的一种以细胞免疫功能严重缺陷，常并发机会感染、恶性肿瘤和神经系统病变为主要特征的临床综合征，简称艾滋病。

（一）HIV/AIDS 的流行情况

自从 1981 年美国报道首例艾滋病患者以来，AIDS 在全世界广泛蔓延。截至 2016 年底，全球 HIV 感染者大约有 3950 万，其中 230 万是 15 岁以下的儿童，累计死亡人数已超过 2500 万。我国自 1985 年发现第一例艾滋病患者以来，截至 2017 年 3 月，全国报告现存活 HIV 感染者 /AIDS 患者 691 098 例，报告死亡 214 849 例。HIV 存在于血液、精液、阴道分泌物、乳汁、唾液和脑脊液中。HIV 携带者和艾滋病患者是艾滋病的主要传染源，其传播方式主要包括：①性传播，即同性和异性间通过性行为引发的传播；②血液传播，多见于静脉毒瘾者共用 HIV 污染的针头 / 注射器或输入 HIV 污染的血液制品；③母 - 婴垂直传播，系指孕 / 产妇体内 HIV 经胎盘、血液、阴道分泌物或通过哺乳对婴儿的直接传播。

（二）HIV 对靶细胞的感染

HIV 为逆转录病毒，分为 HIV-1 和 HIV-2 两型：统计显示约 95% 的艾滋病由 HIV-1 感染所致。HIV 由病毒核酸和包膜组成，其包膜糖蛋白 gp120 和 gp41 与 HIV 对宿主 $CD4^+$ 靶细胞的侵入有关。HIV 感染攻击的靶细胞主要是 $CD4^+T$ 细胞，也包括表达 CD4 分子的单核 / 巨噬细胞、树突状细胞和神经小胶质细胞等。HIV 对 $CD4^+T$ 细胞的感染过程如图 16-1 所示：HIV 通过其包膜糖蛋白 gp120 与 T 细胞表面 CD4 分子结合，而使 gp120 构象改变导致被其掩盖的

gp41 显露；上述构象改变的 gp120 与 T 细胞表面相应趋化因子受体 CXCR4 结合相互作用可使 gp41 与 gp120 分离，并通过其 N 端疏水序列（融合结构域）插入靶细胞膜内，进而使 HIV 包膜与靶细胞膜融合，将病毒核酸导入靶细胞内。

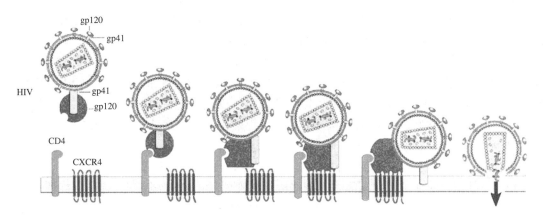

图 16-1　HIV 侵入 CD4$^+$T 细胞机制示意图

HIV 通过胞膜蛋白 gp120 与 T 细胞表面 CD4 分子结合→gp120 构象改变使 gp41 显露→变构 gp120 与 CXCR4 结合后与 gp41 分离→gp41 通过其融合结合域嵌入细胞膜→HIV 胞膜与靶细胞融合→病毒核酸导入 T 细胞内

（三）HIV 感染免疫损伤机制

1. CD4$^+$T 细胞损伤　HIV 感染患者 CD4$^+$T 细胞数目显著减少、功能严重障碍，其损伤机制简述如下。

（1）直接杀伤 CD4$^+$T 细胞：①病毒大量复制，以出芽方式释放导致细胞膜损伤；②病毒复制过程中产生的 DNA 及核心蛋白在胞质中大量积累，可干扰细胞正常代谢，影响细胞生理功能；③感染 HIV 后表达 gp120 的 T 细胞与邻近正常 T 细胞表面 CD4 分子结合，形成融合细胞后可促进 CD4$^+$T 细胞死亡；④ HIV 感染骨髓 CD34$^+$ 前体细胞和骨髓基质细胞，可导致造血细胞生成障碍。

（2）间接杀伤 CD4$^+$T 细胞：① HIV 感染后诱导机体产生的病毒特异性抗体，可通过 ADCC 效应杀伤病毒感染的 CD4$^+$T 细胞；② HIV 感染后诱导机体产生的 CD8$^+$ 效应 CTL，可特异性杀伤病毒感染的 CD4$^+$T 细胞；③ HIV 编码产物具有超抗原样作用，可使某些表达 TCRVβ 链的 CD4$^+$T 细胞因过度活化而凋亡。

2. B 细胞功能紊乱　HIV gp41 羧基末端肽可激活多克隆 B 细胞，导致高丙种球蛋白血症和产生多种自身抗体。B 细胞功能紊乱和 CD4$^+$T 细胞功能降低，可使患者抗感染体液免疫应答能力显著下降。

3. 单核 - 巨噬细胞功能降低　HIV 感染单核 - 巨噬细胞后，可使其趋化、黏附、吞噬杀伤、抗原提呈和细胞因子分泌能力显著下降。上述单核 - 巨噬细胞不能有效杀伤清除病毒，可作为 HIV 携带者将病毒扩散至机体其他组织和器官。

4. 树突状细胞促进病毒传播　①局部黏膜组织中未成熟 DC 可被 HIV 感染，但不能将病毒杀伤清除，它们作为抗原提呈细胞携带 HIV 迁移至外周免疫器官后，与相应 CD4$^+$T 细胞结合可将 HIV 传至 CD4$^+$T 细胞内使之感染；②滤泡树突状细胞通过表面 IgG Fc 受体与 HIV- 抗体复合物结合后可将病毒长期滞留在细胞表面，使进入外周免疫器官的 CD4$^+$T 细胞和巨噬细胞不断被感染从而导致疾病迁延不愈。

（四）HIV 感染的临床分期和主要特征

1. 感染急性期　患者无明显症状或仅表现为流感样症状，此时因 HIV 已在体内大量复制并释放至体液中故有传染性。急性期患者血浆中可检测出抗病毒外膜蛋白 gp41 和 gp120 的抗体及抗核心蛋白 p24 的抗体，并可检出 p24 特异性 CD8$^+$CTL。

2. 无症状潜伏期　急性期后患者无任何临床表现，一般持续 6 个月至 4～5 年，甚至长达 10 年。此时患者外周血 CD4$^+$T 细胞减少而 CD8$^+$T 细胞相对不变，CD4$^+$/CD8$^+$ 比值缩小甚至倒置（＜1）；淋巴结和脾成为 HIV 复制和储存的主要场所导致病情不断发展。

3. 发病期　当每微升体液中 CD4$^+$T 细胞数低于 200～300 个时进入发病期。艾滋病患者约 1/3 有中枢神经系统疾病，其死亡原因如下：①机会感染是患者死亡的主要原因，引起机会感染的病原体有白念珠菌、卡氏肺孢子菌、巨细胞病毒、EB 病毒、单纯疱疹病毒、新型隐球菌和弓形虫等；②恶性肿瘤，如 Kaposi 肉瘤和恶性淋巴瘤也是患者常见死亡原因之一。

（五）艾滋病的预防及免疫学诊断和临床治疗常用药物

1. 预防　HIV 感染的主要预防措施如下：①全社会广泛的宣传教育；②控制并切断传播途径，如禁毒、禁娼，对血液及血制品进行严格检验和管理；③防止医院交叉感染。接种 HIV 疫苗是控制艾滋病流行最理想的方法，但相关疫苗迄今尚未研制成功。目前研制中的 HIV 疫苗主要包括减毒活疫苗、亚单位疫苗、重组疫苗、合成短肽疫苗和 DNA 疫苗等。

2. 免疫学诊断　①HIV 抗原检测：核心抗原 p24 出现于急性感染期和 AIDS 晚期，采用 ELISA 法检测 p24 含量可作为早期或晚期患者体内病毒含量的间接指标；②HIV 抗体检测：首先采用 ELISA 法对受试者体内 HIV 抗体进行初筛检测，然后采用免疫印迹法对初筛阳性者体内针对 HIV 不同结构蛋白的抗体进行检测确认，以排除 HIV 病毒抗原与其他逆转录病毒抗原可能存在的交叉反应；③CD4$^+$T 细胞计数和 CD4$^+$T/CD8$^+$CTL 比例检测：CD4$^+$T 细胞数量减少和 CD4$^+$T/CD8$^+$CTL 比例失调是 HIV 感染患者免疫系统损伤的重要指标，也是艾滋病临床分期、疗效评价、病程进展和预后判断的重要依据；④HIV 核酸检测：定性或定量检测 HIV 核酸对疾病的早期诊断、HIV 遗传变异及其耐药性监测、临床抗病毒疗效判定、病情检测和预后判断具有重要的指导意义。

3. 临床治疗常用药物　主要包括以下三类：①核苷酸类逆转录酶抑制剂，如齐多夫定、双脱氧胸苷、双脱氧肌苷和拉米夫定；②非核苷类逆转录酶抑制剂，如地拉韦啶（delavirdine）和奈韦拉平（nevirapine）；③蛋白酶抑制剂，如沙奎那韦（saquinavir）、利托那韦（ritonavir）、英地那韦（indinavir）和奈非那韦（nelfinavir）。上述核苷类和非核苷类逆转录酶抑制剂的主要作用是干扰 HIV DNA 合成。蛋白酶抑制剂的主要作用是抑制 HIV 蛋白酶水解，使病毒大分子聚合蛋白不被裂解而影响病毒的成熟与装配。临床采用高效抗逆转录病毒"鸡尾酒"治疗方法，即选择一种蛋白酶抑制剂与两种逆转录酶抑制剂联合应用可有效抑制病毒复制，使血浆病毒含量在 2～3 周内急剧下降和延缓病毒耐药性的产生。

L16-1u

获得性免疫缺陷综合征"鸡尾酒疗法"

第三节　免疫缺陷病的临床治疗原则

免疫缺陷病的治疗原则如下：①尽可能减少和及时控制感染；②过继免疫细胞重建免疫系统和导入缺失基因；③补充免疫效应分子。

1. 抗感染　感染是引发免疫缺陷病患者死亡的主要原因，应用抗生素控制细菌感染或采用抗真菌、抗病毒、抗支原体、抗原虫药物进行防治是临床控制或缓解病情的重要手段之一。

2. 骨髓移植　同种异体骨髓移植（干细胞移植）重建免疫系统，可用于治疗 ACID、DiGeorge 综合征和慢性肉芽肿病等致死性免疫缺陷病。

　　3. 基因治疗　某些单基因缺陷引发的原发性免疫缺陷病，采用基因治疗可获得较好疗效。例如用逆转录病毒载体将正常腺苷脱氨酶（ADA）基因导入腺苷脱氨酶缺陷患儿淋巴细胞或CD34⁺骨髓细胞后，再将上述基因转染的受体细胞回输到患儿体内使其成功表达 ADA 而产生良好的治疗效果。这也是首次用基因治疗获得成功的实例。

　　4. 补充免疫效应分子　静脉注射免疫球蛋白治疗体液免疫缺陷病可增强机体抗感染免疫作用，上述替补治疗方法对 X 连锁无丙种球蛋白血症和 X 连锁高 IgM 综合征患者有效。重组IFN-γ 可用于治疗慢性肉芽肿病，重组 IL-2 可用于增强艾滋病患者的免疫功能，重组 ADA 可用于治疗 ADA 缺陷引发的重症联合免疫缺陷病。

小 结

　　免疫缺陷病（IDD）是免疫系统先天发育障碍或后天感染损伤等原因所致免疫功能低下或缺陷引发的一组临床综合征，其临床特点是患者常反复感染、易发肿瘤或常伴发自身免疫病和超敏反应。免疫缺陷病分为原发性免疫缺陷病（PIDD）和继发性免疫缺陷病（SIDD）：PIDD 包括抗体缺陷为主的免疫缺陷病、原发性 T 细胞缺陷病、联合免疫缺陷病、吞噬细胞缺陷、补体系统缺陷；SIDD 中以 AIDS 最为常见，对人类危害最大。HIV主要攻击感染者 CD4⁺T 细胞，也包括表达 CD4 分子的单核 - 巨噬细胞、树突状细胞、神经小胶质细胞等。HIV 可使 CD4⁺T 细胞数量减少，B 细胞功能紊乱，最终导致严重的细胞免疫和体液免疫缺陷。IDD 的治疗手段主要是抗感染、补充免疫球蛋白、基因治疗和骨髓移植。

复习思考题

　　1. 简述免疫缺陷病及其分类和共同特点。
　　2. 简述原发性免疫缺陷病及其分类。
　　3. 简述 X 连锁无丙种球蛋白血症及其临床特征和发病机制。
　　4. 简述 X 连锁重症联合免疫缺陷病及其临床特征和发病机制。
　　5. 简述阵发性夜间血红蛋白尿及其临床特征和发病机制。
　　6. 简述 HIV 的传播方式和免疫损伤机制。
　　7. 简述 HIV 感染的临床分期和主要特征。
　　8. 简述艾滋病的预防及其免疫学诊断和治疗。

（肖丽君　吕跃山）

第17章

肿瘤免疫

肿瘤免疫学（tumor immunology）是研究肿瘤免疫原性、机体抗肿瘤免疫效应和肿瘤免疫逃逸机制，以及肿瘤免疫学诊断和防治的一门科学。20 世纪中期，科学家利用纯系小鼠移植模型，首次证实化学致癌剂诱发小鼠产生的肉瘤可表达肿瘤特异性抗原。20 世纪 80 年代，随着分子生物学、分子免疫学和遗传学的迅速发展，人们对于肿瘤抗原及其相关基因、机体抗肿瘤免疫效应机制、肿瘤免疫逃逸机制等内容有了较为深入的认识，并采用基因工程技术制备了大量可供临床应用的细胞因子和抗体，为肿瘤免疫治疗增添了新的手段。20 世纪 90 年代，科学家发现了多种人类肿瘤抗原，并证实肿瘤抗原激活的树突状细胞可提高机体抗肿瘤免疫能力，为新型瘤苗研制奠定了基础。本世纪以来，在对肿瘤免疫逃逸机制进行深入全面认识的基础上，科学家提出通过阻断肿瘤免疫逃逸方法治疗肿瘤的新策略。上述研究成果推动了肿瘤免疫学理论及诊断和治疗的发展。

第一节　肿瘤抗原

肿瘤抗原（tumor antigen）是指细胞癌变过程中出现的新抗原（neoantigen）或肿瘤细胞异常或过度表达的抗原物质，包括肿瘤特异性抗原和肿瘤相关抗原。

一、肿瘤特异性抗原

肿瘤特异性抗原（tumor specific antigen, TSA）是指肿瘤细胞所特有或只存在于某种肿瘤细胞而不存在于正常组织细胞的一类新抗原。此类抗原是通过在纯系动物（遗传背景相同）间进行肿瘤移植后产生移植排斥反应证实的，故又称之为肿瘤特异性移植抗原（tumor specific transplantation antigen, TSTA）或肿瘤排斥抗原（tumor rejection antigen, TRA）。

（一）证实存在肿瘤特异性抗原的实验研究

肿瘤特异性抗原相关研究是在采用化学致癌剂甲基胆蒽诱导小鼠产生肉瘤基础上进行的，实验方法如图 17-1 所示：将等量肉瘤细胞分别移植给切除肉瘤的同品系小鼠、同品系正常小鼠、射线灭活肉瘤细胞免疫的同品系小鼠、过继荷瘤小鼠 CD8+CTL 的同品系小鼠，结果发现：除同品系正常小鼠生长肉瘤外，其余各组小鼠均未生长肉瘤，即发生肉瘤排斥作用。上述实验结果证实，肉瘤特异性抗原可通过诱导机体产生特异性 CD8+ CTL 发挥抗肿瘤免疫作用。但是上述移植排斥反应实验敏感性较低，只能检出肿瘤细胞表面免疫原性较强的肿瘤特异性抗原，而无法检出免疫原性较弱、不足以诱导机体产生肿瘤排斥作用的肿瘤特异性抗原。鉴于肿瘤特异性抗原（TSTA）主要诱导 T 细胞免疫应答，并能被其诱导产生的 CD8+CTL 识别杀伤。科学家采用 tum + 肿瘤细胞特异性 CD8+CTL 克隆和分子生物学技术，从基因水平证实了 TSTA 的存在（详见二维码内容）。

L17-1a
基因水平证实肿瘤特异性抗原（TSTA）存在的实验

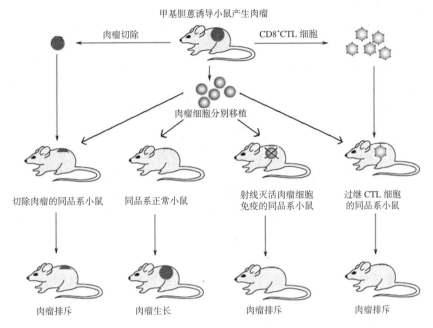

图 17-1　同品系小鼠移植排斥实验证明肿瘤特异性抗原存在示意图

将甲基胆蒽诱导的小鼠肉瘤细胞分别移植给切除肉瘤的同品系小鼠、同品系正常小鼠、射线灭活肉瘤细胞免疫的同品系小鼠、过继荷瘤小鼠 CTL 的同品系小鼠。结果发现：除同品系正常小鼠生长肉瘤外，其余各组小鼠对肉瘤均产生排斥反应，证明存在肉瘤特异性抗原

（二）肿瘤特异性抗原的种类

1．化学或物理因素诱发的肿瘤抗原　化学致癌剂（如甲基胆蒽、二乙基亚硝酸等）或物理因素（如紫外线、X 射线等）随机诱发某些基因突变从而导致肿瘤形成所表达的肿瘤抗原。此类肿瘤抗原具有高度异质性，即用同一化学致癌剂或物理方法诱发的肿瘤在不同宿主体内或同一宿主不同部位，其抗原特异性和免疫原性各不相同。此特点为该类肿瘤的免疫学诊断和治疗带来极大困难。

2．病毒诱发的肿瘤抗原　某些 DNA 病毒或逆转录病毒感染机体后，可将其遗传物质整合到宿主细胞基因组 DNA 中导致细胞癌变所表达的肿瘤抗原。此类肿瘤抗原与理化因素诱发的肿瘤抗原不同，即由同一种病毒诱发的肿瘤不论其来源或类型均表达相同的肿瘤抗原。例如，EB 病毒诱发鼻咽癌表达的 EB 病毒核抗原 1（EBNA-1 抗原），人乳头瘤病毒诱发人宫颈癌表达的 E6 和 E7 抗原，猿猴空泡病毒 40（SV40）转化细胞表达的 SV40 T 抗原均属病毒诱发的肿瘤抗原。上述病毒诱发的肿瘤抗原免疫原性较强，可刺激机体产生免疫应答。

3．癌基因 / 抑癌基因突变诱发的肿瘤抗原　癌基因突变产物 Ras 蛋白和抑癌基因突变产物 P53 蛋白与未突变相关基因产物不同，具有免疫原性，可视为肿瘤特异性抗原。

4．沉默基因异常活化诱发的肿瘤抗原　是指肿瘤细胞中某些能被 T 细胞识别的抗原，可由正常细胞沉默基因（silent gene）以极低水平表达而在癌变细胞中上述基因异常活化高水平表达的肿瘤抗原。人黑色素细胞表达的黑色素抗原（melanoma antigen）为此类肿瘤抗原的典型代表，它们具有免疫原性，可视为肿瘤特异性抗原。

二、肿瘤相关抗原

肿瘤相关抗原（tumor associated antigen, TAA）是指肿瘤细胞和正常组织细胞均可表达的抗原物质，只是在细胞癌变时其表达量明显增高。此类抗原只表现出量的变化而无严格肿瘤特异性，胚胎抗原和过度表达的癌基因产物均为肿瘤相关抗原。

1. 胚胎抗原（fetal antigen）　是指在胚胎发育阶段由胚胎组织细胞以较高水平表达，出生后逐渐消失或极微量存在于体内的正常成分。但在细胞癌变时此类抗原又可重新合成大量表达，如肝癌细胞产生的甲胎蛋白（alpha-fetal protein, AFP）和结肠癌细胞产生的癌胚抗原（carcinoembryonic antigen, CEA）。AFP 和 CEA 在胚胎早期出现，可诱导机体对其产生免疫耐受。但上述胚胎抗原作为肿瘤血清标志物已常规用于临床相关肿瘤的辅助诊断。

2. 癌基因过度表达产生的肿瘤相关抗原　是指某些肿瘤细胞癌基因过度表达产物与原癌基因表达产物化学本质相同，但二者表达水平高低差异悬殊的一种蛋白分子。例如，HER-2/neu 作为一种原癌基因编码的受体样跨膜蛋白以低水平表达于人类乳腺细胞表面；它们与上皮生长因子受体有高度同源性，接受相应配体刺激后可诱导乳腺细胞适度生长。乳腺细胞癌变时 HER-2/neu 编码基因异常激活，使其编码产物即 HER-2/neu 受体样跨膜蛋白过度表达并在相应配体刺激下不断增殖分化导致乳腺癌发生。此类肿瘤相关抗原可作为肿瘤标志物，用于临床相关肿瘤的辅助诊断和相关肿瘤治疗的靶分子。

3. 过量或异常表达的糖脂或糖蛋白抗原　是指某些肿瘤细胞表达的结构异常或过量表达的糖脂和糖蛋白分子。此类糖脂／糖蛋白抗原通常以分泌形式表达参与肿瘤细胞的侵袭和转移，主要包括人类脑肿瘤表达的神经节苷脂、卵巢癌表达的糖类抗原 125（carbohydrate antigen 125, CA125）、胰腺癌表达的糖类抗原 199（carbohydrate antigen 199, CA199）等。上述肿瘤相关抗原可作为肿瘤标志物，用于临床相关肿瘤的辅助诊断和相关肿瘤治疗的靶分子。

第二节　机体抗肿瘤免疫效应机制

机体抗肿瘤免疫效应机制十分复杂，涉及固有免疫应答和适应性免疫应答两个方面。对免疫原性较强的肿瘤而言，通常以适应性细胞免疫应答为主；对免疫原性弱的肿瘤，则以固有免疫应答为主。不同组织来源和不同方式诱导产生的肿瘤细胞具有强弱不同的免疫原性，它们诱导机体产生的抗肿瘤免疫应答能力也有所差异。目前认为体内细胞癌变时，首先激发固有免疫应答产生非特异性抗肿瘤免疫作用。当上述固有免疫应答效应未能阻止肿瘤形成时，可激发适应性免疫应答发挥特异性抗肿瘤免疫作用。机体抗肿瘤免疫作用以细胞免疫应答为主，体液免疫应答仅在某些情况下能够发挥协同作用。固有免疫系统在机体特异性抗肿瘤细胞免疫应答过程中具有重要协同作用。

一、适应性免疫应答介导产生的抗肿瘤免疫作用

1. 细胞免疫应答　T 细胞介导的细胞免疫应答在机体抗肿瘤免疫过程中起重要作用。体内参与抗肿瘤免疫作用的 T 细胞主要包括 CD8⁺ CTL 和 CD4⁺ Th1 细胞，其中 CD8⁺ CTL 在机体抗肿瘤免疫效应中起关键作用。

（1）CD8⁺CTL：肿瘤抗原特异性 CD8⁺ CTL 被相应肿瘤抗原激活 / 增殖分化为效应 CD8⁺CTL 后，可特异性杀伤表达相应抗原的肿瘤细胞，产生抗肿瘤免疫效应。其作用机制如下：①释放穿孔素、颗粒酶，使肿瘤细胞溶解破坏和发生凋亡；②表达 FasL、分泌 LT-α 使表面具有相应受体（即 Fas 和 TNFR）的肿瘤细胞发生凋亡。

（2）CD4⁺Th1 细胞：肿瘤抗原特异性 CD4⁺ Th1 细胞被相应肿瘤抗原激活 / 增殖分化为效应 CD4⁺ Th1 细胞后，可通过分泌 IFN-γ、TNF-α 等细胞因子诱导巨噬细胞和 NK 细胞活化，对肿瘤细胞产生杀伤破坏作用；局部高浓度 LT-α 可直接诱导肿瘤细胞凋亡，也可通过诱导肿瘤血管坏死发挥杀瘤效应。

2．体液免疫应答 肿瘤抗原可以诱导机体产生特异性抗体，理论上肿瘤特异性抗体可通过以下几种方式发挥抗肿瘤作用。

（1）激活补体系统溶解肿瘤细胞：肿瘤特异性抗体与肿瘤细胞表面相应抗原表位结合后，可通过激活补体经典途径在肿瘤细胞表面形成攻膜复合物使之溶解破坏，即通过补体依赖的细胞毒作用（CDC）发挥抗肿瘤免疫作用。

（2）抗体依赖性细胞介导的细胞毒作用：肿瘤特异性 IgG 抗体与肿瘤细胞表面相应抗原结合后，再通过其 Fc 段与表面具有相应 FcγR 的巨噬细胞或 NK 细胞结合，即通过 ADCC 作用定向杀伤破坏肿瘤细胞。

（3）免疫调理作用：肿瘤抗原特异性 IgG 抗体与游离肿瘤细胞特异性结合后，再通过其 Fc 段与表面具有相应 FcγR 受体的吞噬细胞结合，即通过 IgG 介导的特异性调理作用促进吞噬细胞对肿瘤细胞的吞噬杀伤作用。

（4）抗体对肿瘤细胞表面某些受体的封闭作用：针对肿瘤细胞表面转铁蛋白受体的抗体，可通过封闭或阻断转铁蛋白与肿瘤细胞表面相应转铁蛋白受体的结合，对肿瘤细胞的生长产生抑制作用。

（5）抗体对肿瘤细胞黏附作用的干扰：某些抗体可通过阻断肿瘤细胞与血管内皮细胞或其他细胞表面黏附分子间的相互作用，对肿瘤细胞生长、黏附、转移产生抑制作用。

理论上，抗体可通过以上五种方式发挥抗肿瘤作用，人们应用相关单克隆抗体治疗某些肿瘤也已取得一定的疗效。但是许多实验证据表明，荷瘤宿主体内产生的肿瘤特异性抗体似乎与肿瘤细胞的清除无关。某些肿瘤特异性抗体与肿瘤细胞结合后，非但不能杀伤肿瘤细胞反而会促进肿瘤生长，此类抗体被称为增强抗体（enhancing antibody）。

二、固有免疫细胞介导产生的抗肿瘤免疫作用

固有免疫应答在机体抗肿瘤免疫过程中也具有重要作用，参与抗肿瘤作用的固有免疫细胞主要包括 NK 细胞、γδT 细胞和活化巨噬细胞。

1．NK 细胞 NK 细胞是执行机体免疫监视作用的重要效应细胞，无需抗原预先致敏就可直接杀伤某些肿瘤细胞，也可通过 ADCC 效应定向杀伤 IgG 抗体特异性结合的肿瘤细胞。NK 细胞可被 IL-12、IFN-γ 等细胞因子激活，活化 NK 细胞对肿瘤细胞的杀伤作用显著增强。NK 细胞对肿瘤细胞的识别机制与 CD8⁺CTL 不同，但二者杀伤靶细胞的作用机制基本相同，均可通过释放穿孔素、颗粒酶，表达 FasL 和分泌 LT-α 使肿瘤靶细胞溶解破坏或发生凋亡。

2．γδT 细胞 γδT 细胞是执行非特异性免疫作用的 T 细胞，主要分布于黏膜和上皮组织。γδT 细胞能够直接识别某些肿瘤细胞，并通过释放穿孔素、颗粒酶，表达 FasL 和分泌 LT-α 等细胞因子参与机体抗肿瘤免疫作用。

3．巨噬细胞 巨噬细胞是启动适应性免疫应答的抗原提呈细胞，也是非特异性杀伤肿瘤细胞的免疫效应细胞。静息巨噬细胞不具杀瘤活性，被 IFN-γ 和 GM-CSF 等细胞因子激活后可通过以下作用机制发挥杀瘤效应：①与肿瘤细胞融合后通过释放溶酶体酶杀伤肿瘤细胞；②通过产生活性氧、活性氮、蛋白水解酶和 LT-α 等细胞毒性物质杀伤肿瘤细胞；③在肿瘤特异性抗体介导下，巨噬细胞也可通过 ADCC 效应和调理吞噬作用杀伤肿瘤细胞。研究发现肿瘤细胞分泌的某些物质可诱导巨噬细胞极化，使之成为能够促进肿瘤发生发展和转移的免疫抑制性巨噬细胞（M2 细胞）。

第三节 肿瘤免疫逃逸机制

机体免疫系统能够产生抗肿瘤免疫应答，但许多肿瘤仍能在体内生长的现象表明肿瘤具有逃避免疫监视和攻击的能力。肿瘤免疫逃逸机制复杂，迄今尚未完全阐明，现选择几种假说简述如下。

1. **肿瘤细胞免疫原性微弱**　某些肿瘤细胞表达的抗原与体内正常蛋白仅有微小差异，其免疫原性微弱，无法诱导机体产生有效的抗肿瘤免疫应答而使肿瘤细胞生长失控形成肿瘤。

2. **抗原调变**（antigenic modulation）　是指某些免疫原性较强的肿瘤细胞在机体抗肿瘤免疫作用压力下，使其表面相关肿瘤抗原减少或丢失从而逃避免疫系统识别和攻击的现象。

3. **MHC Ⅰ类分子表达低下或缺失**　某些肿瘤细胞可因表面 MHC Ⅰ类分子表达缺失或低下，不能或不能有效激活 CD8+ CTL 而使肿瘤细胞不被攻击得以存活。

4. **肿瘤细胞表面共刺激分子表达低下或缺失**　某些肿瘤细胞可表达肿瘤抗原肽 -MHC Ⅰ类分子复合物，能为 T 细胞提供活化第一信号；但其表面 B7 等共刺激分子表达低下或缺失，不能为 T 细胞提供活化第二信号而使肿瘤抗原特异性 CD8+ CTL 处于静息状态，不能对相应肿瘤细胞产生杀伤作用。

5. **肿瘤细胞抗凋亡或诱导免疫效应细胞凋亡**　某些肿瘤细胞可通过高表达 BCL2 等抗凋亡分子或通过不表达或弱表达 Fas 及 Fas 相关信号分子，抵抗 CD8+CTL 等杀伤细胞对肿瘤细胞的杀伤破坏作用；某些肿瘤细胞也可通过表达 FasL，诱导肿瘤抗原特异性 T 细胞发生凋亡因而得以存活。

6. **肿瘤细胞表达或分泌抑制性免疫分子**　某些肿瘤细胞可通过分泌 TGF-β、IL-10、PGE$_2$ 等抑制性细胞因子，使体内 NK 细胞、树突状细胞、巨噬细胞或 T 淋巴细胞功能显著下降，导致肿瘤细胞生长失控形成肿瘤。研究发现在肿瘤微环境中，可因肿瘤特异性 T 细胞过表达免疫抑制分子 CTLA-4 或 PD-1 使其处于克隆无能状态，而成为肿瘤细胞免疫逃逸的重要原因之一。

7. **肿瘤细胞诱导机体产生调节性 T 细胞**　研究发现：肿瘤患者体内调节性 T 细胞（Treg）数目增多，可抑制机体抗肿瘤免疫效应和降低肿瘤免疫治疗的效果；去除 Treg 或封闭其功能可增强机体抗肿瘤免疫效应。但采用何种方法清除或逆转 Treg 介导的免疫抑制作用是临床肿瘤免疫治疗尚未解决的一个关键问题。

8. **宿主免疫功能降低**　宿主免疫功能降低也是肿瘤细胞能够实现免疫逃逸的关键因素之一，例如自身免疫病、移植术后长期服用免疫抑制剂或 HIV 感染患者可因其免疫功能降低或受损而易发肿瘤。

第四节 肿瘤的免疫诊断和防治

一、肿瘤的免疫诊断

肿瘤细胞发生发展过程中异常表达或宿主细胞对肿瘤应答产生的某些物质可作为肿瘤标志物，用于临床某些肿瘤的诊断和辅助诊断。常见肿瘤标志物及其对相关肿瘤的诊断或辅助诊断方法简述如下：①甲胎蛋白（AFP）可用于原发性肝细胞性肝癌的诊断；②癌胚抗原（CEA）可用于直肠癌、结肠癌的辅助诊断；③糖类抗原 199（CA199）可用于胰腺癌的辅助诊断，CA125 可用于卵巢癌的辅助诊断；④前列腺特异性抗原（PSA）可用于前列腺癌的辅助诊断。

除上述血清或体液中的肿瘤标志物外，对细胞表面肿瘤标志物的检测也在临床得到应用，例如：①采用单抗免疫组化或流式细胞仪检测分析淋巴瘤和白血病细胞表面 CD 分子表达情况，可对上述疾病进行诊断和临床组织分型；②将放射性核素标记的肿瘤特异性抗体注入体内使其汇集到相关肿瘤所在部位后，借助 γ 照相机可使肿瘤影像清晰显示。此种放射免疫显像法已试用于临床诊断，是一种具有较好应用前景的肿瘤诊断技术。

二、肿瘤的免疫预防

针对某些 DNA 病毒或逆转录病毒感染诱发的肿瘤，可制备相应病毒疫苗用于相关肿瘤的预防。例如世界上第一个四价人乳头瘤病毒疫苗（HPV 疫苗）于 2006 年在美国批准上市，该疫苗可有效预防 HPV 感染诱发的宫颈癌。用于预防 9～45 岁女性宫颈癌发生的二价、四价和九价 HPV 疫苗已在我国有条件批准上市。

三、肿瘤的免疫治疗

肿瘤免疫治疗的主要策略是通过激发和增强机体免疫功能有效控制和杀灭肿瘤细胞。肿瘤免疫疗法只能清除少量播散的肿瘤细胞而对晚期实体肿瘤的疗效有限，故常将肿瘤免疫治疗作为一种辅助疗法，与手术、化疗、放疗等常规疗法联合应用。临床治疗方案是首先采用常规疗法清除大量肿瘤细胞，然后再用免疫疗法清除残存的肿瘤细胞。上述综合治疗方法不仅能够提高肿瘤治疗效果，还有助于防止肿瘤的复发和转移。目前已建立的免疫治疗方法在动物实验中取得了较好疗效，但临床疗效并不十分令人满意，尚需进一步改进和提高。

肿瘤免疫治疗分为主动免疫治疗和被动免疫治疗。肿瘤主动免疫治疗是根据某些肿瘤细胞对机体具有免疫原性，可刺激机体免疫系统产生相应抗肿瘤免疫应答建立的。相关生物制剂主要包括活瘤苗、减毒或灭活瘤苗、异构瘤苗、蛋白多肽瘤苗和基因修饰瘤苗等。目前采用化学合成或基因重组方法制备的蛋白多肽瘤苗和基因修饰瘤苗受到人们的关注，其中基因修饰瘤苗是将某些细胞因子、共刺激分子或 MHC Ⅰ类分子等基因注入肿瘤细胞后可显著增强机体抗肿瘤免疫应答的瘤苗，临床试用已取得一定疗效。

肿瘤被动免疫治疗是直接给机体输注抗体、细胞因子等免疫效应分子和（或）免疫效应细胞，使上述外源性免疫效应分子和（或）细胞在体内立即发挥抗肿瘤免疫效应的治疗方法。该种疗法不受机体自身免疫功能状态的影响，即使机体免疫功能低下，也能迅速发挥治疗作用。采用基因工程抗体靶向治疗肿瘤的方法在临床得到广泛应用，如曲妥珠单抗（赫赛汀，Herceptin）用于乳腺癌治疗，西妥昔单抗（爱必妥，Erbitux）用于转移性结直肠癌治疗，利妥昔单抗（美罗华，Rituxan）用于 B 细胞淋巴瘤治疗等均取得较好疗效；抗体导向化学疗法/免疫毒素疗法/放射性核素免疫疗法有望取得更佳疗效。将 IL-2、IL-12、G-CSF、GM-CSF 等细胞因子用于肿瘤患者也有一定的辅助治疗效果。此外，采用体外扩增和激活的免疫效应细胞，如细胞因子诱导的杀伤细胞（cytokine induced killer, CIK）、肿瘤浸润淋巴细胞（tumor infiltrating lymphocyte, TIL）和活化单核/巨噬细胞等过继回输治疗也有一定的抗肿瘤效果，但其临床疗效有待进一步确认和提高。

肿瘤免疫学治疗新策略/新方法包括肿瘤的免疫检查点治疗和 CAR-T 细胞免疫治疗。免疫检查点（immune checkpoint）概念的提出是肿瘤免疫治疗理论和应用方面的重大突破。免疫检查点分子是一类具有负向调节作用的抑制性免疫分子，如 CTLA-4 和 PD-1。上述免疫抑制性分子通常表达于活化 T 细胞表面，可控制 T 细胞过度活化，产生对机体有益的适度免疫应答。在肿瘤微环境中，可因肿瘤特异性 T 细胞过表达 CTLA-4 或 PD-1 和肿瘤细胞高表达 PD-1 配体（PD-L1）而使上述 T 细胞处于克隆无能状态，不能攻击杀伤肿瘤细胞对其产生免疫耐受。采用 CTLA-4、PD-1 或 PD-L1 单克隆抗体阻断肿瘤特异性 T 细胞表面 CTLA-4、PD-1 或肿瘤细胞表面 PD-L1 的活性，可使上述 T 细胞重新活化对肿瘤细胞产生杀伤破坏作用。采用上述方法在荷瘤小鼠和临床某些肿瘤患者治疗中已获得较好疗效；采用 CAR-T 细胞治疗在临床某些肿瘤患者中也已取得较好的治疗效果（详见二维码内容）。

小　结

　　肿瘤特异性抗原是指肿瘤细胞所特有、而不存在于正常组织细胞中的一类新抗原，主要包括理化因素诱导的肿瘤抗原、病毒诱发的肿瘤抗原、癌基因 / 抑癌基因突变诱发的肿瘤抗原和沉默基因异常活化诱发的肿瘤抗原。肿瘤相关抗原是指肿瘤和正常组织细胞均可表达，但在细胞癌变时表达量明显升高的抗原，主要包括胚胎抗原（如甲胎蛋白）、癌基因过表达产物（如 HER-2/neu）、异常或过表达糖脂 / 糖蛋白（如卵巢癌表达的 CA125）。NK 细胞和肿瘤抗原特异性 $CD8^+CTL$ 是参与体内抗肿瘤免疫作用的主要效应细胞。肿瘤细胞可通过抗原调变、使其表面 MHC Ⅰ类分子或 B7 等共刺激分子表达低下 / 缺失、抗凋亡、表达或分泌抑制性免疫分子等方式逃避宿主的免疫攻击。某些肿瘤抗原，如甲胎蛋白、癌胚抗原、糖类抗原 199 或 125（CA199 或 CA125）可作为肿瘤标志物，用于临床相关肿瘤的诊断或辅助诊断。以肿瘤疫苗和肿瘤相关基因工程抗体为代表的主动和被动免疫治疗具有一定的抗肿瘤效果。肿瘤的免疫检查点治疗和 CAR-T 细胞治疗在临床某些肿瘤患者中已取得较好的治疗效果。

复习思考题

　　1．简述肿瘤特异性抗原及其诱发因素。
　　2．简述肿瘤相关抗原并举例说明。
　　3．简述机体抗肿瘤免疫作用机制。
　　4．简述肿瘤免疫逃逸机制。
　　5．简述肿瘤的免疫诊断和防治。

（鞠环宇　李殿俊）

移植免疫

第一节 移植免疫概述

移植（transplantation）是指用异体或自体正常细胞、组织、器官置换病变或功能缺损的细胞、组织、器官，以维持和重建机体生理功能的一种治疗方法。数十年来，随着移植排斥反应机制的深入研究和阐明，组织分型、器官保存和外科手术方法的不断改进以及新型有效免疫抑制剂的问世和临床应用，器官移植已成为治疗多种终末期疾病相对有效的方法。

移植术中被置换的器官、组织或细胞称为移植物（graft），提供移植物的个体称为供体（donor），接受移植物的个体称为受体（recipient）。根据移植物种类的不同，可将移植分为器官移植（如肝、肾移植）、组织移植（如皮肤、角膜移植）和细胞移植（如胰岛细胞移植）。根据移植物来源及其遗传背景的不同，可将移植分为以下四种类型：①自体移植（autologous transplantation）是指移植物取自受体并用于受体自身后不会引发排斥反应的移植，如烧伤患者自身健康皮肤在烧伤创面的移植；②同系移植（syngenic transplantation）是指遗传背景完全相同的单卵双生子或遗传背景几乎完全相同的同系动物间的移植，一般不会发生排斥反应；③同种异体移植（allogeneic transplantation）是指同一种属内遗传背景不同的个体间的移植，一般均会发生移植排斥反应；④异种移植（xenotransplantation）是指不同种属个体间的移植，遗传背景差异大，可产生强烈的移植排斥反应。

第二节 同种异体器官移植排斥反应的机制

同种异体间进行器官移植一般都会发生排斥反应。移植排斥反应的本质是受体免疫系统针对供体移植物抗原产生的免疫应答，具有特异性和免疫记忆性。实验证实，参与同种异体移植排斥反应的免疫细胞主要包括抗原提呈细胞、T细胞和B细胞，其中T细胞在移植排斥反应中起关键作用。

一、诱导移植排斥反应的同种异型抗原

引起移植排斥反应的同种异型抗原又称移植抗原（transplantation antigen）或组织相容性抗原，包括主要组织相容性抗原、次要组织相容性抗原和ABO血型抗原等。

1. **主要组织相容性抗原**（major histocompatibility antigen，MHC抗原） 人类MHC抗原称为HLA抗原，具有高度多态性。人群中两个无关个体间HLA完全相同的概率极其微小，这种供体与受体间HLA的差异是造成同种移植排斥反应的主要原因。

2. 次要组织相容性抗原（minor histocompatibility antigen, mH 抗原）　研究发现：同种异体间进行移植，即使受体与供体间 MHC 抗原完全相同也难避免产生移植排斥反应。研究证实：MHC 抗原完全相同的供 / 受体间发生的移植排斥反应主要由 mH 抗原引发的免疫应答所致。mH 抗原包括以下两类：①性别相关的 mH 抗原，如表达于雄性动物精子、表皮和脑细胞表面的 Y 染色体基因编码产物；②常染色体编码的 mH 抗原，如人类的 HA-1 ~ HA-5 等。

3. ABO 血型抗原　不仅分布于红细胞表面，也表达于肝、肾等组织细胞和血管内皮细胞表面。若供体与受体 ABO 血型不符，则受体 ABO 天然血型抗体可直接与移植物血管内皮细胞表面相应血型抗原结合，通过激活补体系统和在中性粒细胞、血小板参与作用下使移植物血管内皮细胞损伤形成血栓，从而导致移植物发生不可逆性缺血和坏死，引发超急性排斥反应。

二、参与移植排斥反应的免疫细胞

参与同种异体移植物排斥反应的免疫细胞主要包括供体、受体双方的抗原提呈细胞（APC）和 T、B 淋巴细胞。移植物与受体血管接通后，供体残余"过客白细胞"，即供体 APC 和 T、B 淋巴细胞可随血流进入受体外周免疫器官；受体 APC 和 T、B 淋巴细胞也可进入移植物中，并逐渐取代供体"过客白细胞"。供体和受体 APC 均可加工提呈同种异型抗原，刺激 T、B 淋巴细胞活化，启动适应性免疫应答，产生移植排斥反应。

三、T 细胞对同种异型抗原的识别机制

受体 T 细胞既可直接识别供体 APC 表面自身 / 非己抗原肽 - MHC Ⅰ / Ⅱ类分子复合物（直接识别），又可识别自身 APC 提呈的供体 MHC 抗原肽（间接识别）。

1. 直接识别（direct recognition）　是指受体同种反应性 T 细胞（alloreactive T cell）通过表面 TCR 直接识别供体 APC 表面自身或非己抗原肽 -MHC Ⅰ / Ⅱ类分子复合物，产生免疫应答，引发早期急性排斥反应的一种识别方式（图 18-1）。上述直接识别模式与经典 MHC 限制性，即 T 细胞只能识别与其 MHC 相同的 APC 提呈的抗原肽理论相悖。交叉识别模式对直接识别机制做了较好的诠释，即体内每个 T 细胞克隆不仅能够识别自身 APC 提呈的抗原肽 -MHC 分子复合物，还可识别在空间构象上与上述抗原肽 -MHC 分子复合物相似但由非己 APC 提呈的抗原肽 -MHC 分子复合物。通过交叉识别可扩大移植排斥反应的规模和强度。

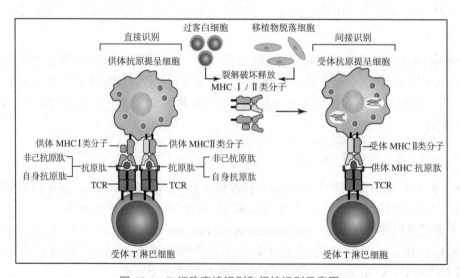

图 18-1　T 细胞直接识别和间接识别示意图

①直接识别：受体 T 细胞通过表面 TCR 识别供体 APC 表面自身或非己抗原肽 -MHC Ⅰ / Ⅱ类分子复合物；
②间接识别：受体 T 细胞通过表面 TCR 识别自身 APC 表面 MHC Ⅱ类分子提呈的供体 MHC 抗原加工产物

2. **间接识别**（indirect recognition）　是供体残余"过客白细胞"或供体移植物脱落细胞裂解破坏释放的 MHC 抗原被受体 APC 摄取加工后，以供体 MHC 抗原肽 - 受体 MHC Ⅱ类分子复合物形式表达于细胞表面被受体相关 T 细胞识别后，介导产生中晚期急性排斥反应和参与慢性排斥反应的一种识别方式（图 18-1）。通过间接识别方式激活的 T 细胞主要是 CD4+Th 细胞：其中 CD4+Th1 细胞可通过释放 IL-2、IFN-γ、TNF-α、LT-α 等细胞因子，介导产生中晚期急性排斥或慢性排斥反应；CD4+Th2 细胞可协助 B 细胞产生同种异型抗原特异性抗体，并通过激活补体和 ADCC 效应使移植物损伤破坏发生移植排斥反应。T 细胞直接识别和间接识别特点如表 18-1 所列。

表18-1　T细胞直接识别和间接识别的比较

比较项目	直接识别	间接识别
受体 T 细胞识别的抗原	供体 APC 表面自身 / 非己抗原肽 - 供体 MHC Ⅰ / Ⅱ类分子复合物	受体 APC 表面 MHC Ⅱ类分子提呈的供体 MHC 抗原加工产物
受体效应 T 细胞	CD8+CTL 为主 CD4+Th1 细胞为辅	CD4+Th1 细胞为主 CD4+Th2 细胞为辅
效应 T 细胞数 /T 细胞总数	1/100 ~ 10/100	1/100000 ~ 11/10000
同种异体排斥反应程度	强烈	较弱
同种异体排斥反应时间	较短	较长
作用时相	早期急性排斥反应 主要由记忆 T 细胞介导产生	中晚期急性排斥反应或慢性排斥反应 主要由 CD4+Th 细胞介导产生

第三节　同种异体器官移植排斥反应的类型

同种异体器官移植排斥反应包括两大类型：①宿主抗移植物反应，常见于实质器官移植；②移植物抗宿主反应，主要发生于骨髓和造血干细胞移植。

一、宿主抗移植物反应

宿主抗移植物反应（host versus graft reaction, HVGR）是指临床进行心、肝、肾等实质性器官移植后，受体免疫系统接受移植物抗原刺激产生免疫应答引发的移植排斥反应。根据移植排斥反应的发生时间、强度、作用机制和病理学特征，临床将其分为超急性排斥反应、急性排斥反应、慢性排斥反应三种类型。

1. **超急性排斥反应**（hyperacute rejection）　是指器官移植物与受体血管接通后数分钟至24 小时内发生的由体液免疫应答介导的排斥反应，常见于反复输血、多次妊娠、长期血液透析或再次移植等个体。超急性排斥反应是因受体在器官移植前已经产生针对供体同种异型抗原（ABO 血型抗原和 HLA 抗原等）的特异性抗体所致。上述抗体与供体移植物相应同种异型抗原结合后，可通过激活补体系统直接杀伤破坏血管内皮细胞；同时在补体裂解产物 C3a/C5a、中性粒细胞和血小板参与作用下，使移植物发生不可逆性缺血及变性和坏死。临床应用免疫抑制剂不能控制此类排斥反应的发生，应在术前检测证实受者体内没有供体同种异型抗原特异性抗体存在时方可进行器官移植。

2. **急性排斥反应**（acute rejection）　是指器官移植后数天至数周内发生的以细胞免疫应

答为主的移植排斥反应，分为早期和中晚期急性排斥反应。参与早期急性排斥反应的记忆 T 细胞可通过直接识别方式活化，引发以 CD8⁺CTL 为主和 CD4⁺Th1 细胞为辅的细胞免疫应答。参与中晚期急性排斥反应的 CD4⁺ Th 细胞通过间接识别方式活化后，可产生以下主要作用：① CD4⁺Th1 细胞通过释放 Th1 型细胞因子介导产生以细胞免疫应答为主的免疫反应，引发急性排斥反应；② CD4⁺Th2 细胞与 B 细胞协同作用介导产生以体液免疫应答为辅的免疫反应参与急性排斥反应。急性排斥反应是同种异体移植术后最常见的排斥反应，临床及时应用免疫抑制剂可有效减轻或缓解此类排斥反应的发生和发展。

3．慢性排斥反应（chronic rejection）　是指器官移植后数月至数年，受体针对供体移植物 MHC 抗原产生的病程相对缓慢的移植排斥反应。此种移植排斥反应通常在急性排斥反应基础上产生；供体与受体 MHC 抗原相同而 mH 抗原不相匹配的器官移植物也可直接进入慢性排斥反应阶段。慢性排斥反应的主要病理学特征是组织细胞损伤、纤维化、血管内膜平滑肌和内皮细胞增生，及由此导致的血管腔狭窄和移植物功能的进行性减退乃至完全丧失等病变和相关临床症状。慢性排斥反应作用机制尚未完全清楚，目前认为免疫学损伤机制如下：①受体 Th1 细胞通过间接识别方式被供体移植物 MHC 抗原激活后介导产生的迟发型超敏反应所致；②活化 Th2 细胞辅助 B 细胞产生同种异型抗原特异性抗体后，通过激活补体和 ADCC 作用使移植物血管内皮细胞损伤形成血栓，导致移植物缺血变性坏死所致；③急性排斥反应反复发作，导致移植物血管内皮细胞不断发生轻微损伤和持续分泌多种生长因子，使血管平滑肌细胞增生 / 动脉硬化和发生炎性细胞浸润等病理改变所致。慢性排斥反应对免疫抑制疗法不敏感是影响移植物长期存活的主要原因之一。

二、移植物抗宿主反应

移植物抗宿主反应（graft versus-host reaction, GVHR）是指供体移植物中成熟 T 细胞被受体同种异型抗原激活形成效应 T 细胞后，对受体组织器官进行攻击使之损伤破坏引发的排斥反应。GVHR 常见于骨髓或造血干细胞移植患者，在胸腺、脾移植患者和新生儿大量接受输血时也能发生。GVHR 发生与下列因素有关：①受体与供体间组织相容性抗原型别不符；②移植物中含有供体足够数量的成熟 T 细胞；③受体因免疫缺陷或免疫抑制剂使用不当处于免疫无能或免疫功能极度低下的状态。供体反应性 T 细胞在受体（患者）体内形成后，可通过血液循环进入多种组织器官发动攻击，引发移植物抗宿主反应（GVHR）。患者临床表现为皮疹、腹泻、黄疸、高胆红素血症和器官功能损伤，轻者可因组织器官慢性纤维化而逐渐丧失功能并最终危及生命，重者可因组织器官迅速坏死而在短时间内死亡。

第四节　同种异体器官移植排斥反应的防治原则

器官移植能否成功与移植排斥反应防治措施是否适当密切相关，主要防治原则如下：①严格选择供体；②适度抑制受体免疫应答；③移植后免疫监测；④诱导移植免疫耐受。

一、选择适合的供体

同种异体移植排斥反应是因供体与受体间组织相容性抗原存在差异所致。通常供体与受体间 MHC 抗原和 mH 抗原差别越小，移植物和受体的生存时间就越长。对人而言，单卵双生同胞是最理想的供体，其次是 HLA 相同的兄弟姐妹。为提高移植物存活率和延长存活时间，在进行同种异体移植前须进行如下检测和鉴定。

1. **红细胞血型和 HLA 抗体检测** 器官移植前应选择 ABO 和 Rh 血型抗原与受体相同的供体，取其淋巴细胞与受体血清进行细胞毒试验检测受体血清中是否含有供体 HLA 特异性抗体，以防止移植后发生超急性排斥反应。

2. **HLA 分型鉴定** 供体和受体间 HLA 型别匹配程度与移植排斥反应的强弱密切相关。移植前采用血清学组织分型法或聚合酶链式反应等基因分型技术，对供体和受体进行 HLA 分型鉴定；选择与受体 HLA 型别最相匹配的供体进行移植可显著减轻和缓解移植排斥反应。临床研究发现：HLA 不同座位基因编码产物在移植排斥反应中的作用不同，其中 HLA-DR 基因编码产物所起的作用最为重要，HLA-B 和 HLA-A 基因编码产物次之。因此在供体与受体基因型别不完全匹配的情况下，应选择上述三种 HLA 基因编码产物相匹配的供体进行移植。

3. **交叉配型** 采用混合淋巴细胞反应（mixed lymphocyte reaction, MLR）进行交叉配型可检测受体与供体同种异型抗原的匹配程度，主要适用于骨髓移植。临床采用单向混合淋巴细胞培养法进行交叉配型，方法简述如下：首先用丝裂霉素分别处理受体和供体的淋巴细胞使其丧失增殖分化能力，但仍保持诱导对方正常淋巴细胞增殖分化的能力；然后取上述供体 / 受体淋巴细胞分别与受体 / 供体正常淋巴细胞共培养，若两组中有任何一组细胞增殖分化反应强烈均提示供体选择不当。

4. **移植物预处理** 为减轻移植物中"过客白细胞"通过直接识别方式引发早期急性排斥反应，移植前应对移植物进行预处理，使其内"过客白细胞"尽可能全部清除。对 HLA 基因型不完全相合的骨髓移植而言，在移植前应尽可能将骨髓移植物中成熟 T 细胞清除以防止 GVHR 的发生。

二、免疫抑制治疗

应用免疫抑制剂预防 / 治疗移植排斥反应是临床常规使用方法，主要制剂包括化学类免疫抑制药、生物制剂和中草药类免疫抑制剂。长期使用免疫抑制剂可使患者抗感染免疫能力下降、肿瘤发生率升高，故应高度重视临床合理用药和对患者免疫功能状态进行及时监测。

1. **化学类免疫抑制药** 主要包括糖皮质激素、环孢素 A、他克莫司（FK506）、西罗莫司（雷帕霉素）、硫唑嘌呤、环磷酰胺等。其中硫唑嘌呤和环磷酰胺可抑制淋巴细胞增殖分化，对骨髓造血干细胞也有毒性作用；环孢素 A 和 FK506 可抑制 T 细胞增殖分化，而对骨髓造血干细胞没有抑制作用，在临床得到较为广泛应用。

2. **生物制剂** 主要包括抗胸腺细胞抗体，抗 CD3、CD4、CD8 单克隆抗体和抗 IL-2Rα 链（CD25）单克隆抗体等。上述抗体与胸腺细胞或 T 细胞表面相应抗原结合后，可通过激活补体系统产生攻膜复合物，使一定数量 T 细胞溶解破坏，导致患者免疫功能适度降低，不能引发移植排斥反应。

3. **中草药类免疫抑制剂** 雷公藤等中草药具有明显的免疫调节或免疫抑制作用，已试用于临床器官移植排斥反应的防治。

三、免疫监测

移植后对患者免疫功能状态定期监测有助于及时调整治疗方案和采用相应防治措施，使机体免疫抑制状态处于适度有效范围之内。临床常用免疫监测指标包括：①淋巴细胞亚群百分比和功能测定；②血清中细胞因子、补体、可溶性 HLA 分子和抗体水平测定；③免疫细胞表面黏附分子和细胞因子受体表达水平测定等。上述检测指标在一定程度上能够反映患者免疫功能状态，但应与患者移植物生理功能变化情况相结合才能判断移植排斥反应是否发生和反应发生的强弱。

四、诱导同种移植耐受

诱导受体对移植物产生免疫耐受是克服同种异体移植排斥反应的理想策略，并已成为移植免疫学研究领域最具挑战性的课题之一。诱导受体产生移植免疫耐受作用机制十分复杂，相关研究报道很多，简要列举几种研究热点如下：①建立同种异基因嵌合体或混合嵌合体，诱导移植免疫耐受；②胸腺移植或胸腺内注射抗原，诱导移植免疫耐受；③过继"耐受性 DC"或输注 Treg，诱导移植免疫耐受；④阻断共刺激通路，诱导同种反应性 T 细胞失能建立移植免疫耐受。

 小 结

　　同种异体移植排斥反应是机体免疫系统针对同种异型抗原（主要是 MHC 抗原）产生的适应性免疫应答。受体 T 细胞对供体同种异型抗原的识别分为直接识别和间接识别：受体 T 细胞表面 TCR 对供体 APC 表面自身 / 非己抗原肽 -MHC Ⅰ / Ⅱ类分子复合物的识别称为直接识别；受体 T 细胞表面 TCR 对受体 APC 表面供体 MHC 抗原肽 - 受体 MHC Ⅱ类分子复合物的识别称为间接识别。宿主抗移植物排斥反应（HVGR）分为超急性排斥反应、急性排斥反应和慢性排斥反应；移植物抗宿主反应（GVHR）常见于骨髓移植。同种异体排斥反应的防治策略主要包括：选择合适的供体、适度抑制受体免疫功能、定期免疫监测和诱导受体产生特异性免疫耐受。

复习思考题

1. 简述常见的器官移植类型及其特点。
2. 简述直接识别和间接识别及其作用特点。
3. 简述宿主抗移植物反应及其临床分类和主要作用特点。
4. 简述移植物抗宿主反应及其发生原因和临床表现。
5. 简述同种异体移植排斥反应的防治原则。

（李成文　庄国洪）

第 19 章

免疫学检测及其应用

免疫学检测是借助免疫学、细胞生物学和分子生物学理论与技术，对免疫相关物质如抗原、抗体、补体、细胞因子、免疫细胞及其膜分子和体液中多种微量物质如激素、酶类物质、血浆蛋白、血液药物浓度、微量元素等进行定性、定位或定量检测的实验技术和方法。免疫学检测技术和方法种类繁多，本章仅着重介绍临床常用的免疫学检测技术及其原理和实用意义。

第一节 体外抗原 - 抗体反应的特点和影响因素

抗原 - 抗体反应（antigen-antibody reaction）是指抗原与相应抗体在体外一定条件下特异性结合后出现的肉眼可见或仪器可检测到的反应。抗体主要存在于血清中，以往又将抗原 - 抗体反应称为血清学反应（serological reaction）。

一、抗原 - 抗体反应的特点

1. 抗原 - 抗体反应具有特异性 抗原 - 抗体反应具有高度特异性，此种特异性是由抗原表位与相应抗体分子互补决定区所决定的，二者间互补结合能力用亲和力表示。亲和力（affinity）是指抗体分子单一抗原结合部位与相应抗原表位之间互补结合的强度。天然抗原分子通常具有多种抗原表位，可刺激机体产生多种特异性抗体；若两种抗原具有相同或相似的抗原表位，就能与对方相应抗体结合发生交叉反应。此种反应可影响血清学诊断的准确性，采用单克隆抗体进行检测是克服上述交叉反应的有效方法。

2. 抗原 - 抗体反应具有可逆性 抗原与相应抗体结合除与空间构象互补有关外，还与二者间静电引力、范德华力、氢键和疏水键等化学基团之间的非共价结合密切相关。此种非共价结合的抗原 - 抗体复合物不稳定，降低溶液 pH 或提高溶液离子强度可使之解离，解离后抗原和抗体仍保持原有特性。据此，可通过亲和层析法纯化抗原或抗体。

3. 抗原 - 抗体反应需要适当的浓度和比例 抗原与相应抗体结合能否出现可见反应取决于二者的浓度和比例。在一定条件下，二者比例合适，即抗原略多于抗体时可出现肉眼可见的反应，此即抗原 - 抗体反应的等价带（图 19-1）。若抗体或抗原过剩，则因沉淀物体积小、数量少而不能出现肉眼可见的反应；其中抗体过剩称为前带，抗原过剩称为后带（图19-1）。据此，在实验过程中应注意调整反应体系中抗原与抗体的比例，以避免出现假阴性结果。

4. 抗原 - 抗体反应具有阶段性 抗原 - 抗体反应分为两个阶段：第一阶段是抗原 - 抗体特异性结合阶段，可在数秒钟至几分钟内完成，一般不为肉眼所见；第二阶段为可见反应阶段，是微小抗原 - 抗体复合物之间通过正负电荷吸引形成较大复合物的过程。可见反应阶段所需时间较长，从数分钟、数小时到数日不等，且受电解质、温度和酸碱度等因素影响。

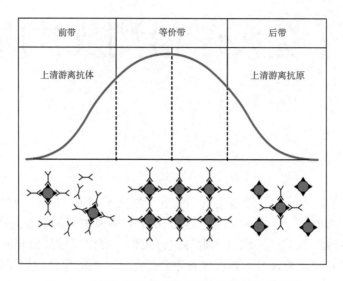

图 19-1　抗原 - 抗体结合的带现象和可见性示意图

前带：抗体过剩，反应肉眼不可见；等价带：抗原与抗体比例适度，反应肉眼可见；后带：抗原过剩，反应肉眼不可见

二、抗原 - 抗体反应的影响因素

影响抗原 - 抗体反应的因素较多，本节主要介绍实验条件对抗原 - 抗体反应的影响。

1．电解质　抗原和抗体通常为等电点小于6的蛋白质，在中性或弱碱性条件下二者表面带有一定量负电荷，其外表被有水化层为亲水胶体。抗原与抗体结合后可发生脱水作用，使二者从亲水胶体变为疏水胶体；此时在适当电解质作用下，抗原 - 抗体复合物可因失去较多负电荷而彼此结合形成肉眼可见的凝集或沉淀现象。实验中常用 0.85%NaCl 溶液作为稀释液以提供适当浓度的电解质。

2．温度　适当提高温度可增加抗原与抗体分子的碰撞机会，促进抗原 - 抗体复合物形成。温度过高（56℃以上）可因抗原或抗体变性失活而影响实验结果。通常抗原 - 抗体反应的最适温度是 37℃。

3．酸碱度　抗原 - 抗体反应最适 pH 在 6~8 之间，pH 过高或过低均可影响抗原或抗体的理化性状。例如反应液 pH 接近抗原等电点时，可因抗原自沉出现非特异性酸凝集而产生假阳性结果。

第二节　体外抗原 - 抗体反应的检测方法

抗原 - 抗体反应具有高度特异性，据此可用已知抗原或抗体检测鉴定未知抗体或抗原。根据抗原物理性状和参与反应成分的不同，可将抗原 - 抗体反应的检测方法分为凝集反应、沉淀反应和采用标记物进行检测鉴定的免疫标记技术等。

一、凝集反应

在一定实验条件下，细菌或细胞等颗粒性抗原与相应抗体特异性结合后出现的凝聚现象称为凝集反应（agglutination reaction）。凝集反应包括直接凝集反应、间接凝集反应和间接凝集抑制试验等。

1. **直接凝集反应**（direct agglutination reaction）　颗粒性抗原直接与相应抗体结合出现的凝集现象，包括玻片凝集和试管凝集两种检测方法。

（1）玻片法：为定性实验，常用已知抗体检测未知抗原。本法简捷快速，主要用于人类 ABO 血型和细菌鉴定（图 19-2）。

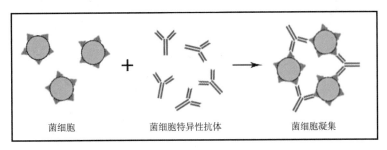

菌细胞　　　　　菌细胞特异性抗体　　　　　菌细胞凝集

图 19-2　直接凝集反应示意图

颗粒性抗原与相应抗体结合可出现凝集现象

（2）试管法：为半定量试验，常将待检标本（血清）在试管内进行倍比稀释后，加入一定量已知颗粒性抗原用于检测待检标本中未知抗体的相对含量（即效价）。临床诊断伤寒或副伤寒所用的肥达反应即为试管凝集试验，通常以出现明显凝集现象（++）的血清最高稀释倍数为待检血清中的抗体效价。

2. **间接凝集反应**（indirect agglutination reaction）　将已知可溶性抗原吸附于某些载体颗粒表面形成致敏颗粒后，再与相应抗体进行反应出现的凝聚现象称为间接凝集反应（图 19-3）。将已知抗体吸附于载体颗粒表面后，再与相应可溶性抗原进行反应出现的凝聚现象称为反向间接凝集反应。人 O 型血红细胞和聚苯乙烯乳胶颗粒是常用的载体颗粒，相应的凝集反应分别称为间接红细胞凝集反应或间接乳胶凝集反应。例如：将链球菌溶血毒素 O 吸附在乳胶颗粒上形成的致敏颗粒可用来检测受试者血清中的抗链"O"抗体。

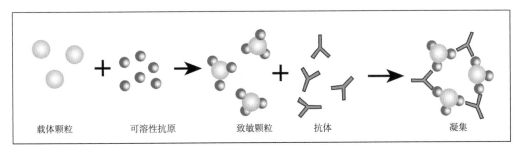

载体颗粒　　　可溶性抗原　　　致敏颗粒　　　抗体　　　　凝集

图 19-3　间接凝集反应示意图

可溶性抗原致敏颗粒与相应抗体结合可出现间接凝聚现象

抗人球蛋白试验（又称 Coombs 试验）也是根据间接凝集原理建立的，分为直接和间接两种方法。直接 Coombs 试验可检测结合在 Rh⁺ 红细胞表面的单价 IgG 类抗 Rh 抗体，对新生儿 Rh 溶血症进行诊断（图 19-4）。间接 Coombs 试验是将受试者血清与 Rh⁺ 红细胞作用后再加入抗人球蛋白抗体，通过观察红细胞是否发生凝集以判定 Rh⁻ 经产妇血清中是否含有单价 IgG 类抗 Rh 抗体的检测方法。若受试者血清中含有 Rh 抗体，则红细胞发生凝集，此时受试者近期不宜再次妊娠。

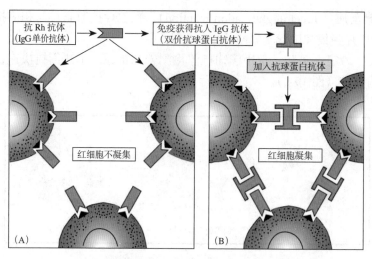

图 19-4   抗人球蛋白试验（直接法）示意图

（A）单价抗 Rh 抗体与 Rh⁺ 红细胞结合不能出现凝集现象；（B）在上述反应系统中加入抗人球蛋白抗体后可出现凝集现象

3. **间接凝集抑制试验**（indirect agglutination inhibition test）   是由间接凝集反应衍生而来，临床检测孕妇尿液中是否含有人绒毛膜促性腺激素（human chorionic gonadotropin，HCG）的免疫妊娠诊断试验即属此类试验（图 19-5）。其检测方法如下：①取待检尿液和诊断血清各一滴，在玻片上混匀；②再加一滴 HCG 致敏乳胶颗粒，混匀并缓慢摇动数分钟后观察结果；③若出现凝集，则表明待检尿液中不含 HCG，即妊娠诊断试验阴性；若不出现凝集，表明待检尿液中存在 HCG，为妊娠诊断试验阳性。

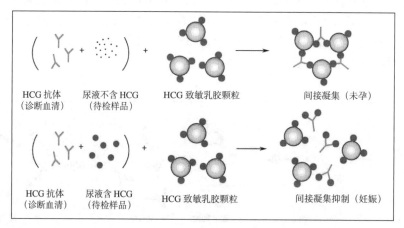

图 19-5   间接凝集抑制试验（妊娠诊断）示意图

妊娠诊断试验出现凝集现象表明受试者未孕，未出现凝集现象表明妊娠诊断试验阳性

二、沉淀反应

在一定条件下，细菌毒素或血清蛋白等可溶性抗原与相应抗体特异性结合后出现的沉淀现象称为沉淀反应（precipitation reaction）。在液体中进行的沉淀反应，如环状和絮状沉淀反应，因其敏感性差已被目前所用的免疫比浊法所取代。沉淀反应大多在半固体琼脂凝胶中进行，即可溶性抗原和抗体在凝胶中向四周扩散，当二者相遇且比例合适时可形成肉眼可见的白色沉淀现象。琼脂扩散试验包括单向琼脂扩散和双向琼脂扩散两种基本方法。将琼脂扩散与电泳技术结合，又可衍生出对流电泳、火箭电泳和免疫电泳等多种检测方法。

1. **单向琼脂扩散**（single agar diffusion）　是一种定量试验，方法原理和结果如图 19-6 所示，简述如下：①将一定量已知抗体加入 42～45℃溶化琼脂中制备单向扩散反应凝胶板；②在适当位置打孔后加入待测抗原样本使其向四周扩散；③抗原与琼脂中相应抗体相遇，可在比例适宜处形成以孔为中心的白色沉淀环。鉴于沉淀环直径与抗原含量成正比，所以先用已知不同浓度标准抗原样本进行扩散，获得与抗原浓度相对应的沉淀环直径数据绘制标准曲线，便可根据被测样品沉淀环直径的大小从标准曲线中获知样品中抗原的含量。单向琼脂扩散可用来测定血清中 IgG、IgM、IgA 和补体组分 C1、C3、C5 等含量。

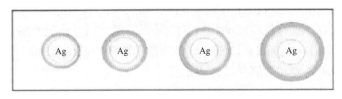

图 19-6　单向琼脂扩散示意图

沉淀环直径与抗原含量成正比；根据样品沉淀环直径大小可从抗原扩散标准曲线中获知样品抗原含量

2. **双向琼脂扩散**（double agar diffusion）　主要用于定性试验，如对可溶性抗原或抗体进行检测鉴定和对复杂抗原成分和抗体进行分析；也可用于半定量试验，如免疫血清稀释后进行的血清效价测定。方法原理简述如下：①制备琼脂板按需要打孔，分别将抗原和抗体加入孔中使其向四周扩散；②若抗原与抗体相对应，则二者相遇后可在比例合适处形成白色沉淀线。双向琼脂扩散沉淀线如图 19-7 所示：①两种完全相同的抗原与相应抗体作用后可形成顶角融合的一条沉淀线；②两种完全不同的抗原与相应抗体作用后可形成各自独立、彼此交叉的沉淀线；③两种表面抗原表位部分相同的抗原与相应抗体作用后可形成一种顶角融合带刺的沉淀线。

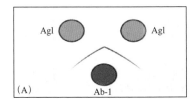 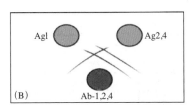 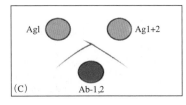

图 19-7　双向琼脂扩散沉淀线基本图形示意图

（A）两孔中抗原完全相同，出现顶角融合的沉淀线；（B）两孔中抗原完全不同，出现交叉沉淀线；（C）两孔中抗原表位部分相同，出现顶角融合带刺的沉淀线

3. **免疫比浊法**（immunonephelometry）　是根据在一定量抗体溶液中分别加入递增量可溶性抗原后形成的免疫复合物在反应体系中可呈现不同的浊度，用以定量检测可溶性抗原的一种检测方法。用浊度仪测定反应体系浊度变化与抗原含量间的关系绘制标准曲线，可根据浊度推算出样品中抗原的含量。本法快速简便，已取代传统环状、絮状沉淀反应和单向琼脂扩散试验。免疫比浊法近年发展迅速，已建立数种不同类型的测定方法，如透射比浊法、散射比浊法、免疫乳胶比浊法和自动生化分析仪检测法等。其中自动生化分析仪可同时检测样品中多种抗原、各类免疫球蛋白、补体、前白蛋白、α_2 巨球蛋白、转铁蛋白等微量蛋白，并能精确定量分析而在临床得到广泛应用。

三、免疫标记技术

免疫标记技术（immunolabeling technique）是用酶、荧光素、放射性核素、化学发光物质和胶体金等标记抗体或抗原，通过检测标记物间接检测抗原 - 抗体反应的一类实验方法和技术。免疫标记技术极大地提高了抗原 - 抗体反应的灵敏度和检测范围，不但能对抗原或抗体进行定性和精确定量测定，而且借助光镜或电镜技术能够观察抗原、抗体或抗原 - 抗体复合物在组织细胞内的分布和定位。

1. 酶免疫测定法（enzyme immunoassay，EIA）　是一种用酶标记抗体（一抗）或酶标记抗抗体（二抗）检测相应抗原或抗体的实验方法。本法将抗原 - 抗体反应的高度特异性与酶催化底物的高效性相结合，具有灵敏度高和特异性强等优点。用于标记的酶类物质主要包括辣根过氧化物酶（horseradish peroxidase，HRP）和碱性磷酸酶（alkaline phosphatase，AP），常用的方法有酶联免疫吸附试验和酶联免疫斑点试验。

（1）酶联免疫吸附试验（enzyme-linked immunosorbent assay，ELISA）：是将已知抗体或可溶性抗原吸附在固相载体表面，使抗体 - 抗原 - 酶标记抗体或抗原 - 抗体 - 酶标记二抗在固相表面进行反应的酶免疫测定法。目前用于定性或定量检测多种抗原或抗体的 ELISA 试剂盒已商品化出售，在临床和科研工作中得到广泛应用。

常用的 ELISA 检测方法有：①双抗体夹心法：用于检测血清、脑脊液、胸腔积液和腹水等体液标本中各种可溶性抗原（细菌毒素、病毒、细胞因子、酶类物质等）及其含量，包被所用抗体和酶标记抗体通常是针对同一抗原分子中不同抗原表位的单克隆抗体，检测方法如图 19-8A 所示。②间接法：用于检测血清、脑脊液、胸腔积液和腹水等体液标本中抗体及其含量；酶标记二抗是针对抗体 Fc 段的抗抗体，检测方法如图 19-8B 所示。

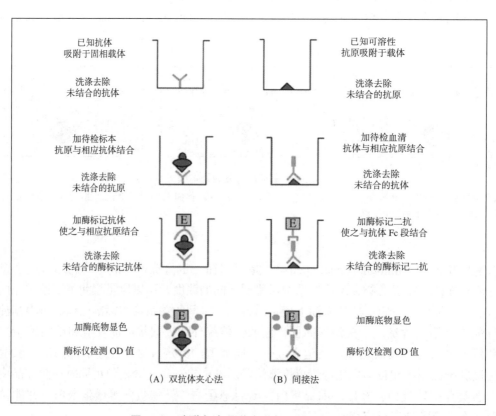

图 19-8　酶联免疫吸附试验（ELISA）示意图

（A）双抗体夹心法：用于检测微量可溶性抗原；（B）间接法：用于检测样品中抗体含量

（2）酶联免疫斑点试验（enzyme-linked immunospot assay，ELISPOT）：现以检测分泌某种细胞因子的 T 细胞为例（图 19-9A），方法原理简述如下：①用已知抗细胞因子抗体包被固相载体，加入待检细胞孵育一定时间后去除细胞；②若待检细胞分泌的细胞因子与包被的抗体相对应，即可形成固相抗体 - 抗原（细胞因子）复合物；③加入相应酶标记抗细胞因子抗体，通过底物显色后可在相应部位呈现有色斑点；④一个斑点表示一个分泌相应细胞因子的细胞，用光学显微镜或 ELISPOT 分析系统计数可推算出分泌某种细胞因子的细胞频率。ELISPOT 可直接用于检测分泌某种细胞因子的 T 细胞。若用已知抗原包被固相载体，也可用来检测分泌某种特异性抗体的 B 细胞（图 19-9B）。

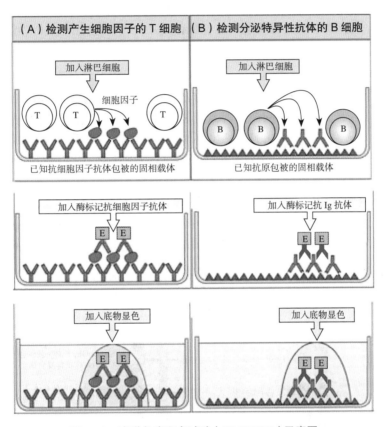

图 19-9　酶联免疫斑点试验（ ELISPOT ）示意图

（A）用于检测分泌某种细胞因子的 T 细胞；（B）用于检测分泌某种抗体的 B 细胞

2．**荧光免疫测定法**（fluorescence immunoassay，FIA）　是用荧光素标记抗体（简称荧光抗体）检测细胞或组织切片中相应抗原的一种免疫组化技术。常用的荧光素有异硫氰酸荧光素（fluorescein isothiocyanate，FITC）和藻红蛋白（phycoerythrin，PE）。在荧光显微镜激发光作用下，前者（FITC）发出黄绿色荧光，后者（PE）发出红色荧光。若荧光抗体与标本中相应抗原结合，在荧光显微镜下就能观察到黄绿色或红色荧光，借此可对标本中抗原进行鉴定或定位。

（1）直接荧光法：荧光素直接标记某种已知抗体，用以检测标本中相应抗原的方法（图 19-10A）。该法优点是特异性高；缺点是制备繁琐，每检测一种抗原必须制备一种相应的荧光抗体。

（2）间接荧光法：用某种已知抗体（一抗）与标本中相应抗原结合后，再用荧光素标记的抗 Ig Fc 抗体（二抗）与一抗（Fc 段）结合进行的反应（图 19-10B）。该法优点是敏感性较高，制备一种荧光素标记的二抗即可对多种抗原进行检测；缺点是非特异性反应增强。

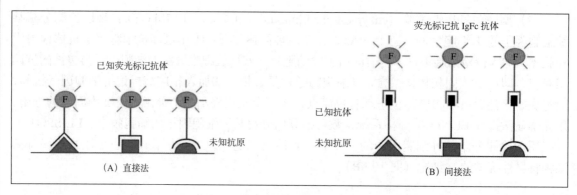

图 19-10　直接和间接荧光免疫测定示意图

（A）荧光素标记抗体可直接检测标本中的相应抗原；（B）用荧光素标记二抗可对多种已知一抗结合的抗原进行检测

3．放射免疫测定法（radioimmunoassay，RIA）　是用放射性核素标记抗原或抗体进行免疫学检测的技术，包括液相和固相两种检测方法。RIA 具有敏感性、特异性、准确性高和重复性好等优点，广泛应用于激素和药物等微量物质的检测。常用的放射性核素主要包括 ^{125}I、^{131}I、^{3}H 等，它们对人有一定的危害且易污染环境，导致此法应用受到一定限制。

4．胶体金免疫测定法（colloidal gold immunoassay）　是用胶体金颗粒标记抗体或抗原用以检测未知抗原或抗体的方法。胶体金免疫测定法可用于多种液相和固相免疫分析，主要用于可溶性抗原、激素、毒品类药物和某些肿瘤标志物的检测。其中免疫层析法（immunochromatography）是近年兴起的一种用硝酸纤维素膜诊断试纸快速检测尿液或血清样品中微量可溶性抗原的技术。临床早孕诊断所用的硝酸纤维素膜诊断试纸制备及其作用原理如图 19-11 所示，简述如下。

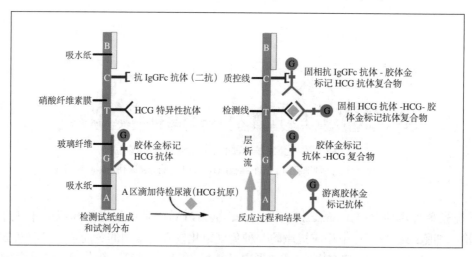

图 19-11　胶体金免疫层析（双抗夹心法）试验原理示意图

①测试纸条质控线和检测线均出现紫红色条带为早孕阳性；②测试纸条仅在质控线呈现紫红色条带为早孕阴性

（1）硝酸纤维素膜诊断试纸的制备：①首先将胶体金致敏抗体，即胶体金标记的鼠抗人绒毛膜促性腺激素（HCG）特异性抗体松弛附着在玻璃纤维上，再将上述玻璃纤维固定在硝酸纤维素膜 G 区；②将鼠抗人 HCG 特异性抗体固定在硝酸纤维素膜 T 区，将兔抗鼠 IgG Fc 抗体（二抗）固定在硝酸纤维素膜 C 区；③硝酸纤维素膜最下方 A 区所附吸水纸是滴加待检或接触尿液的部位；在硝酸纤维素膜最上方 B 区附吸水纸与下方 A 区吸水纸可形成毛细管层析作用。

（2）作用原理：①将待检尿液滴加在检测试纸 A 区或将检测试纸 A 区插入待检尿液中，通过层析作用使待检尿液向 B 区移动；当尿液流经 G 区时可将胶体金标记 HCG 抗体从玻璃纤维上复溶。②若待检尿液中含 HCG，即可与之结合形成游离胶体金标记抗体 -HCG 复合物；上述复合物迁移至 T 区时，可被固相 HCG 抗体识别结合形成固相 hCG 抗体 -HCG- 胶体金标记抗体复合物，此时胶体金聚集在检测线呈现紫红色反应。③剩余游离胶体金标记抗体迁移到 C 区与兔抗鼠 IgG Fc 抗体（二抗）结合，可使胶体金聚集在质控线呈现紫红色反应。

（3）结果分析判定：①测试纸条出现两条紫红色条带为早孕阳性；②测试纸条检测线颜色弱于质控线为早孕弱阳性；③测试纸条仅在质控线呈现紫红色条带为早孕阴性；④测试纸条质控线处无紫色条带出现为试验无效。

5. 化学发光免疫分析法　是用鲁米诺和吖啶酯等发光物标记的抗体或抗原与待检样品中相应抗原或抗体特异性结合后，用化学发光仪定量检测微量抗原或抗体的一种免疫分析鉴定技术。该种方法不仅具有发光分析的高灵敏度和抗原 - 抗体反应的高度特异性，还具有操作简便、标记物无污染和可以实现自动化分析等优点。化学发光免疫分析包括发光酶免疫分析、化学发光免疫分析和电化学发光分析等方法。

6. 免疫印迹法（immunoblotting）　是将十二烷基磺酸钠 - 聚丙烯酰胺凝胶电泳与固相免疫技术相结合，即将泳动速率不同的蛋白质成分转移至硝酸纤维素膜后，再用酶免疫、放射免疫、化学发光免疫等技术进行检测的一种方法（图 19-12）。该种方法又称 Western blotting 法，

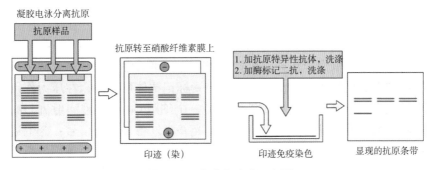

图 19-12　免疫印迹法示意图

①用聚丙烯酰胺凝胶电泳（SDS-PAGE）分离蛋白质抗原；②将分离后蛋白质转印到硝酸纤维素膜上；③加已知一抗作用后再加酶标记二抗进行孵育；④加入底物显色检测抗原条带

常用于可溶性抗原、核酸、HIV 抗体的检测或目的基因表达产物的鉴定。

第三节　免疫细胞及其功能检测

检测免疫细胞的数量和功能是判断机体免疫功能状态的主要指标。对人而言，检测的免疫细胞主要来源于外周血；对实验动物而言，检测的免疫细胞除来源于外周血外，也可来自胸腺、脾、淋巴结和其他组织。

一、外周血单个核细胞的分离

外周血单个核细胞（peripheral blood mononuclear cell，PBMC）包括淋巴细胞和单核细胞，上述细胞是免疫学实验中最常用的免疫细胞。葡聚糖 - 泛影葡胺（Ficoll-Paque）密度梯度离

心法是分离 PBMC 最常选用的方法，其原理是红细胞和多形核白细胞的比重（约 1.092）大于单个核细胞（约 1.075），因此将肝素抗凝血置于比重为 1.077 的葡聚糖 - 泛影葡胺分离液液面上，低速离心（2000 r/min）20 分钟可使不同比重的外周血细胞分为以下三层：沉于管底的红细胞层、分布于红细胞层与分离液之间的多形核白细胞层、分布于血浆与分离液界面的单个核细胞层。此种分离方法可获得纯度高达 95% 的 PBMC。

二、淋巴细胞及其亚群的分离

淋巴细胞及其亚群分离方法较多，目前常用的有免疫吸附分离法、免疫磁珠法和流式细胞术分离法。

1.**免疫吸附分离法**　方法原理简述如下：①首先将已知抗淋巴细胞表面标志的单克隆抗体包被聚苯乙烯培养板；②加入淋巴细胞悬液，使具有相应表面标志的淋巴细胞结合到培养板上；③洗脱去除未结合淋巴细胞，即可获得具有相应表面标志的淋巴细胞。例如，用抗 CD4 抗体包被聚苯乙烯培养板可将 CD4$^+$T 细胞与 CD8$^+$T 细胞相分离。

2.**免疫磁珠**（immune magnetic bead，IMB）**分离法**　方法原理简述如下：①首先用抗淋巴细胞表面标志（如 CD3、CD4、CD8 等）抗体与磁性微珠结合获得免疫磁珠；②将免疫磁珠加至待分选细胞悬液中，可使具有相应表面标志的淋巴细胞与免疫磁珠结合；③在磁场作用下，通过阳性和阴性分选获得实验所需的细胞，其中收获免疫磁珠结合的细胞为阳性分选，收获细胞悬液中未与免疫磁珠结合的细胞为阴性分选。免疫磁珠法具有操作简单、所获细胞纯度高和无需昂贵仪器等优点，因此作为市场化产品得到广泛应用。

3.**流式细胞术**（flow cytometry assay）**分离法**　是借助荧光激活细胞分类仪（FACS）将荧光抗体标记的细胞进行快速准确鉴定和分类的技术。荧光激活细胞分类仪（简称流式细胞仪）集光学、流体力学、电力学和计算机技术于一体，可对细胞进行多参数定量测定和综合分析。程序原理如下：①将待测细胞悬液与荧光素标记抗体反应后，在压力作用下使细胞排成单列经喷嘴喷出形成液滴射流（每个液滴包裹一个细胞）；②在液滴射流与高速聚焦激光束相交处，液滴中细胞受激发光照射可产生散射光并激发各种荧光信号；③上述荧光信号被光电检测器接收可转化为电信号，后者经加工处理存储于计算机中，再用分析软件对数据进行统计处理和图像显示获得结果。其中分选部件借助光电效应可使带电微滴通过电场时出现不同的偏向运动，分类收集偏向运动的细胞可供进一步研究使用。流式细胞仪除分选细胞外，主要用途如下：①定量分析鉴定活细胞表面或胞内表达的特定分子；②免疫细胞分类和百分计数；③白血病和淋巴瘤的免疫学分型；④细胞周期和细胞凋亡检测。

三、淋巴细胞功能测定

（一）T 淋巴细胞功能测定

1.**T 细胞增殖试验**　是一种体外检测机体细胞免疫功能的试验方法。本试验分为 T 细胞特异性和非特异性增殖两种方式：前者是用某种抗原如结核菌素刺激相应 T 细胞活化增殖的试验；后者是用 T 细胞丝裂原（PHA、ConA）或抗 CD3 单克隆抗体刺激多克隆 T 细胞活化增殖的试验。常用的淋巴细胞增殖检测方法简述如下。

（1）^{3}H-TdR 掺入法：在细胞增殖过程中，氚标记胸腺嘧啶核苷（^{3}H-TdR）可掺入细胞新合成的 DNA 中，且掺入量与细胞增殖水平呈正比。实验方法如下：取外周血单个核细胞与 PHA 共同培养，在终止培养前 8 ~ 15 小时加入 ^{3}H-TdR；在培养结束后收集细胞，用液体闪烁仪测定样品的放射活性可反映细胞增殖水平。该法操作简单、灵敏度高，但需特殊仪器且易发生放射性污染。

（2）MTT 比色法：MTT 是 3-（4,5–二甲基 -2- 噻唑）-2,5- 二苯基溴化四唑的简称。在细胞增殖过程中，MTT 作为一种可溶性物质进入细胞后可被胞内线粒体琥珀酸脱氢酶还原形成褐色甲䐶颗粒。研究证实：甲䐶生成量与细胞增殖水平成正比；甲䐶被盐酸异丙醇或二甲基亚砜溶解后可使溶液呈现紫褐色，用酶标仪检测细胞培养液 OD 值可反映细胞的增殖水平。该法灵敏度不及 ^{3}H-TdR 掺入法，但操作简便，无放射性污染。

2. 迟发型超敏反应皮肤试验　是一种简便易行的用于检测体内细胞免疫功能的试验方法。其原理是体内抗原致敏 T 细胞（效应 T 细胞）再次接受相同抗原刺激后，可通过释放 Th1 型细胞因子和细胞毒性介质诱导产生以单个核细胞浸润为主的局部皮肤炎症反应。受试者局部炎症反应通常在抗原刺激后 24 ~ 48 小时发生，72 小时达到高峰，故称迟发型超敏反应皮肤试验。阳性反应表现为局部皮肤红肿和硬结；反应强烈者可出现水肿，甚至局部组织坏死；细胞免疫功能低下者呈现弱阳性或阴性反应。本试验常用来检测结核分枝杆菌、麻风杆菌等胞内寄生菌感染、免疫缺陷病或肿瘤患者的细胞免疫功能；皮试常用的生物性抗原有结核菌素、麻风菌素和念珠菌素等。

（二）B 淋巴细胞功能测定

1. 血清免疫球蛋白含量测定　B 细胞接受抗原刺激后可增殖分化为浆细胞合成分泌特异性抗体（即免疫球蛋白）。检测血清免疫球蛋白水平可判断 B 淋巴细胞功能，常用 ELISA、免疫比浊法等测定标本中 IgG、IgM 等各类免疫球蛋白的含量。

2. 抗体形成细胞（antibody forming cell，AFC）**测定试验**　又称溶血空斑试验（hemolytic plague assay），可用来检测产生抗体的浆细胞数目。实验方法原理简述如下：①取绵羊红细胞（SRBC）免疫 4 天后的小鼠脾细胞（内含 SRBC 致敏 B 细胞，即 AFC）与 SRBC 在凝胶介质中混匀；②倾注平皿进行孵育，使 AFC 周围的 SRBC 被相应抗体致敏；③在平皿表面加豚鼠新鲜补体进行二次孵育，使致敏 SRBC 因补体激活而发生溶解在 AFC 周围出现肉眼可见的溶血空斑。一个溶血空斑代表一个抗体形成细胞（浆细胞），通过计算溶血空斑数目即可得知 B 细胞增殖分化和产生抗体的能力。

3. ELISPOT　实验方法原理如图 19-9B 所示，简述如下：①用已知抗原包被固相载体，加入相应抗原致敏的 B 细胞共同培养孵育；②当抗原致敏 B 细胞通过表面 BCR 接受相应抗原刺激后可合成分泌抗体，并与固相表面相应抗原特异性结合；③加入酶标记二抗，通过底物显色后可在分泌相应抗体的 B 细胞所在处呈现有色斑点；④一个斑点代表一个抗体形成细胞（浆细胞），通过计数可得知 B 细胞增殖分化和产生抗体的能力。

（三）细胞毒试验

本试验是根据细胞毒性 T 细胞（CTL）和 NK 细胞可直接对某些靶细胞产生杀伤作用建立的，主要用于肿瘤免疫、移植排斥反应和病毒感染等方面的研究。

1. ^{51}Cr 释放法　将 Na$_2$^{51}CrO$_4$ 标记的靶细胞与待检效应细胞（CTL 或 NK）按一定比例混合培养一定时间后，若效应细胞能够杀伤靶细胞，则 ^{51}Cr 可因靶细胞裂解破坏而释放至液相中。用 γ 计数仪测定培养上清液中 ^{51}Cr 的放射活性可反映效应细胞对靶细胞的杀伤活性。

2. 乳酸脱氢酶释放法　将效应细胞与靶细胞按一定比例混合培养一定时间后，若效应细胞能够杀伤靶细胞，则乳酸脱氢酶可因靶细胞裂解破坏而释放到培养液中。在上述培养液中加入相应底物显色后，用光度计测定上清液 OD 值可反映效应细胞对靶细胞的杀伤活性。

3. 凋亡细胞检测法　效应细胞与靶细胞相互作用或 FasL 与靶细胞表面 Fas 结合后，可通过细胞凋亡途径使靶细胞损伤破坏。靶细胞凋亡检测方法简述如下：

（1）形态学检测法：镜下观察可见凋亡细胞体积缩小，胞质浓缩；核染色质密度增高，呈现浓染的半月状、斑块状或核着边现象；细胞膜内陷形成凋亡小体。

（2）琼脂糖电泳法：凋亡细胞 DNA 可被核酸酶在核小体单位之间随机切断，产生 180 ~ 200bp（核小体单位长度及其倍数）的寡核苷酸片段。上述寡核苷酸片段在琼脂糖电泳中

呈现阶梯状 DNA 区带图谱，借此可判定细胞凋亡。

（3）流式细胞术：①正常细胞的 DNA 为二倍体，细胞凋亡时 DNA 断裂为非二倍体或亚二倍体；流式细胞术检测显示，在正常细胞二倍体峰前可出现一个亚二倍体细胞凋亡峰，根据峰值大小可判断细胞凋亡程度。②凋亡细胞膜受损可使其膜磷脂成分暴露，后者能与荧光标记的磷脂结合蛋白（annexin V）结合，采用流式细胞术检测分析可获得待检细胞中凋亡细胞的数目和频率。

四、中性粒细胞功能测定

（一）中性粒细胞趋化功能测定

1. 琼脂糖平皿法 方法原理简述如下：①在用含小牛血清培养液制备的琼脂糖凝胶板上打三个间距相等的孔；②中孔加待测中性粒细胞悬液，两侧孔分别加趋化因子和对照用培养液；③凝胶板置湿盒内 37℃，5%CO_2 温浴 2~3 小时后，用戊二醛固定、染色、干燥；④将上述凝胶板置于显微镜下，测定中性粒细胞从孔缘向两侧移行的距离可判定中性粒细胞趋化功能。

$$移动指数 = 趋化运动移行距离 / 随意运动移行距离$$

2. 微孔滤膜法 原理简述如下：①特制 48 孔趋化小室被孔径 3μm 的聚碳滤膜分为上、下两室；②上室加待测中性粒细胞悬液，下室加趋化因子或对照培养液；③将趋化小室置于 37℃，5%CO_2 培养箱中孵育 30 分钟，上室内中性粒细胞迁移至滤膜朝下一面（即细胞面）；④用 PBS 缓冲液洗去滤膜非细胞面上的细胞，再将滤膜置于甲醇液中固定后用 Giemsa 染色；⑤在高倍镜下随机选取 5 个视野，计数细胞取均值，计算趋化指数（＞2 有意义）。

（二）中性粒细胞吞噬杀菌功能测定

1. 显微镜检查法 将中性粒细胞与白念珠菌或表皮葡萄球菌共育一定时间后取样制片，亚甲蓝染色后在油镜下计数吞噬或未吞噬细菌的中性粒细胞数和每个中性粒细胞吞噬的细菌数，获得吞噬率和吞噬指数。

$$吞噬率（\%）=（吞噬细菌的中性粒细胞数 /200 个中性粒细胞）×100\%$$
$$吞噬指数 =（200 个中性粒细胞吞噬的细菌总数 /200 个吞噬细菌的中性粒细胞）$$

2. 硝基蓝四氮唑试验 硝基蓝四氮唑（nitroblue tetrazolium，NBT）是一种可被中性粒细胞吞入胞内的水溶性淡黄色染料。中性粒细胞在杀菌过程中产生的超氧阴离子能使吞入胞内的 NBT 还原为非溶解性暗蓝色甲䐶而成为 NBT 阳性细胞。在光学显微镜下计数 NBT 阳性细胞百分率可反映中性粒细胞的吞噬杀菌功能。

小 结

免疫学检测技术的基本原理是抗原与相应抗体的结合具有特异性，据此可用已知抗原 / 抗体检测未知抗体 / 抗原。经典抗原 - 抗体反应检测方法包括凝集反应和沉淀反应。免疫标记技术因其具有可定性、定量、定位及敏感性和特异性高等优点被广泛应用，相关方法主要包括：酶联免疫吸附试验（ELISA）、酶联免疫斑点试验（ELISPOT）、荧光免疫测定法（FIA）、放射免疫测定法（RIA）、胶体金免疫测定法、化学发光免疫分析法和免疫印迹法等。免疫细胞测定包括细胞分离技术和功能检测：细胞分离技术主要包括密度梯度离心法、免疫吸附分离法、免疫磁珠分离法、流式细胞术分离法；免疫细胞功能检测主要包括细胞增殖试验、抗体形成细胞测定试验、流式细胞术检测法、细胞毒试验、中性粒细胞吞噬杀菌功能测定试验等。

复习思考题

1. 简述体外抗原 - 抗体反应的特点及其影响因素。
2. 简述检测抗原 - 抗体反应的体外试验方法及其应用。
3. 简述免疫标记技术及其常用的检测方法。
4. 简述酶联免疫吸附试验的方法和作用原理。
5. 简述淋巴细胞及其亚群的分离方法。
6. 简述 T、B 淋巴细胞功能的检测方法。

（汪洪涛　钱中清）

第20章 免疫学防治

免疫学对预防医学和临床医学做出了重要贡献。随着免疫学理论和技术的飞速发展，免疫学防治已从控制传染性疾病传播，扩展到肿瘤、自身免疫病、免疫缺陷病和超敏反应性疾病的防治。

第一节 免疫预防

免疫预防（immunoprophylaxis）是指通过隐性感染、接种疫苗、注射或从胎盘/乳汁获得抗体等免疫效应分子，增强机体特异性免疫功能，有效预防某些疾病发生的策略和方法。

一、免疫预防的种类

免疫预防大致可以分为以下两种：①自然免疫（natural immunization）是指机体感染病原体或胎儿/新生儿通过胎盘/乳汁从母体获得抗体所建立的免疫防御作用；②人工免疫（artificial immunization）是指给人体接种疫苗等抗原或输注抗体等免疫效应分子和细胞，使机体主动或被动获得某种特异性抵抗力的策略和方法。人工免疫包括人工主动免疫和人工被动免疫。

1. **人工主动免疫**（artificial active immunization） 是用疫苗等抗原性物质免疫机体，使之产生特异性免疫应答，从而对相应病原体感染产生抗御作用的措施和方法。人工主动免疫的特点是：①免疫力出现较晚，接种后 1~4 周才能产生；②免疫力维持时间较长，可达数月至数年；③主要用于传染性疾病的预防（表 20-1）。

2. **人工被动免疫**（artificial passive immunization） 是给机体注射抗体或细胞因子等生物制剂使之立即产生免疫效应，对某些疾病进行治疗或紧急预防的措施和方法。人工被动免疫的特点是：①免疫力产生快，注射后立即生效；②免疫力维持时间较短，通常为 2~3 周；③主要用于临床治疗或紧急预防（表 20-1）。

表20-1 人工主动免疫和人工被动免疫的主要区别

比较项目	人工主动免疫	人工被动免疫
接种/注射的物质	疫苗、类毒素	抗体、细胞因子
免疫力产生时间	1~4 周	立即生效
免疫力维持时间	数月至数年	2~3 周
临床应用	主要用于预防	用于治疗和紧急预防

二、用于人工主动免疫的生物制剂

国内通常将用细菌制备的生物制品称为菌苗，将用病毒、立克次体、螺旋体等制备的生物制品和类毒素称为疫苗。国际上则将上述生物制品统称为疫苗（vaccine）。

（一）传统疫苗

1．灭活疫苗（inactivated vaccine）　是将免疫原性强的病原微生物大量培养后，用理化方法使之灭活制成的死疫苗。常用的灭活疫苗有伤寒、霍乱、百日咳、流行性脑脊髓膜炎、斑疹伤寒和钩端螺旋体疫苗等。灭活疫苗的优点是易于制备，较稳定，易保存；其不足之处是：①在体内不能繁殖易被清除，故需多次重复接种才能获得较好的免疫保护作用；②主要诱导机体产生体液免疫应答，而难以诱导产生细胞免疫应答；③用量较大，容易引起不良反应。

2．减毒活疫苗（live-attenuated vaccine）　是用人工诱导变异或从自然界筛选获得毒力高度减弱或基本无毒的病原微生物制成的活疫苗。常用的减毒活疫苗有：用牛型结核分枝杆菌在人工培养基上多次传代后制成的卡介苗，用脊髓灰质炎病毒在猴肾细胞中反复传代后制成脊髓灰质炎减毒活疫苗及炭疽疫苗和麻疹疫苗等。活疫苗在体内有一定的增殖能力，可产生类似隐性感染的免疫作用，其主要优点是：①接种剂量小、免疫效果好，一般接种一次就可获得3~5年或更长时间的免疫保护作用；②不仅能诱导机体产生特异性体液免疫应答，还能诱导产生特异性细胞免疫应答。减毒活疫苗的不足之处是：①运输、保存条件要求较高，保存不当可使疫苗丧失原有的免疫保护作用；②活疫苗有发生突变、恢复毒力的危险，必须严格鉴定。

灭活疫苗与减毒活疫苗的主要区别见表 20-2。

表20-2　灭活疫苗与减毒活疫苗的主要区别

比较项目	灭活疫苗	减毒活疫苗
接种剂量和次数	接种量较大，通常接种 2~3 次	接种量较小，通常接种 1 次
不良反应	较重（发热、局部或全身反应）	较轻
免疫效果	相对较差，维持半年至 1 年	相对较好，维持 3~5 年或更长
储存稳定性	较稳定，4℃有效期 1 年	不稳定，4℃数周失效

3．类毒素（toxoid）　是用 0.3%~0.4% 甲醛处理细菌外毒素，使之丧失毒性作用而保留原有免疫原性的生物制剂。白喉类毒素和破伤风类毒素是临床常用的类毒素，接种后诱导机体产生的抗毒素能与相应外毒素特异性结合产生免疫保护作用。为减少疫苗接种次数和获得多种免疫保护作用，临床常将类毒素与某些死菌苗混合后联合应用，即制备联合疫苗（如百日咳鲍特菌、白喉和破伤风类毒素三联疫苗）进行免疫接种。

（二）新型疫苗

新型疫苗是采用分子生物学技术、生物化学合成技术和基因工程技术等现代生物技术制备的疫苗，主要包括亚单位疫苗、结合疫苗、合成肽疫苗和基因工程疫苗等。上述新型疫苗中多数已在临床应用，有些是处于研制中的新疫苗。

1．亚单位疫苗（subunit vaccine）　是去除病原体中与诱发保护性免疫无关或有害成分，选取有效抗感染免疫成分制成的疫苗。例如：①肺炎链球菌多糖疫苗、脑膜炎球菌多糖疫苗；②流感病毒血凝素和神经氨酸酶亚单位疫苗，百日咳杆菌丝状血凝素亚单位疫苗等。上述亚单位疫苗与佐剂联合应用可显著提高其免疫原性。

2．结合疫苗（conjugate vaccine）　是由细菌荚膜多糖水解产物与白喉、破伤风类毒素化学偶联组成的疫苗。细菌荚膜多糖为 TI 抗原，可直接刺激 B 细胞产生 IgM 类抗体，而不能产生 IgG 类抗体和相关记忆细胞，对婴幼儿的免疫效果较差。类毒素与荚膜多糖偶联形成的结合疫苗为 TD 抗原，可诱导机体产生免疫记忆细胞和相应 IgG 类抗体，对婴幼儿具有较好的免疫保护作用。目前已获得批准使用的结合疫苗有 b 型流感嗜血杆菌荚膜多糖破伤风类毒素结合疫苗、脑膜炎球菌 A 群多糖 - 破伤风类毒素结合疫苗和七价肺炎链球菌荚膜多糖 - 白喉类毒素结合疫苗等。

　　3．**合成肽疫苗**（synthetic peptide vaccine）　是将具有免疫保护作用的多肽抗原或氨基酸序列与适当载体或佐剂结合后组成的疫苗。此类疫苗抗原肽中含有 B 细胞表位和 T 细胞表位，其优势在于可对抗原表位进行合理组合形成最佳配伍。目前，根据疟原虫孢子表位研制的合成肽疫苗已进入临床试验阶段；细菌毒素、HIV 和肿瘤等合成肽疫苗也在研制之中。

　　4．**基因工程疫苗**　包括重组抗原疫苗、重组载体疫苗和 DNA 疫苗等。

　　（1）重组抗原疫苗（recombinant antigen vaccine）：是采用 DNA 重组技术制备的可表达保护性抗原组分的基因工程疫苗。制备过程如下：首先对编码保护性抗原组分的基因进行克隆，然后将目的基因插入原核或真核表达载体；再将后者转染宿主菌或真核细胞，通过诱导表达获得目的基因产物。重组抗原疫苗不含病毒核酸等感染性物质，使用安全有效，成本相对低廉。目前获准使用的有乙型肝炎重组抗原疫苗、口蹄疫疫苗和莱姆病疫苗等。

　　（2）重组载体疫苗（recombinant vector vaccine）：是将病原体具有免疫保护作用的基因插入减毒病毒或细菌疫苗株基因组中，接种后目的基因产物可随疫苗株在宿主体内的增殖而大量表达诱导机体产生相应免疫保护作用的疫苗。重组载体疫苗又称重组减毒活疫苗（recombinant attenuated live vaccine），若将多种病原体中具有免疫保护作用的基因插入同一载体，即可获得表达多种保护性抗原的多价疫苗。痘苗病毒是目前最常使用的载体，已用于甲型/乙型肝炎病毒、狂犬病毒、麻疹和单纯疱疹病毒等重组载体疫苗的研究。用减毒伤寒沙门菌 Ty21a 株作为载体制备的口服重组载体疫苗，对霍乱和痢疾等肠道传染病具有较好的免疫保护作用。

　　（3）DNA 疫苗（DNA vaccine）：是用编码病原体有效免疫原的基因与细菌质粒构建组成的重组体，又称基因疫苗或核酸疫苗。将其转染宿主细胞后可使之持续表达具有免疫保护作用的抗原，从而诱导机体产生相应特异性免疫应答发挥免疫效应。目前进入临床试验的 DNA 疫苗有疟疾 DNA 疫苗和 HIV DNA 疫苗等。

三、用于人工被动免疫的生物制剂

　　1．**抗毒素**（antitoxin）　是对细菌外毒素具有中和作用的抗体，来自类毒素免疫动物（马）的血清，主要用于治疗和紧急预防外毒素所致的疾病。常用的抗毒素有白喉抗毒素、破伤风抗毒素、肉毒抗毒素和气性坏疽多价抗毒素等。抗毒素作为异种蛋白有可能引发超敏反应，使用前必须做皮肤过敏试验。

　　2．**人免疫球蛋白**（human immunoglobulin）　人免疫球蛋白分为血浆免疫球蛋白和胎盘免疫球蛋白，它们分别从正常人血浆和孕妇胎盘组织中提取获得。人免疫球蛋白可用于麻疹、脊髓灰质炎和甲型肝炎等病毒感染性疾病的紧急预防，也可用于免疫球蛋白缺乏症的治疗。

　　3．**抗淋巴细胞抗体**（anti-lymphocyte antibody）　是用人外周血淋巴细胞作为抗原，将其免疫动物后获得的针对人淋巴细胞表面抗原的抗体。该种多克隆抗体与体内淋巴细胞结合后，在补体和吞噬细胞参与下可使之溶解破坏导致机体免疫功能下降，故可延长移植物存活期限或用来治疗某些自身免疫病。

　　4．**细胞因子**（cytokine，CK）　细胞因子制剂是近年来研制的新型免疫治疗剂，目前临床应用并取得较好疗效的细胞因子有 IFN、GM-CSF、SCF、EPO、TPO 和 IL-2 等，它们分别具有抑制病毒复制、抗肿瘤和促进化疗后患者造血及免疫功能恢复等作用。

四、计划免疫和预防接种注意事项

1．**计划免疫**（planned immunization）　是根据某些特定传染病的疫情监测和人群免疫状况分析，按照规定的免疫程序有计划地进行人群预防接种以提高人群免疫水平，达到控制以至最终消灭相应传染病的目的而采取的重要措施。目前我国实施的儿童计划免疫程序见表 20-3。

表20-3　我国实施的儿童计划免疫程序（2016年版）

接种的生物制品	接种次数	接种时间
乙肝疫苗	3 剂次	出生 24 小时内第 1 剂
		1 月龄儿童第 2 剂
		6 月龄儿童第 3 剂
卡介苗	1 剂次	出生时接种
脊髓灰质炎灭活疫苗	1 剂次	2 月龄接种
脊髓灰质炎减毒活疫苗	口服 3 剂次	3 月龄儿童口服第 1 剂
		4 月龄儿童口服第 2 剂
		4 周岁儿童口服第 3 剂
百白破疫苗	4 剂次	3 月龄儿童第 1 剂
		4 月龄儿童第 2 剂
		5 月龄儿童第 3 剂
		18 月龄儿童第 4 剂
白破疫苗	1 剂次	6 周岁儿童接种
麻风疫苗	1 剂次	8 月龄儿童接种
麻腮风疫苗	1 剂次	18 月龄儿童接种
乙脑减毒活疫苗	2 剂次	8 月龄儿童第 1 剂
		2 周岁儿童第 2 剂
乙脑灭活疫苗	4 剂次	8 月龄儿童第 1、2 剂（间隔 7 ~ 10 天）
		2 周岁儿童第 3 剂
		6 周岁儿童第 4 剂
A 群流脑多糖疫苗	2 剂次	6 月龄儿童第 1 剂
		9 月龄儿童第 1 剂
A 群 C 群流脑多糖疫苗	2 剂次	3 周岁儿童第 1 剂
		6 周岁儿童第 2 剂
甲型肝炎减毒活疫苗	1 剂次	18 月龄儿童接种
甲型肝炎灭活疫苗	2 剂次	18 月龄儿童第 1 剂
		2 周岁儿童第 2 剂

2．**预防接种的注意事项**

（1）接种剂量 / 次数 / 间隔时间：灭活疫苗接种剂量较大、次数多（通常为 2 ~ 3 次），每次间隔 7 ~ 8 天；类毒素接种 2 次，每次间隔 4 ~ 6 周；减毒活疫苗接种剂量较小，通常只接种 1 次。

（2）接种途径：灭活疫苗应皮下注射；减毒活疫苗可皮内注射、皮上划痕或经自然感染途径接种，如脊髓灰质炎疫苗以口服为佳，麻疹、流感、腮腺炎疫苗雾化吸入为好。

（3）接种后反应：通常表现为局部红肿、疼痛、淋巴结肿大，有些人可出现发热、头痛、恶心等症状，一般无需处理，数天后可恢复正常。少数人可引起严重的超敏反应，如过敏性休克和接种后脑炎等。

（4）禁忌证：凡高热、严重心血管疾病、急性传染病、恶性肿瘤、肾疾病、活动性结核、活动性风湿病、甲状腺功能亢进和糖尿病等患者均不宜接种疫苗；免疫功能缺陷患者不能接种减毒活疫苗；孕妇应暂缓接种疫苗。

第二节　免疫治疗

免疫治疗（immunotherapy）是指利用免疫学原理，针对疾病发生机制，人为调整机体免疫功能以达到治疗目的所采取的措施。本章主要介绍以抗体、免疫效应细胞为基础的免疫治疗方法及临床常用的免疫增强剂和免疫抑制剂。

一、抗体为基础的免疫治疗

抗体是进行被动免疫的主要生物制剂，具有中和毒素、激活补体、免疫调理、ADCC 等多种生物学效应。目前临床采用的治疗性抗体主要包括多克隆抗体和单克隆抗体。

1. **多克隆抗体**　包括以下两种：一种是用抗原多次免疫动物后获得的动物血清，另一种是从人血浆或胎盘组织中提取的免疫球蛋白。临床常用的多克隆抗体包括：①用于治疗和紧急预防外毒素所致疾病的抗毒素；②用于预防麻疹、病毒性肝炎和治疗丙种球蛋白缺乏症的人免疫球蛋白；③用于控制移植排斥反应和自身免疫病的抗淋巴细胞抗体。

2. **单克隆抗体**　单克隆抗体是指单一克隆 B 细胞杂交瘤产生的只识别某一特定抗原表位的同源抗体，它们在临床的应用已从体外诊断发展到体内影像诊断和治疗。临床应用的单克隆抗体种类很多，简述如下：①针对细胞表面标志性膜分子或分泌型靶蛋白的单克隆抗体；②针对促炎和其他细胞因子的单克隆抗体；③携带放射性核素 / 化疗药物 / 毒素的靶向治疗性单克隆抗体等。自从美国 FDA（1986 年）首次批准抗 CD3 鼠源性单抗用于临床治疗以来，治疗性单克隆抗体经历了鼠源性单抗、嵌合抗体、人源化抗体和完全人源化抗体等发展优化阶段，已在临床得到广泛应用。目前已批准生产和临床应用的部分治疗性单克隆抗体见表 20-4。

表20-4　目前已批准生产和临床应用的部分单克隆抗体

治疗性抗体名称（商品名）	适应证
抗 CD3（Orthoclone）	肾移植后急性排斥反应
抗 CD25（Zenapax, Simulect）	肾移植后急性排斥反应
抗 CD20（Rituxan, Zevalin, Bexxar, Arzerra）	非霍奇金淋巴瘤
抗 Her2/CD340（Herceptin）	转移性乳腺癌
抗 CD33（Mylotarg）	急性髓样细胞白血病
抗 CD52（Campath）	B 细胞白血病、T 细胞白血病和 T 细胞淋巴瘤
抗 VEGF（Avastin）	转移性结肠直肠癌
抗 EGFR（Erbitux, Vectibix）	转移性结肠直肠癌和头颈部肿瘤
抗 RANKL（Prolia）	骨质损伤的肿瘤患者
抗 PD-1（Keytruda, Opdivo）	黑色素瘤、非小细胞肺癌、头颈部肿瘤，霍奇金淋巴瘤、膀胱癌等
抗 TNF-α（Remicade, Humira）	类风湿关节炎、克罗恩病、溃疡性结肠炎
抗 IgE（Xolair）	持续性哮喘

治疗性抗体名称（商品名）	适应证
抗 α4 整合素（Tysabri）	多发性硬化症
抗 VEGF（Lucentis）	湿性年龄相关黄斑退化，黄斑水肿
抗 CD45RO（Amevive）	银屑病及其他自身免疫紊乱疾病
抗 IL-1β（Ilaris）	自身炎症性疾病
抗 CD11a（Raptiva）	斑块性银屑病
抗 IL-12/IL-23（Stelara）	斑块性银屑病成年患者
抗 C5（Soliris）	阵发性睡眠性血红蛋白尿，非典型溶血性尿毒综合征

二、细胞为基础的免疫治疗

细胞免疫治疗是给患者输入正常免疫细胞、免疫效应细胞或肿瘤细胞疫苗等以增强或激活机体免疫应答能力，对某些肿瘤、造血系统疾病、自身免疫病进行治疗的方法。

1. **造血干细胞移植**　造血干细胞是具有多种分化潜能和自我更新能力的免疫细胞，在适当条件下可被诱导分化为多种组织和细胞。移植造血干细胞能使患者免疫系统得以重建或恢复造血功能，已成为临床治疗癌症、造血系统疾病和自身免疫病的主要方法之一。移植所用的造血干细胞可来自骨髓、外周血和脐血细胞。骨髓中造血干细胞数量较多，是理想的干细胞来源；外周血干细胞数量较少，但便于采集。上述造血干细胞因临床很难找到 HLA 与患者相匹配的供体而使其应用受到限制。脐血干细胞易于采集，其含量与骨髓相近，表面 HLA 表达低下不易引发移植物抗宿主反应，是一种较好的适用于移植的造血干细胞。

2. **免疫效应细胞过继免疫治疗**　过继免疫治疗是将自体淋巴细胞或其他免疫细胞在体外扩增后，回输患者体内直接杀伤肿瘤靶细胞或激发机体抗肿瘤免疫效应的方法。用于过继免疫治疗的免疫效应细胞主要包括以下两种：①肿瘤浸润淋巴细胞（tumor infiltrating lymphocyte，TIL）是指用 IL-2 与肿瘤组织中淋巴细胞在体外共育培养后形成的对肿瘤细胞具有杀伤作用的免疫效应细胞；②细胞因子诱导的杀伤细胞（cytokine induced killer cell，CIK）是指用 PHA、IL-2、IL-1 等多种细胞因子与外周血淋巴细胞在体外共育培养后形成的对肿瘤细胞具有杀伤作用的免疫效应细胞。

3. **肿瘤细胞疫苗**　主要包括灭活/异构瘤苗、基因修饰瘤苗和树突状细胞瘤苗等。

（1）灭活/异构瘤苗：自体或同种异体肿瘤细胞经射线、抗代谢药物等理化方法灭活后制备的肿瘤疫苗称为灭活瘤苗；用过碘乙酸盐或神经氨酸酶处理肿瘤细胞，使其免疫原性增强后制备的肿瘤疫苗称为异构瘤苗。

（2）基因修饰瘤苗：采用基因修饰方法将编码 HLA 分子、B7 等共刺激分子及 IFN-γ、GM-CSF、IL-2 等细胞因子的基因转染肿瘤细胞后，制备而成的致瘤性微弱/免疫原性强的肿瘤疫苗。

（3）树突状细胞瘤苗：用肿瘤提取物或肿瘤抗原肽在体外刺激树突状细胞或用携带肿瘤相关基因的病毒载体转染树突状细胞后制备的肿瘤疫苗。树突状细胞是人体内最有效的抗原提呈细胞，将树突状细胞瘤苗回输给患者可有效激活肿瘤抗原特异性 T 细胞介导产生抗肿瘤免疫效应。

三、药物为基础的免疫治疗

1. **生物应答调节剂**（biological response modifier，BRM）　是具有促进和调节免疫功能的生物制剂，通常对免疫功能正常者无影响而对免疫功能低下者有促进或调节作用。生物应答调节剂又称免疫增强剂，已广泛用于肿瘤、感染、自身免疫病和免疫缺陷病的治疗。常用的生物应答调节剂包括微生物及其产物、细胞因子、中草药、植物多糖和某些化学合成药物。

（1）微生物及其产物：卡介苗（BCG vaccine）、短小棒状杆菌、胞壁酰二肽（MDP）、细菌 CpG DNA 具有良好的非特异性免疫增强作用和佐剂效应。上述微生物或其代谢产物可通过激活巨噬细胞或增强 NK 细胞杀伤活性发挥抗感染或抗肿瘤免疫作用。

（2）细胞因子：目前在临床应用并取得确切疗效的细胞因子有 IFN、GM-CSF、IL-2 等，它们可分别用来治疗病毒感染、增强抗肿瘤疗效和促进化疗后造血与免疫功能的恢复。

（3）中草药与植物多糖：人参、黄芪、枸杞等中草药可增强机体免疫功能。人参皂苷和黄芪多糖等中药有效成分已被分离鉴定，并证实具有双向和多效免疫调节作用。香菇多糖和云芝多糖等植物多糖可促进淋巴细胞增殖和细胞因子产生，能有效增强机体细胞免疫功能。上述中草药和植物多糖制剂用于临床肿瘤辅助治疗已取得较好疗效。

（4）化学合成药物：左旋咪唑原为驱虫药，20 世纪 70 年代发现该药具有活化巨噬细胞、增强 NK 细胞活性和促进 T 细胞产生 IL-2 等作用。西咪替丁和异丙肌苷也可增强机体免疫功能，后者可用于抗病毒辅助治疗。

2. **免疫抑制剂**　是一类能够抑制机体免疫功能的生物或非生物制剂，包括化学合成药物、微生物制剂和中草药，可用于治疗自身免疫病和移植排斥反应。

（1）化学合成药物：①糖皮质激素具有显著抗炎和免疫抑制作用，可直接作用于吞噬细胞和淋巴细胞使其损伤或功能下降，对机体细胞和体液免疫功能产生抑制作用，常用于治疗炎症、超敏反应性疾病和移植排斥反应；②环磷酰胺属烷化剂抗肿瘤药物，可通过抑制 DNA 复制和蛋白质合成阻止活化淋巴细胞增殖分化，降低机体体液和细胞免疫应答能力，主要用于治疗自身免疫病、移植排斥反应和肿瘤；③硫唑嘌呤属嘌呤类抗代谢药物，可通过抑制 DNA 复制、蛋白质合成阻止淋巴细胞增殖分化，对机体细胞和体液免疫功能产生抑制作用，常用于防治移植排斥反应。

（2）微生物制剂：①环孢素 A（cyclosporin A，CsA）是真菌代谢产物的提取物，可通过阻断 T 细胞内 IL-2 基因转录抑制 T 细胞活化，使机体细胞和体液免疫功能降低，在治疗移植排斥反应中取得较好疗效，也可用于自身免疫病的治疗；②他克莫司（tacrolimus，FK-506）为真菌产物（属大环内酯类抗生素），其作用机制与环孢素 A 类似，但抑制作用更强且副作用较小，是抗移植排斥反应的首选药物；③西罗莫司（sirolimus，又称雷帕霉素）为抗生素类免疫抑制剂，可能通过阻断 IL-2 诱导的 T 细胞增殖而使机体细胞免疫反应能力降低，常用来治疗移植排斥反应。

（3）中草药：雷公藤多苷是效果较为肯定的免疫抑制剂，对细胞免疫和体液免疫应答均有抑制作用。雷公藤多苷可用来治疗移植排斥反应、移植物抗宿主反应、类风湿关节炎和系统性红斑狼疮等自身免疫病。

小 结

　　人工免疫包括人工主动免疫和人工被动免疫：人工主动免疫传统疫苗包括灭活疫苗、减毒活疫苗和类毒素，新型疫苗包括亚单位疫苗、结合疫苗、合成肽疫苗和基因工程疫苗；人工被动免疫常用生物制剂包括抗毒素、人免疫球蛋白、抗淋巴细胞抗体和细胞因子。免疫治疗是人为调整机体免疫功能以达到治疗目的所采取的措施和方法。抗体为基础的免疫治疗主要包括：用于治疗肿瘤或自身免疫病的单克隆抗体和治疗外毒素所致疾病的抗毒素；细胞为基础的免疫治疗主要包括：造血干细胞移植、免疫效应细胞过继免疫治疗和肿瘤细胞疫苗治疗等；药物为基础的免疫治疗包括：具有促进和调节免疫功能的生物应答调节剂和具有免疫抑制作用的化学合成药物和微生物制剂等。

复习思考题

1. 简述人工主动免疫和人工被动免疫及其主要区别。
2. 简述灭活疫苗和减毒活疫苗及其作用特点。
3. 简述新型疫苗及其种类和应用。
4. 简述人工被动免疫生物制剂及其临床应用。
5. 简述以细胞为基础的免疫治疗及其临床常用的方法。
6. 简述生物应答调节剂和免疫抑制剂及其临床应用。

（赵晋英　刘　彦）

中英文专业词汇索引

M

N

P

Q

R

S

主要参考文献

[1] 安云庆，姚智 . 医学免疫学 . 3 版 . 北京 : 北京大学医学出版社 , 2013.

[2] Murphy KM, Travers'P, Walport M. Janeway's Immunobiology. 9th ed. New York: Garland Science, 2017.

[3] Abbas AK, Lichtman AH, Pillai S. Cellular and Molecular Immunology. 9th ed. Philadelphia: Saunders, 2018.

[4] 曹雪涛 . 医学免疫学 . 7 版 . 北京 : 人民卫生出版社 . 2018.

[5] 周光炎 . 免疫学原理 . 4 版 . 北京 : 科学出版社 , 2018.

[6] 龚非力 . 医学免疫学 . 4 版 . 北京 : 科学出版社 , 2014.

[7] 曹雪涛，何维 . 医学免疫学 . 3 版 . 北京 : 人民卫生出版社 . 2015.